特殊儿童病理学

编著　王和平　杨长江

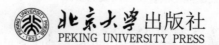

北京大学出版社
PEKING UNIVERSITY PRESS

图书在版编目 (CIP) 数据

特殊儿童病理学 / 王和平，杨长江编著 .—北京：北京大学出版社，2018.3
（21 世纪特殊教育创新教材）
ISBN 978-7-301-29072-9

Ⅰ.①特… Ⅱ.①王… ②杨… Ⅲ.① 小儿疾病—残疾—病理学—高等学校—教材
Ⅳ.① R72

中国版本图书馆 CIP 数据核字 (2017) 第 327527 号

书　　　名	特殊儿童病理学 TESHU ERTONG BINGLIXUE
著作责任者	王和平　杨长江　编著
丛 书 策 划	李淑方
责 任 编 辑	李淑方
标 准 书 号	ISBN 978-7-301-29072-9
出 版 发 行	北京大学出版社
地　　　址	北京市海淀区成府路 205 号　100871
网　　　址	http://www.pup.cn　　　新浪微博 : @ 北京大学出版社
微信公众号	通识书苑（微信号：sartspku）　科学元典（微信号：kexueyuandian）
电 子 邮 箱	编辑部 jyzx@pup.cn　　　总编室 zpup@pup.cn
电　　　话	邮购部 010-62752015　发行部 010-62750672　编辑部 010-62767857
印 刷 者	北京圣夫亚美印刷有限公司
经 销 者	新华书店
	730 毫米 ×980 毫米　16 开本　15.25 印张　240 千字
	2018 年 3 月第 1 版　2024 年 5 月第 3 次印刷
定　　　价	48.00 元

前　言

　　至今,关于人类缺陷或残疾的研究散布于多个学科,尚未独立,冠以"特殊儿童病理学"等相关名称的著作非常少。如此,相关知识的系统学习和有效传播就缺乏必要的载体。因此,收集整理这些分散的研究成果,将其梳理集结成册成为该研究领域持续发展的基础性工作,并对特殊教育工作者、特殊儿童家庭乃至社会产生一定的意义。

　　特殊儿童病理学是致力于从根本上减少缺陷发生的学科,是要把"智障""自闭症""注意缺陷多动冲动症"等残疾或缺陷从根源上说清楚的学科。如此,人们能避免接触"根源",减少缺陷的发生,或者在撞上"根源"后研究选择更有效的应对策略,将缺陷及其影响降到最低。所以,该学科是要从根本上减少缺陷的发生,从根源上减轻缺陷的影响。科学发展至今,虽然各学科对缺陷或残疾进行了广泛的研究,也取得了不少有价值的成果,但是需要解释清楚的地方仍然非常多。这就是该领域需要存在并持续发展的理由和动力。

　　该领域的知识是特殊教育教师基本素养的重要组成部分。特殊教育教师需要非常扎实而广阔的专业知识,这是由服务对象的特殊性和问题的复杂性决定的。病理学及相关知识就是特殊教育教师中最基础的专业知识之一。它能帮助教师了解缺陷或残疾的根源,更深刻全面地认识残疾,更好地学习和理解特殊教育其他学科的知识,更好地服务儿童家长和社会。现实中,面对"这孩子怎么是这样子"的咨询,不少特殊教育教师讲不出所以然,以"原因不明"搪塞。如果整个特殊教育师资队伍都用这样的方式来应对社会关注,那么这个队伍就很难得到社会的重视和尊重。而且,病理学知识可帮助特殊教育教师学习其他相关知识。特殊教育领域的不少前沿研究涉及病理学常识,因此跟踪前沿研究需要病理学知识的铺垫。

　　本书由基础病理学和病理学进展两大部分组成。

　　基础病理学从缺陷或残疾发生的共性出发讨论致残原理及其机制,内容多为广泛认可的结论性知识。这一部分共9章,涉及四方面内容。第一章主要介绍学科性质、研究领域、发展简史等。第二章详细归纳了多学科关于缺陷发生理论的论述,包括致残原理和致残机制两个核心部分,该章也是本书的核心内容之一。第三章为遗传因素致残。该部分在普及遗传学常识的基础上,重点讨论基因突变致残和染色体异常致残。该部分是全书的难点,对于没有生物学或医学背景的人士而言,阅读起来有些枯燥、吃力。为方便特殊教育工作者及广大特殊儿童家长阅读,在组编这部分内容时,笔者尽可能将相关知识简化,以通俗的文字来表述一些专业术语。第四至第九章依次是疾病及药物因素致残、化学因素致残、物理因素致残、生物因素致残、营养因素致残和不良生活习惯致残,均为环境因素致残,与第三章的遗传因素致残相对应。该部分内容多,篇幅长,详细讨论了各种不良环境因素致残的表现、机理和成因。但知识更新快,尚未讨论的不良环境因素还很多。

病理学进展部分介绍了影像学、电生理学、生物化学、遗传学和中医等学科多年来对脑瘫、自闭症、注意缺陷多动症等缺陷的研究成果,力图引导读者持续关注相关学科对各种缺陷的研究动态,尽快将一些成果应用于特殊儿童的安置和教育上。该部分共有5章,分别是脑性瘫痪的研究进展、自闭症的研究进展、注意力缺陷多动症的研究进展、学习障碍的研究进展以及抑郁症和强迫症的研究进展。智障、听障、视障等的新近研究较少,多难独立成篇,因此并未涉及。

按约定,本书本应于2013年底或2014年上半年出版,但本人身体健康状况不佳,写写停停,一拖再拖,甚至多次想半途而废。多亏北京大学出版社和李淑方编辑的鼓励和耐心等待,本书最终才能付梓,感谢李编辑及北大出版社!

本书主要用于高等特殊教育专业的本、专科及研究生专业课教学,以及特教教师在职培训。特殊儿童家长、孕育龄人士以及普通民众如感兴趣也可阅读,如若能将一些信息传播给更多的人,那么编写本书的最终目的就达到了。

本书在撰写中得到了选修该课的2010届至2015届的特教系研究生的支持,他们在文献整理、文字校对、格式调整等方面做了大量细致的工作。学生较多,整体致谢!杨长江老师补充了基础病理学的部分内容,并协助该部分统稿工作。

病理学进展部分是在研究生直接参与下完成的,他们分别与笔者合作完成了该部分内容的整理和撰写工作。各章的作者分别是:第十章脑性瘫痪的研究进展,程硕、安文军、王和平;第十一章自闭症的研究进展,郝艳、程硕、王和平;

第十二章注意缺陷多动症的研究进展,肖洪莉、王和平;第十三章学习障碍的研究进展,程硕、王和平;第十四章抑郁症和强迫症的研究进展,安文军、肖洪莉、王和平。

　　本书虽名冠有"学",但该领域尚未形成一门独立、有影响的学科,可视为新兴学科,在体系和内容方面都有较大的选择空间。这意味着本书可能会有不少不成熟的地方,错误、疏漏、知识陈旧也在所难免,恳请读者谅解。

王和平于田家炳教育书院

2016 年 9 月

目　　录

第一章 绪 论

本学科是探讨残疾为何发生以及据此进行有效干预和预防的综合性边缘学科,以医学、生物学研究为主,是其他多学科关注的新兴研究领域之一。作为一个建设中的学科,其影响虽比较局限,但究其本质,即人类对残疾发生的解释,却有悠久的历史。而今,在多学科研究成果的支撑下,该领域有其明确的发展方向,并呈现出多学科多层次的研究态势。相关研究成果对改变人们对残疾的认识,更新特殊教育工作者及相关人士的专业知识结构以及推动社会文明的整体进步有重要意义。

🌀 第1节 学科的一般属性

特殊儿童病理学关注个体发育和发展中结构畸形、机能异常、功能障碍与遗传因素、环境因素间的关系,是关于个体发展健康状况以及人类自身素质提升的学科。开展相关研究和学习相关知识,对科学理解残疾的发生、正确对待残疾人以及提升社会文明水平有重要意义。

一、研究对象和任务

缺陷或残疾的研究散布于多个学科,尚未独立,"特殊儿童病理学"等相关名称并不多见,收集整理相关研究成果、集结信息、梳理体系是该学科建设的基础工作。

（一）概念

特殊儿童病理学可以解释为研究儿童残疾发生的机理、影响因素、临床表现、相关监测技术及其预防的综合性边缘学科。研究的问题虽主要是残疾,但残疾以外的其他缺陷也广泛涉及。

（二）研究对象

本领域研究的对象可从多个角度进行阐释。就个体而言,该领域研究的是有缺陷的个体。他们有的是特殊教育的教育对象,有的并不是特殊教育的教育对象,即有的缺陷影响其接受教育,有的并不影响。有的研究成果源于对人类的研究,有的是动物研究的推论。就研究的内容而言,该学科研究的是缺陷发生的机理、成因等(前文"概念"就此已有详细解释)。其实,要确切解释缺陷的病理并非易事。一是一种缺陷往往是多种原因及不同机理的交织造成的,现有的科技水平尚难以细分原因。二是同一种因素可能导致不同的缺陷。所以,时至今日,多数缺陷的病理还是比较模糊,有待后续研究逐步解决。就缺陷发生的时段而言,病理学主要研究儿童早期及其胚胎期发生的缺陷,儿童青少年期的缺陷有的较为明确(如用药不当、损伤等),属于该研究领域,有的因素虽也会给儿童发展带来不良影响,但可否纳入该学科研究领域尚需谨慎,如儿童生活的家庭、学校及社会环境等。

通过归纳多学科对该领域的研究,病理学的研究对象可总结为三类:结构畸变、机能缺陷和功能异常(精神、行为)。这些缺陷有的是遗传性质的,有的是环境因素导致的,有的是遗传环境相互作用导致的。

(三)研究任务

其一,研究导致缺陷的因素及其相互作用。通过流行病学、动物模型研究、符合伦理规范的人体研究等途径,发现人体各种器官、系统发生结构缺陷及功能异常的影响因素,以及这些因素的相互作用。缺陷往往是多种因素相互作用的结果,研究清楚各因素如何相互作用价值大,但研究难度也大。

其二,研究不良因素导致缺陷的机制。研究缺陷发生的机理是病理学研究的核心,探索不良因素在分子水平、细胞水平、组织器官水平、系统水平以及心理社会层面上的作用原理。

由于研究对象的复杂性、研究活动的伦理要求以及研究技术限制等因素的影响,该领域研究的系统性明显不足,一些研究虽针对性强(如自闭症的基因研究),但研究的方向、方法比较多样化,难以比较和归纳,有价值的结果还需期待。

因此,该学科的一项重要任务是在整理各相关学科研究成果基础上,理清研究方向。这项工作需经常进行,以便相关研究机构及时调整研究思路,加快研究进程。

二、学科的特点

人是非常复杂的多系统协调运行的生命体,其异常发育或发展也非常复杂。针对这些问题的研究也呈现出相应的学科特点。

（一）多学科参与

一个领域要成为独立学科，可以以其他学科为基础，是其他学科的分支，也可以是其他学科的交叉和综合，特殊儿童病理学属于后者。有关残疾的成因及机理的研究成果散布在以医学和生物学为主的多学科中。就残疾本身的复杂性和多样性而言，多学科参与不仅是必需的，更是该学科发展的基本态势。

（二）研究问题复杂

病理学面对的是人的异常状态——缺陷，它是伴随人类或各种生命活动的一种状态。现有研究表明，有些缺陷的产生受单一因素的影响，具体明确，但更多的缺陷是多因素相互作用的结果，难以剥离解析。有的缺陷一旦形成就比较稳定，便于重复研究，有的缺陷一直处于动态变化中，研究难度大。所以，残疾儿童病理学研究的问题与非生命现象的研究有显著差异。现实中，残疾儿童家长常常面对"原因不明""机理不清楚"的解释，这从另一角度表明了缺陷发生的复杂性。

1. 多因一果

一种缺陷源于多种因素。多数缺陷或残疾，特别是严重残疾多是多种因素共同作用的结果。系统的病因分析发现，不少残疾儿童在其胚胎发育阶段以及婴幼儿期受到过多种可疑不良因素的影响，可能是多种因素最终导致残疾的发生。这些可疑因素中肯定存在伪因素，这需要进一步进行病理学研究，从而去伪存真。

2. 一因多果

一种不利因素会导致多种不同的缺陷式残疾，如胎儿脐带绕颈既可导致脑瘫，也可导致智障，抑或两者并发。无论是不利的遗传因素还是环境因素都可表现为一因多果，因此表现出较大的个体差异性。

3. 多因多果

多种不利因素导致多种不良结果，如高龄妊娠、药物保胎、妊娠情绪波动大、剖宫产等因素可能会使儿童伴有多种生理、心理和行为问题。残疾儿童多表现为多种障碍（多果），它们是多种因素单独作用的结果还是多种因素相互作用的结果是该研究领域中难度较大的课题，可能需要极长时间的研究方可理出线索。

（三）研究条件受限制

任何科学研究都需要具备研究对象、研究材料、研究技术方法、设施设备及研究经费等，残疾发生机理研究的相关条件受到不少限制。

1. 研究被试受限制

残疾机理研究的是人的异常发展问题,但大多研究又不可以直接以人为研究被试。所以,一些研究设计只能以动物为被试,根据动物研究结果来推测人体缺陷或残疾发生的机制。尽管动物的外推研究极大地推动了病理学研究的进度和深度,但人的残疾机理还是与动物研究结果有较大的差异。战争、大范围的公共卫生事件等异常社会活动后的流行病学研究,是直接研究残疾病理的重要时机,但受经费、研究方案设计及审批等因素制约,研究者往往错过研究的最佳时期,遗失大量有价值的信息。另一方面,相关的异常社会活动具有不可预测、不稳定等特征,相关研究难保稳定进行,结果的可重复性难度更大。

2. 研究技术要求高

随着研究的深入,无论哪个学科探索残疾机理的研究都需要更为先进的技术,而研究致残因素之间相互作用的机制更需要研究技术上的创新。所以,与遗传学、分子生物学抑或环境科学等学科研究相对单一的问题不同,残疾发生的机理机制对研究技术要求更高。一些突破性成果往往是技术突破的结果。

3. 研究周期长、耗费大

确定致残的因素、明确其作用机理、排除非致残因素往往需要长期多方面的研究。同时,动物研究结果最终还是要有人体致残的直接证据。这需要多机构或国际的共享,并积累足量信息。如此,残疾病理的任何一项研究往往持续相当长时间,耗费大量的人力、物力和资金,没有相当实力的国家和机构很难进行相关研究。我国长期受困于这方面条件的限制,在残疾的病理研究上成果比较少,影响力较小,领域中的成果多源于发达国家。

三、学科的意义

开展特殊儿童病理病因的研究并据此逐步构建独立学科,对人们认识残疾、预防缺陷发生、提高国民素质有着重要的意义。作为特殊教育中的基础课程,该学科的相关知识对提升特殊教育工作者的专业素养有重要价值。

(一)对深刻认识残疾发生机理的意义

特殊儿童病理学的含义、研究对象及任务表明,该学科及其相关研究是人们认识残疾发生的根本,是区域或国家制定相关政策进行有针对性检测、有效预防缺陷发生或减轻缺陷的可靠依据。现有研究表明,我国不仅是人口大国,也是残疾发生的大国。残疾的发生有遗传因素影响,但更多的是环境因素导致的。有的是生命延续中不可避免的伴随事件,更多的是科普知识宣传不力造成的,如近亲结婚、人为干预生殖及生产过程、孕育龄人士的不良生活习惯、危险职业防护缺位等。

（二）对学习相关学科及开展工作的意义

特殊儿童病理学在特殊教育课程体系中居于基础地位,是学习特殊教育领域中其他学科的基础学科之一,对特殊教育工作者有效开展工作有重要价值。

1. 为学习其他学科打下基础

在各级各类特殊教育专业的课程体系中,各种类型残疾儿童身心发展特点是必不可少的内容,它们回答了"是什么"等系统宏观问题和可观察的行为问题等,但是"是什么"背后的"为什么"在相关学科中较少涉及或不系统,这就需要运用病理学知识加以解释。如此,学习者不仅可以更全面地了解一个问题,还可以培养学习者深究探微的良好思维品质。

2. 提升特殊教育工作者专业素养

特殊儿童病理学知识是特殊教育工作者专业素养的基本组成部分。由于教育对象具有特殊性、复杂性和多样性,特殊教育教师单一的知识结构已经不能很好地胜任其所从事的职业。特殊教育教师具备多方面知识、成为复合型人才是其专业成长的基本方向,也是对该职业的总体要求。特殊儿童病理学及其相关知识是学习特殊教育专业和开展相关工作的基础,是教师知识结构中全新的且有重要价值的一部分。

特殊儿童病理学知识拓展特殊教育工作的服务范围,对提升该类从业人员的社会认可度有重要意义。特殊教育工作者通过学习病理学知识不仅可以加深对残疾等多种缺陷的认识,还可以向特殊儿童家长、孕育龄阶段人士乃至更广泛的普通公民传播相关知识,改善人们缺乏相关知识的现状,提高孕育后代和教育子女的科学性,降低残疾发生率,这才是治本之策。特殊教育工作者所处的有利地位决定了他们的讲解和宣传更有说服力,宣教效果更好。与此同时,社会各方也有更多机会了解特殊教育教师从事的职业,给予特殊教育更多关注。

（三）对提升国民素质的意义

科技发展使人类逐步走出蒙昧时代,只有科学才是改变人们残疾观的根本力量。随着科学研究的深入以及科学知识的普及,人们不会将缺陷的发生归结为超自然力量,也不会简单地归结为家族遗传,更不会归罪于儿童父母双亲的个人素质。进而,随着病理学专业知识逐步转变成国民的生活常识,人们对残疾发生的认识会更加深入,如不安全的家庭装潢会导致胎儿异常发育、危险职业会影响孕育龄人士的身体健康，又如残疾不传染、也不会对妊娠期特教教师的胎儿产生任何不良影响，儿童的残疾或缺陷多源于非残疾父母或家族史残疾等。由此看来，残疾是事关每个公民的国事。

所以，研究残疾发生的本质，普及相关知识，不仅可以有效提升特殊教育工作水平，而且可以服务于更广泛的人群，降低残疾的发生率或减轻残疾对人的影响，从根本上提升人口素质。

第 2 节　学科发展简介

人类对该领域的关注及探索由来已久。人类早期就开始对自身出现的异常情况进行探索，持续至今，但受自身认知水平以及缺陷本身的复杂性的制约，人类在相当长的时期内大多对缺陷做出不科学的解释。20 世纪始，随着各个学科的快速发展，人类对这一领域的研究才步入科学轨道，研究成果日新月异。

一、发展简史

人们对残疾的认识伴随人类发展的历史，认识的科学性与人类社会发展水平相适应。

（一）人类对残疾的早期认识

人类对发生在自己身上的残疾的认识，经历了一个非常漫长的发展时期，早期的认识大多出于非科学解释或前科学认知时期。由于文化及科学发展程度的差异，各国早期对发生这些不幸"事件"的解释存在一定差异。

1. 国外对人类残疾的早期认识

在人类发展历史的大部分时间里，人类自身健康由于受到自然灾害、疾病、近亲婚配、卫生常识缺乏以及人类内部伤害等许多因素制约，而难以被认识和把握，于是对残疾等问题，早期社会多做出不合实际的解释。残疾多被看成是人类的怪异现象，残疾人作为残疾的受害者，被其他人群驱赶、排斥，甚至伤害、处死，也有被看作是神灵的化身，受到顶礼膜拜的情况，但"不祥论"还是占主导地位，持续时间最长。一些原始壁画、岩雕、木刻等对人类早期的这两种认识做了粗略的记录。也有文字记载，古罗马皇帝奥古斯都厌恶侏儒及各种畸形者，把他们看成是厄运的携带者。即使在现代社会，人们对待残疾的两种极端观点在一些区域仍有残存。

当然，残疾的不祥论更可能是出于利益考虑，是利益最大化的借口。例如，古希腊和古罗马人认为：国家的强大有赖于其公民的先天体质。因此，他们制定法律，消灭那些将来不能作出贡献且消耗资源的残疾儿童，实行"杀婴保种"政策。先哲亚里士多德也持相同的观点，认为有必要制定法律，依法消灭畸形儿。所以，在相当长时期内，由于人们对残疾发生原因的不理解或曲解，残疾人的命运非常凄惨。

2. 中国对人类残疾的早期认识

与国外总体相似，中国古代对残疾的认知多为非科学解释，视残疾为不祥或对其顶礼膜拜均在特定区域出现过，可能多是出于战争、利益的需要。

另一方面，中医从人体阴阳平衡理论出发，认为残疾是母体的气、血、精失调的结果。如《黄帝内经》对"癫疾"的解释为"此得之在母腹中时，其母有所大惊，气上而不下，精气并居，故令子发为癫疾也"。此后妇科儿科相关医家医著大致沿袭中医理论加以解释，且对残疾的解释讲求个体差异，因人而异。而今，中医虽借鉴了现代医学的一些术语来解释残疾，但总体理论并未有大的改变。医家仍据此理论对各类残疾进行干预，但中医在特殊儿童的干预中毕竟处于辅助地位。

总之，人类大部分时间对残疾的认识处于巫术、宿命论等非科学状态，这与人类自身科技发展和文明程度保持一致，也是人类社会发展态势的缩影。

（二）早期科学研究

1. 胚胎学研究

胚胎学是主要研究从受精卵发育为新生个体的过程及其机制的科学，研究内容包括生殖细胞的发生、受精、胚胎发育规律以及异常发展等。1651 年，英国学者哈维在其《论动物的生殖》中记录了多种鸟类与哺乳动物的胚胎发育，提出"一切生命皆来自于卵"的假说。人类对自身来源及发育不再局限于超自然力量，这为重新认识缺陷开启了重要的路径。此后，研究者通过观察动物及人类流产的胚胎，发现人的出生缺陷可能是"胚胎发育中止"所导致的。

中国的胚胎学研究始于 20 世纪 20 年代。朱洗、童第周、张汇泉等对这一领域的科研和教学均卓有贡献。朱洗对受精的研究、童第周对卵质与核的关系的研究和张汇泉对胚胎畸形的研究在胚胎学研究上有重要影响。

而今，胚胎学除了研究胚胎正常发育的规律及特点，也研究胚胎异常发展的生物学机制，是研究残疾发生的机理及成因的重要途径，也是残疾儿童病理学学科建设的重要信息源。

2. 进化论和经典遗传学的研究

19 世纪的欧洲在工业革命的推动下，焕然一新的自然科学领域吸引了大量人士参与研究,不少学科由此诞生,奠定了人类科学认识自然、认识自身的基础。与本学科发展相关的著名科学家如达尔文、孟德尔和高尔顿等,他们的研究成果改变人类的认知,对学科的发展起到了重要作用。

（1）达尔文的进化论

英国生物学家达尔文（C. R. Darwin）1859 年发表著名的《物种起源》,创立了生物进化论——生存竞争、优胜劣汰、适者生存、自然选择。他的研究成果从根本上改变了人类对自身的认知,对人类的各种活动（政治、经济、文化、宗教、科学研究等）产生了深远持久的影响。他的理论促进了人类从"人与环境的相互作用"角度认识残疾的发生。而今,人们也从"人与环境的相互作用"认识人类自身的发展规律,力图通过优化各种环境因素降低残疾发生率,减轻残疾对个体及社会的负面影响。

（2）孟德尔的遗传学

奥地利生物学家孟德尔（G. J. Mendel）通过一系列的豌豆杂交实验,于1865 年发表关于植物杂交试验的研究论文,总结了两个基本规律:分离规律和自由组合规律。研究表明:雌雄配子随机组合,在子代中出现各种性状组合,优劣同现,且保持一定比例。这是科学意义上的遗传研究的开始。他提出遗传规律以及控制性状的"遗传因子"（即基因）,表明生命繁殖延续的过程受自身内部物质的调节,他的学说在人类走出超自然力量控制的过程中起到重要作用。后续的遗传学证明人类的缺陷、疾病、健康状况以及其他心智功能都不同程度与人类自身的遗传物质有关。遗传学研究不仅从遗传因素角度解释残疾等缺陷发生机理,更证明了残疾等缺陷是伴随人类正常发展的客观存在,不可避免,而且还将延续。

遗传学对缺陷的研究进一步拓展了特殊儿童病理学的研究视野,更深入地研究残疾发生的机理和成因,成为病理学中非常重要的组成部分,即残疾的遗传学机制。

（3）高尔顿的优生学

19 世纪末,受达尔文进化论的直接影响,英国科学家高尔顿（F. Galton）利用其在统计学、心理学等诸多学科的优势,开展了人类智能与遗传关系等系列研究,探索影响人类遗传素质的各种因素,创立了优生学,力图达到改善人类后代素质的目的。从另一个角度讲,他的研究也是在探索人类缺陷的遗传学因素。但是他的成果过分强调遗传的重要性,优生学总体等同遗传决定论,弱化了环境因素的影响。因此,高尔顿也就成为人类发展研究中遗传决定论的代表人物。

现代研究表明,人的身体素质尽管在很大程度上受遗传因素影响,但不可否认的是环境因素同样起到很大作用。同样,残疾的发生有的是遗传因素导致的,有的是环境因素造成的,更多的是两者相互作用的结果。虽然他的理论可能会将残疾归结为家族遗传物质的问题,这是不科学的,但是他从遗传物质及其变化来研究人的身体素质问题,这是一个正确的方向,相关研究领域还会继续这方面的研究。

（三）环境因素导致缺陷的现代多学科研究

20 世纪 20～30 年代开始,人类自身缺陷的研究不再单一,除了遗传学的研究,还有从环境因素角度进行研究等,大大拓展了研究视野。遗传学也在细胞水平和分子水平上取得了突破性的进展。多学科多角度对缺陷的研究大大加快了研究进程,深刻改变了人们对残疾发生机制的认识——超自然力量成为神话故事,遗传决定论显得太过单薄。

1. 物理因素导致缺陷的研究

随着电磁波在军事、科学研究、医学治疗、生物育种等方面越来越广泛的应用,20 世纪早期即有报道 X 射线可能对两栖类动物胚胎造成负面影响,是后代出现残疾的直接因素。后续的动物研究及人体流行病学调查等研究逐步证明 X 射线等电离辐射对胚胎的发育非常不利,妊娠孕妇除非特别需要,一般建议不接受相关的医学检查,尽管医学检查的辐射剂量是严格控制的。

现代研究发现,与缺陷发生有关的物理因素种类不只是电离辐射的电磁波,还有其他可疑因素,如射频辐射、高温、环境低氧饱和度、高海拔、噪音等,它们如果达到了一定程度,就会大大增加缺陷发生的风险。

2. 营养物质导致缺陷的研究

胚胎及个体的正常发展是基于均衡的营养代谢。营养代谢异常会导致个体发生疾病或缺陷。简单地讲,营养代谢异常分为营养不足与营养过剩。两者都是胚胎及个体发育的不利因素,过犹不及。

蛋白质、脂肪和碳水化合物三大宏量营养素的不足导致新生儿的低体重,从而产生一系列突出的发育问题。同样,宏量营养素过剩同样也会导致发育问题,如胎儿体形过大会导致生产困难以及一系列不良发育症状。

矿物质和维生素两类微量营养素的缺乏和过载也是发育的不利因素,如维生素 A 缺乏会引发死胎、胎儿发育不良或视器异常,同时,维生素 A 的过多摄入会导致新生儿出现唇裂、腭裂、脑积水、颅骨缝早闭及心脏缺陷等缺陷。

而今,微量营养素与胎儿及婴幼儿生长发育关系的研究非常多,已经成为营养学中重要的研究领域。

3. 工业化学品导致缺陷的研究

工业化学品研发和使用是人类社会发展和科技进步的重要标志,但是其致残性等危害也成为人类持续研究的沉重命题。除了众所周知的工业"三废"严重破坏了我们赖以生存的环境——空气、水、土壤,大量并不冠有"废"字的化学品也是胚胎及发育个体的致残因素,有的是金属及其化合物,更多的是有机化合物,它们的应用非常广泛,如农药、除草剂、杀菌剂、洗涤剂、化妆品、食品添加剂、衣服和图书用的颜料以及办公和居家装饰材料中的添加物,都不同程度地含有不利于胚胎及个体发育的物质。

而今,工业化学品在人类日常生活、科学研究、医药卫生等各方面得到了广泛应用。但它们对人类自身健康的危害也不可忽视。客观地讲,人类利用化学品造福自身时并未很好地应对其造成的危害。非法或不科学使用、监管不力以及检测手段滞后等问题比较突出。就本学科而言,跟踪研究各种化学品对孕育龄人士的毒性、胚胎毒性、发育毒性及其相互作用是研究的重点,也是难度非常大的问题,亟须探索。

4. 药物导致缺陷的研究

人类寿命的整体延长以及健康水平的提高与药物研究水平的提高和新药使用密切相关,但是它们在造福人类的同时也会有其不利的一面——是药三分毒。这些副作用有的只影响孕妇而不影响胎儿,有的却正好相反,有的对两者都有影响。有的影响是可逆的,随着药物停用而逐步消失,有的会造成难以恢复的损伤。研究发现,一些药物会产生不可逆损伤,如某些抗生素、抗惊厥药物、降压药物、抗肿瘤药以及避孕药等。有研究表明,药物引起缺陷占出生缺陷的 2%～3% 左右。婴幼儿、儿童及青少年等不同发育阶段的用药损伤尚不清楚。特别是孕妇在用药的时候要考虑到药物对胎儿的影响。

当前,药物研发及使用多考虑普通人群的疾病,不太关注药物对妊娠孕妇、孕育龄人士以及发育阶段婴幼儿和儿童的负面影响。有些在临床上长期使用的药物会进行胚胎毒性的研究或致残的流行病学研究,但更多的药物特别是新药在这方面研究不足,药物使用说明书上多写"孕妇慎用"或"孕妇禁用"等警示语或免责语,给特定时期的特定人群的用药选择提供的有价值信息非常有限。因此,孕产妇在无生命危险的情况下,多采取简单应对策略——凡药不用。虽属无奈,只能如此。

5. 生物因素导致缺陷的研究

细菌、病毒以及寄生虫等生物体会导致缺陷发生。有的发生在胚胎发育期,源于母亲妊娠期感染致残生物体。该类生物体穿越胎盘后给胚胎造成伤害。胎盘是胚胎发育的重要屏障,多数物质是不易通过的,但有些生物体可穿过某些孕妇的胎盘,常见如风疹病毒、巨细胞病毒、单纯疱疹病毒、脑炎病毒、弓形体等微生物。风疹病毒感染胚胎并致残是人们关注生物因素致残的开始,有重要的影响。而今,该病毒的致残还未得到根本控制,仍可导致儿童罹患先天性风疹综合征(先天性心脏病、先天性白内障和先天性耳聋的三联征)。当然,这些生物体如感染发育阶段的儿童青少年或成年人,也可能给其造成伤害,导致后天缺陷的发生。

如今,世界卫生组织以及许多国家加强了疫病等公共卫生事件后的流行病学研究,致残研究是其中的重要内容,但国际、研究机构间的合作与成果共享还需加强。

6. 大规模"人体试验"

以人为研究对象须符合科研伦理规范。将一些因素直接施加于人类个体进行致残病理学研究是不人道、不符合科学研究伦理的,研究结果也不能发表和受到认可。但是战争、公共卫生事件、食品污染事件等人类其他活动发生后的研究,同样可以获得有价值的研究信息,是研究致残因素及其机理的重要途径之一。

(1) 核辐射事件

核辐射的致残机理已有可靠的结论,如电离辐射、高温热损伤及其对土壤、水的持续影响。1986 年,苏联切尔诺贝利核电站核反应堆发生爆炸,导致上万人遭受核辐射罹患重病或死亡。后续的相关研究表明,受辐射地区的唐氏综合征儿童、肢体运动残疾儿童等多种残疾儿童比例明显上升,危险尚在延续。第二次世界大战期间日本广岛和长崎遭受的核打击、20 世纪末期科索沃战争、21 世纪初的伊拉克战争等都使大量的人被动扮演了被试的角色,且这种影响具有延续性。

(2) 水俣事件

20 世纪 50 年代,日本氮肥公司及合成醋酸厂把含有甲基汞的废水排放到水俣湾,导致该区域水体污染。水俣湾附近居住的孕妇吃了被污染的鱼后,其新生儿患先天性水俣病。许多先天性水俣病患儿,都存在神经系统损伤(精神发育迟滞、共济失调、言语语言障碍、咀嚼困难、癫痫等多种因神经系统损伤而引发的弥漫性疾患）。

（3）反应停事件

20 世纪 50 至 60 年代初期，德国格仑南苏制药公司生产了沙立度胺，商品名反应停。效如其名，该药能有效缓减孕妇的妊娠反应，在许多国家广泛使用，但该药会严重影响胚胎的发育，导致个体肢体畸形，似海豹肢，故有"海豹肢畸形婴儿"之说，影响持续至今。

新近及未来相当长的时期内，人类中的某部分群体还将被动地成为某些致残因素的"实验动物"。如发生在中国的毒奶粉事件、苏丹红事件、瘦肉精事件，频繁发生的有害工业化学品泄漏、空气的持续污染、淡水资源污染等。

（4）当代多学科先进技术的研究

而今，参与研究各种障碍的学科越来越多，技术手段越来越先进，成果更新越来越快。就参与研究的学科而言，临床医学、遗传学、分子生物学、中医学、化学等许多学科都在研究各种障碍。就技术手段而言，用于研究的技术越来越先进，如计算机断层扫描、核磁共振、正电子发射计算机断层成像（PET）、单光子发射计算机断层成像（SPECT）、事件相关电位、视频脑电图、光学成像等。就研究成果而言，全球多种有影响力的杂志持续发表有关各种障碍的最新研究，令人目不暇接。

综上，现代多学科研究表明，残疾的发生有的受遗传因素影响，有的受环境因素影响，更可能是两者相互作用的结果，这明确了特殊儿童病理研究的方向，奠定了残疾儿童病理学建设的总体架构。

二、特殊儿童病理学研究现状及前沿

特殊儿童病理学虽未成为一门独立的学科，但当今多学科在继承历史研究的基础上持续对残疾发生的机理和成因进行着新的广泛研究。

（一）研究现状

现在及今后一定时期内，该领域研究总体呈现多学科分散研究态势。

1. 多学科研究

人们对儿童缺陷的病因、发生机理的科学研究已有不短的历史，随着解剖学、病理学、遗传学、分子生物学及临床医学的研究而发展，动物研究、符合伦理规范的人体研究、群体流行病学研究都在广泛开展。早期，受研究手段的制约，主要从宏观角度研究人体的结构畸变，涉及畸变的成因，但畸变的机理难以被深入研究。随着分子生物学、遗传学特别是基因工程学、电子计算机的发展，缺陷的研究触及发生机理。当前,儿童发展缺陷问题研究涉及学科比较多,主要有解剖学、组织胚胎学、遗传学、病理学、药理学、发育生物学、生物化学、儿科学、妇产科学、心理学、流行病学、环境科学、社会学等十多个学科,生物医学类学科是研究的重镇。

总之,该领域的研究呈现出从宏观到微观、从外周器官到中枢、从局部到系统、从理论到干预的多学科、多层次研究格局。

2. 研究分散

承上,多学科研究丰富了该领域的研究范围,但研究的问题比较分散,不集中,缺乏系统性,研究的深度和连续性也存在明显不足,不少学科的研究成果更多体现研究者的个人兴趣而非病理学学科的发展需要。因此,加强多学科分散研究成果的整理,并建立独立的学科是非常必要的。

3. 研究结果不确定

当前,不少比较一致的研究结果多为归纳性的"科学假设",而非直接研究结论,甚至比较宏观,如"遗传与环境相互作用"大多难以解释具体的基因突变与具体不良环境因素间的相互作用。就具体残障病理研究而言,不同学科以及同一学科的不同研究结果有可能一致或矛盾,且这种情况普遍存在。虽然这种情况在任何学科都会出现,但本领域的问题更加突出。一则反映出研究问题本身的复杂性,二则表明本领域的总体研究有待提高。

(二)研究前沿

为满足人们对缺陷的深刻认识和有效干预需求,特殊儿童病理学研究需关注其中的一些重大课题,突破难点,加快学科发展步伐。

1. 加强各致残因素相互作用机理的研究

现有研究水平下,与现实缺陷或残疾有关的致残因素往往有多种。其中,有的是"真凶",有的可能并未产生任何副作用。特殊儿童病理学的前沿研究不仅要关注各种可疑因素,还要分离和确认真正的致残因素,深入研究每种致残因素单独发生作用的条件和机制,以及它们与其他因素的相互作用。多因素相互作用是该领域研究的难点,需要跨学科通力合作。

2. 发展有效研究技术

不少突破性研究是基于研究技术的创新,病理学中各种亟待解释的难点可能需要在研究思路上加以调整——"研究技术"的研究可能需要先行,用新的研究手段解决长期未能有效解决的问题。研究技术的创新涉及面比较广,每一个相关学科的研究技术可能都需要革新。比较重要的是两方面技术的更新。其一,致残因素检测技术的更新。加强研发更便捷高效的检测技术,广泛适用于孕育龄人士、胎儿、婴幼儿早期等个体发展不同阶段不良因素的筛查。其二,致残机理机制研究技术的更新。一方面,需要各学科研发更精确的研究技术,甄别现有研究结果的分歧;另一方面,需要发展无损伤或损伤极低的人体研究技术,实现重复跟踪研究。

3. 提高研究的应变性

在科技快速发展的助推下,人类共同的生活环境、个体的生活方式也在快速发生变化,但是人的生理机能的进化速度难以同步跟进。显然,慢发展、慢生活只是解决问题的一种想象,需直面的是提高研究应变性,及时进行疑似新因素的跟踪研究,如对新药、新工业化学品、新无线信息传播载体、新流行病、区域致残因素在新区域的变化等的研究。

4. 加强致残因素的预测性研究

不少因素的致残具有延迟表达特点,或在儿童早期发育阶段的表现不显著,未引起足够的重视,容易错失有效研究时机或耽误对残疾的有效干预。为此,应该加强对明确致残因素的致残规律和致残危险等的预测性研究,为人们有效规避致残因素提供可靠依据。

5. 科普化研究

就科学素养而言,国民的素质主要取决于科普知识而不是专业知识,每个人能掌握的专业知识毕竟有限,术业有专攻。为此,专业人员有责任也应该有意识将深奥、枯燥的专业研究成果转化成便于国民理解和应用的科普知识。国家也应该支持科学家做科普工作,提高科普的权威性和国民对相关知识的信任度。毕竟,残疾是事关国计民生的永恒问题。

【本章思考题】

1. 从学科发展、特殊教育、国民人口素质提高等多角度分析病理学研究对象范围的界定。

2. 从多学科著作或杂志查找有关缺陷病理病因的研究文献,并分类整理和交流。

3. 结合本章相关知识,查找或调查残疾发生个案,总体分析病理学知识在民生国事上的意义。

第二章　致残的基本原理和机制

经过一个多世纪的多学科研究,人们对缺陷的发生有了更多科学的认知,总结了一些具有普适性的规律,试图总体解释缺陷发生的原理和机制。为了更好地理解相关知识,需学习该领域中的一些基本概念和术语。

🌀 第1节　基本概念

特殊儿童病理学是多学科综合交叉学科,会涉及大量专业基础知识,其中与医学、生物学和疾病相关的概念和术语使用频率高,专业性强,需准确理解,以便更好地学习其他相关知识。

一、术语解释

下面几组术语在病理学中高频出现,需掌握其确切含义。

（一）接触和接触途径

致残因素是通过与发育个体的接触而发生致残作用的。致残的接触途径比较多,有的是直接接触,有的是间接接触。

1. 接触

接触是指人体或特定主体暴露于某些环境因素中。有的接触会发生相互作用,有的接触并不发生作用。发育个体离不开各种环境因素,并会与其发生相互作用。其中,多数接触(如获取物质、摄取能量和获得信息等)起积极作用,以促进身心发展。但有些相互作用的接触却给发育个体带来损害。病理学中讨论的是发育个体的组织、器官、系统等直接或间接接触到的不良因素,以及两者相互作用导致残疾的机理。致残因素可以通过多种接触途径发生作用,如图2-1所示。

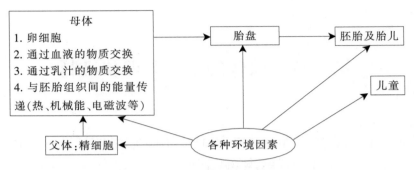

图 2-1　发育个体接触致残因素途径

2. 直接接触

直接接触是指发育个体直接接触到不良因素,如胚胎组织或儿童受到电磁辐射照射(如 CT 检查)、食用食物中的非法添加物等。直接接触的途径有多种,如通过饮食、呼吸、皮肤等途径接触不良的化学因素、物理因素、生物因素等,或者通过其他途径直接接触不良因素,如电磁辐射、不良的生活或学习行为等。

3. 间接接触

间接接触是指发育个体接触到的致残因素源于其他途径,如受精卵形成前生殖细胞接触不良因素和受精卵形成后的宫内接触(通过母体接受的不良因素,如孕妇服药、不良情绪等)。

(二)生长迟缓、发育迟缓和生长发育迟缓

儿科学、病理学、发育学、心理学和教育学等有关儿童发展的学科或相关内容,常述及生长迟缓、发育迟缓或生长发育迟缓,但不严格区分。其实,每个术语有其确切含义。

1. 生长和生长迟缓

生长(growth)是指个体在其发展不同阶段上的形态变化过程,主要指胚胎或胎儿、特定组织器官以及儿童个体在体格上的变化。与同龄群体的总体发育水平相比较,个体的生长低于正常值称为生长迟缓(growth delay)。儿童群体的总体生长水平不仅存在年龄、性别的差异,而且存在人种和地域等方面差异。评判儿童的生长问题需考虑这些因素。

2. 发育与发育迟缓

发育(development)是指结构形成及其功能的完善过程,包括生理机能、心理功能和对环境应变能力的发展。儿童发育的正常化水平也需与同龄同性别群体的总体水平相比较再加以判断,低于群体总体发育水平称为发育迟缓(developmental retardation/delay)。

3. 生长发育迟缓

生长发育迟缓是指生长和发育两者都低于群体总体发展水平。现实中,一些儿童只表现出其中的一方面,有的却是两方面都存在问题,如智力残疾儿童,除了发育迟缓外,有的并不存在生长迟缓。

生长或发育上的迟缓是与健康同龄群体相比较得出的结果。但个体间生长发育有一定的差异,有的在某些方面有显著差异。在儿童发育期,一些儿童的发育迟缓是真迟缓,最终将成为缺陷或残疾,一些儿童的生长发育问题却是假迟缓,最终可达到正常水平。总体而言,假迟缓是个案,是概率较低的事件。故面对儿童的生长发育迟缓,特别是发育迟缓宁信其真,要尽早干预。

（三）综合征和联合征

吸收借鉴医学中关于一组缺陷的表述,特殊教育学科及其相关学科中也经常使用综合征这一术语,但联合征使用较少。

1. 综合征

综合征(syndrome)是指由同一不良因素导致的一组缺陷,且不同个体间的缺陷保持较高的一致性。如唐氏综合征的认知缺陷、颜面异常、言语异常、心血管疾病等均源于同一原因——染色体数目异常。

2. 联合征

联合征(association)是指一组缺陷同时出现在同一个体中,但这些缺陷在不同个体间的表达存在一定的差异,可能源于不同的不利因素或其他不太明确的原因。特殊儿童中的联合征多被视为综合征或未对其进行确切区分。这可能成为特殊教育医教结合的基础研究之一。

（四）生殖细胞、受精卵及胚胎、胎盘

人类个体起始于受精卵,经历近 10 个月的发育,完成人体解剖结构的构建,奠定功能成熟的基础。其中,父母所提供的生殖细胞、受精卵、胚胎及由胚胎和母体共同营造的胎盘对个体的发育产生重要影响。

1. 生殖细胞

生殖是生命的基本特征之一。生殖细胞指具有产生子代、繁衍种族的功能的细胞,即精细胞和卵细胞的统称。它们是形态、结构和生理机能上高度特化的特殊细胞。人从青春期开始,睾丸或卵巢内生殖细胞开始生长、增殖和成熟。

精细胞和卵细胞的成熟过程都经过减数分裂。一个成熟的精细胞或成熟的卵细胞内染色体数目是正常体细胞中的一半,称单倍体细胞,其染色体为 23 条,这具有重要的生物学意义。

2. 受精卵

精细胞进入卵细胞内并相互融合,形成新的细胞称为受精卵,此过程称为受精。受精卵是正常的二倍体细胞和单细胞生命体,蕴含着发育成复杂人体系统的所有信息和潜能。受精卵开启了胚胎按程序发育的自动运行模式,是人生的开始。

3. 胚胎

胚胎是精细胞和卵细胞结合成为受精卵之后,经过多次细胞分裂和细胞分化后形成的早期生命体,0～8 周的生命体称为胚,9 周及此后的生命体称为胎或胎儿。但本书中,胚胎、胎儿两个术语只是笼统的说法。

4. 胎盘

胎盘是由胎儿的绒毛膜和母体的子宫蜕膜构成的复杂系统,其中存在两套独立的血液循环系统——母体血循环和子体血循环。在特殊结构的支持下,这两个系统可实现物质交换,同时不造成溶血。胎儿所需的各种营养物质可以进入体内,而胎儿体内的代谢物质也可以通过胎盘释放到母体中,再通过母体排出体外。但是在特殊情况下,两个血型系统会出现溶血问题,给胎儿、新生儿造成严重伤害,如 Rh 溶血。

胎盘除了供养、屏障保护作用外,还产生多种调节胚胎发育的激素,是一个重要的内分泌器官。

有些孕妇的胎盘附着在子宫的异常部分——异位胎盘,如前置胎盘,是导致出生缺陷和生育不良的危险因素。

母体、胎盘、胚胎(胎儿)各自为相互独立又相互影响的“单元”,胎盘是将母体和胚胎两个独立的生命体联系起来的结构,三者相互依存,共同完成生命的繁衍。

二、概念辨析

下面两组概念在内容上有一定的关联或交叉,多易混淆,需加以辨析。

(一)缺陷、残疾、疾病和障碍

缺陷、残疾、疾病和障碍都是表示机体处于异常状态的术语,但四个术语含义不同。

1. 缺陷

缺陷(defect)是指与正常群体相比较,个体在组织结构上、生理上或心理上的异常状态,单纯反映个体身心状况,多不存在地域、文化差异或差异较小。该术语含义较为宽泛,每个人在发育成长的不同时期难免出现缺陷,且缺陷类型及其影响程度存在巨大的个体差异。

2. 残疾

残疾(disabled)是指个体由于一定程度的身心缺陷影响其以正常方式从事正常活动的非进行性生理、心理状态,反映个体能力表达的完整程度。在短期内,残疾的状态多比较稳定,不干预多不会有明显恶化,干预也不会很快改善。

缺陷不一定是残疾,只有当其影响到个体的正常活动,且需要经过特定机构的认定时才能被归类于残疾。不同国家对残疾的认定有差异。所以,残疾既表示个体的一种异常状态,也体现着特定地域的经济文化特征。经机构认定的人士被称为残疾人,不同国家认定残疾的标准也不一样。在康复训练等特定时期,有时会把残疾人称为患者,如脑瘫儿童在手术治疗期间可被称为患者,但其稳定的持久的身份是残疾人。

尽管残疾、缺陷的含义不同,但特殊儿童病理学研究的问题不只是残疾,更不局限我国法律规定的残疾,而是讨论涉及面更广的缺陷。

3. 疾病

疾病(disease)是指个体生理、心理活动呈现的进行性异常过程,表示身心在一段时期内的健康情况。期间,不干预或药物手术等干预可改变其活动过程——恶化或好转。患有疾病的人被称为患者或病人。

4. 障碍

障碍(disorder)是指一个人由于缺陷、残疾或疾病等不利因素而处于某种不利地位,以至于限制或阻碍个体发挥按其年龄、性别、社会与文化等因素应能发挥的正常作用。该术语表示个体与环境(自然环境和社会环境)互动中的受限制状况。若个体伴有的不利因素是相同的,但若面对不同的环境,其面临的障碍可能不相同。改变环境可以改变残疾人、患者等的障碍,如助行器具和无障碍设施可以辅助肢体残疾人出行。

残疾、障碍两个术语在不少文献中多不做严格区分,甚至有障碍替代残疾的趋势。其实,两者的含义是不同的。残疾是稳定的,但障碍随环境变化而变化,将障碍和残疾加以区分更有利于准确表述相关专业内容。

残疾和障碍多从相对宏观的外显行为来表述,而缺陷既可从外显行为表述,也可从微观的、内在的物质构成、结构特点以及生理生化活动来描述。

（二）先天性与遗传性

在病理学中经常会使用"先天性缺陷""遗传缺陷""遗传病""致畸因素"等术语表示致残因素的时段或物质属性。

1. 先天缺陷与后天缺陷

先天与后天以胎儿脐带与母体分离为界限。脐带剪断前为先天,此后为后天。病理学中,缺陷从发生的时段上大致分为先天缺陷(残疾)和后天缺陷(残疾)。前者是指出生前或出生早期出现的缺陷,也称为出生缺陷,多在胚胎期已形成。后者是指在成长中由于伤病等因素导致的缺陷。

早先,人们据缺陷发生的时段归纳缺陷程度,即先天缺陷较严重,后天缺陷较轻。但这种说法是不科学的,不能据此作为判断残疾程度的依据,更不能据此认定可干预程度。

2. 遗传性缺陷与环境性缺陷

从致残的物质属性讲,这些不利因素大致分为两类:遗传因素和环境因素。它们统称致残因素、致畸因子或致畸原(teratogen)。

遗传因素导致的缺陷称为遗传性缺陷,是由于遗传物质改变出现的缺陷。有的改变会表达,有的改变并不表达,有的早表达,有的晚表达。如唐氏综合征在出生时就表现出异常,苯丙酮尿症的异常症状是在出生后逐步表现出来,易被忽视,而一些基因突变导致的精神残疾在青少年期才表现。遗传性缺陷有的源自家族,为家族性遗传缺陷。有的缺陷发生在个体本身的发育期,受精卵及胚胎发育早期发生遗传物质改变的概率较高。因此,对于遗传缺陷,全部归结于父辈祖辈遗传物质的改变是不科学的,个体自身遗传物质改变也可能是主要因素。人类发生遗传性缺陷的比例并不低,且持续伴随人类的发展历程。

与遗传性缺陷相对应的是环境因素导致的缺陷,可谓环境性缺陷,但这种表述并不多见。而今,研究者更关注各种环境性缺陷,它们有的源于不良的化学、物理、生物因素和营养物质等物质因素,有的是源于发育个体及其父母不良的生活习惯或不健康的心理状态等。

日常生活中,人们认为遗传性缺陷比环境性缺陷的程度更重、更难干预,这是不正确的。如生产缺氧导致的严重智力残疾比唐氏综合征的缺陷程度更重、更难干预。

此外,在日常生活中,人们(包括特殊教育专业工作者)会将先天缺陷等同于遗传性缺陷,混淆了两种不同的分类方式。

第2节 致残基本原理及其应用

在多学科多年研究的基础上,人们总结出一些反映各种不良因素导致儿童残疾的基本规律,包括基本原理及发生机制。尽管这些基本规律可能只是其中极少的一部分,内容还可以更加充实,但是它们给研究者提供了很好的启示:及时将零散的研究结果加以归纳总结,以便更好地支持后续的研究或解决实际问题。

一、致残的遗传与环境相互作用原理及其应用

缺陷或残疾的发生有遗传因素,也有环境因素,更多是两者共同作用的结果。这是从根本上解释残疾发生的理论。该理论在构建病理学学科架构、确定研究方向以及实际应用中都有非常重要的意义。

（一）原理的内容

发育个体(包括胚胎、胎儿及儿童个体)及其父母的遗传物质(基因)不同,决定他们对致残因素的易感性也不同,发育个体缺陷的表达受父母及发育个体遗传物质的调控,同时也受环境因素的影响,是基因与环境因素相互作用的结果。遗传因素决定可能性,环境因素影响表达程度。具体表现在以下多个方面。

1. 不同物种之间存在较大差异

不同的物种由于遗传物质差异大,对同一种致残因素的敏感性不同,呈现出显著的种间差异。如药物"反应停"对人类的致残敏感性高,但对其他动物的致残作用相对较小。

2. 同物种不同个体之间存在差异

同一物种的不同个体之间的遗传基因型不同,他们对致残因素的敏感性也不同,如孕妇或婴幼儿服用链霉素可能导致发育个体耳聋,但这不是必然结果,绝大多数服用者还是未发生缺陷,只是相比不用药或用其他无致残类药的致残比例高。

3. 同父母不同后代之间存在差异

同双亲的多胎次子女中,发生缺陷的总是少数(个别家族遗传病例外)。代际之间,父母的遗传物质结构虽较为稳定,但遗传表达还是随时间、环境变迁发

生一些变化,可能某期间对不良环境因素的易感性增加,导致该胎次个体发生缺陷。

4. 同一胎次不同个体之间存在差异

同一胎次的多个个体中,也会出现某个体伴有残疾而其他个体正常发展的情况,这表明,在相同的环境因素下,不同个体遗传物质对致残因素的易感性不同。同卵多胎的多个体间发生出生缺陷比例要高于异卵多胎,表明遗传物质对缺陷的发生起着基础性作用。

5. 改变环境因素可改变遗传物质的表达效果

对于遗传缺陷而言,通过改变其结构实现"改邪归正"是最终目标,但是现今还是难以有效实施,大多数遗传病可直接干预的程度较小,但是可通过改变其表达的环境来改变其致残的结果,如苯丙酮尿症(PKU)是一种基因突变导致的代谢性疾病,但母亲妊娠期及发育个体早期的食物如去除苯丙氨酸,那么这种基因缺陷就没有条件致残,发育个体可以避免出现认知缺陷。此外,某些人会携带某种疾病的易感基因,特定的环境因素会激活该基因。

6. 致残因素在发育个体不同时段的致残敏感性不同

孕妇及发育个体化在不同时段对致残因素的易感性存在差异,表现出时间窗效应(见第二章第 2 节第三部分),表明遗传物质的易感性和与环境间的相互作用不是恒定不变的,可能随时间的变化而变化。

从现有研究结果推断,不利的环境因素和遗传因素都可单独致残,但更多情况可能是二者相互作用的结果。也许每种缺陷的发生都有遗传物质的影响,面对各种环境致残因素,需要深入研究其深层的遗传物质易感性问题,而面对遗传缺陷问题,需要研究其直接和间接的环境因素的影响。

(二)原理的应用

1. 遗传物质的变异是普遍规律

由原理及相关遗传学可知,残疾的发生是一个不可避免的问题,人类至今无法回避,它是人们不希望的但必须共同面对的合理事件。故无论是残疾个体及其亲属,还是非残疾个体及其亲属,乃至整个人类都应该接受这样的过去、现在和未来。教育机构、残疾人机构等政府或非政府组织需将残疾问题作为国事民生的基本问题对待。

2. 不同个体间比较有非常大的局限性

面对子女的残疾,一些父母会与正常儿童家长比较,特别是与兄弟姊妹和同事比较。一些人觉得自身素质、所处的环境不比亲友差,甚至更优越,也学习并掌握了更多生育知识,但残疾偏偏眷顾自己,感到难以接受。其实,父母遗传物质组合的差异、职业特点、心理健康、居家环境、年龄、饮食习惯等各方面都可能影响发育个体。简言之,差异或不同是发育个体间在其发展历程中的主流。不同个体难以比较,每个个体都是独一无二的。

3. 优化环境因素以减轻或避免不利遗传因素的表达

多数缺陷是遗传因素和环境因素相互作用的结果,那么优化生育和个体生长环境,避免接触不利因素,不仅可以避免环境因素的单纯致残或引发易感基因表达,还可以避免或降低严重不良环境因素导致的遗传物质改变的概率,比如妊娠期间避免从事危险职业(化工品、重金属的加工)。

4. 尽量避免多种不良因素的叠加

在人类进化中,发育个体及其父母还是有多重防御和修复机制来避免残疾的发生。残疾可能是多种不良因素叠加导致的,故避免多种不良因素同时作用可能对减少残疾发生有一定意义。

5. 没有不明原因的致残,只有不清楚的机理

残疾多是多种不良因素相互作用的结果,但这些因素特别是环境因素与遗传因素间的相互作用机制多不明确。临床上,不少残疾儿童家长得到的专业解释只有"原因不明"。这样,他们再生育的心理压力会更大,反倒增加缺陷发生的风险。其实,现有的病理学研究成果还是能够对不少残疾或缺陷做出一些解释的,对再生育具有一定指导意义。

二、致残的性别差异原理及其应用

就人类总体而言,残疾的发生存在性别差异。该原理总体是"遗传与环境相互作用原理"的衍生,但残疾的性别差异问题在现实中特别突出,在此特别讨论以引起足够的重视。

(一)原理的内容

残疾在人类性别中表现出一定差异,缺陷的类型和发生时段均可能表现出一定的性别差异。总体而言,男性发育个体出现残疾的可能性要远远高于女性,但某些残疾在女性发育个体中的发生率要比男性高。

残疾性别差异的根本原因多是遗传物质差异问题。有的可能与性染色体有关,一些遗传残疾只在某性别上发生或发生率高。

(二)原理的应用

残疾在男女性别中都会发生,但存在差异。实践中,可加强相关研究并将

研究成果用于指导相关工作。

1. 加强残疾在性别上差异的机制研究

残疾的性别差异在流行病学研究和日常观察中似为常态,实际上特殊儿童病理学各分支学科研究领域对此探索不足的。故在未来的研究中,要加强残疾在性别及其不同成长阶段上差异的研究,特别是其机制的探究。

2. 男性发育个体对发展环境要求可能更高

男性发育个体更易出现缺陷,特别是在胚胎期和婴幼儿期。他们抵抗不良因素的能力比较弱,或缺陷发生后的自我修复力不及女性发育个体。为此,需筛查男性发育个体在其发育阶段中面临的各种不良因素,对其危害程度进行科学分析,尽早开展相关干预。

而今,人工干预妊娠和生产非常普遍,男性胎儿发育状况需要更有针对性的监控和研究。如多胞胎中,男性发育个体出现缺陷的风险更高,剖宫产儿童中,男童的发育问题较女童突出。

当人们对子女性别的态度不再有歧视时,孕检期的胎儿性别鉴定将不受法律限制。人们可以有针对性地尽早开展相关工作。那时,胚胎期的家庭教育可能涉及不同性别胎儿的教育和养护,但这有待社会的发展和国民素质的整体提升。总之,男女发育个体与各种因素的相互作用从受精卵之始就有差异,而不是出生后,更不是青春期后。

3. 各种安置上考虑残疾的性别差异

残疾的性别差异在短期内不会有大的改变,这成为社会结构中稳定的现象。为此,教育、医疗、家庭等方面的服务工作要充分考虑性别特点。比如,各类特殊教育机构中更多是残疾男童,软硬件的配建及人力资源岗位的设置要考虑这一特点。当然,对于一些缺陷,在某一发育阶段女性残疾的比例可能更高。因此相关的服务工作也要做相应的调整。

三、致残的时间窗原理及其应用

残疾或缺陷在发育的不同阶段存在差异性,在某些发育阶段对致残因素更敏感,残疾发生率高,而其他阶段对不良因素的敏感性较低,一般不易发生残疾。总体而言,发育阶段越早,对致残因素越敏感,残疾更易发生,此谓致残的时间窗原理。由于致残因素在个体间存在较大差异,不同个体的致残时间窗也有一定的差异。

(一)原理的内容

从受精卵至青少年前的不同年龄阶段,发育者本身对致残因素作用的敏感性不同。总体而言,胚胎发育的器官形成期是致残因素起作用的最敏感期,围产期特别是生产过程也是残疾的高发期。具体可从两个角度详细分析。

1. 个体不同发育阶段的致残特点不同

（1）着床期致残不敏感

受精卵形成后的 2 周内为着床期。分为着床前期和植入期。两期大致各占 1 周时长,致残敏感性稍有差异。着床前期和植入期早期的细胞分裂加快,但分化程度低。如遇不良因素,会呈现"全或无"生理现象:要么对整个胚胎（卵裂球）的细胞分裂有影响,严重时出现分裂停止,妊娠失败,要么不会对胚胎有影响。总之,不表现为特异性致残,即不会导致特定器官或系统出现残疾。

植入期后期（第二周末的 2～3 天）的细胞需分离,如遇不良因素,则干扰分离,导致联胎、胎中胎等缺陷。在此期间,胚胎对致残因素的敏感性稍有提高。着床期总体对致残因素不太敏感,低温、性激素和部分药物可能会干扰受孕。

（2）器官形成期是主要的致残期

从胚泡植入后到个体的器官原基形成阶段称为器官形成期,人的器官形成多集中在受精卵形成后的 3～8 周间。在此期间,在个体的基因控制下,细胞的分裂增殖大大加快,不断分化迁移和缔结,形成器官原基（似种子萌发出芽）。在这个过程中,胚胎对外界物质及能量的要求增强,遗传物质与环境间的相互作用也加强。

在相对较短的时期内,个体要完成自身"总体"框架的构建,可谓时间短、任务重、要求高。一旦有不利因素干扰,发育的"任务"就可能出差错,导致缺陷的发生。有些器官原基的形成只有少数几天,不易受外界干扰,发生残疾的比例低,而复杂器官原基的形成要持续数周,易发生残疾,如中枢神经系统。故器官形成期是残疾等缺陷多发期,称为致残敏感期。

在此期间,各种器官的形成表现出同时性发展和序列性发展并存的特点。前者为各器官形成相对独立的时期,运行自身特定的发育程序,形成期有一定的重叠。后者表现为诱导性,即一些器官是在前一器官形成的诱导下继发形成的,发育期相对滞后。加之各器官的发育速度也不相同。这样,各器官及其由多器官组成的各系统在发育阶段上既有重叠,又不一致。所以,它们的致残敏感期有交叉,但多不一致,如图 2-2 所示。

目前研究所知,不少致残因素的作用具有时间窗效应。有的只导致特定残疾,有的导致多种残疾。其中的机理可能是遗传物质与环境因素的相互作用,具体的作用机制又可能与致残因素性质有关。这仍然是研究的难点。

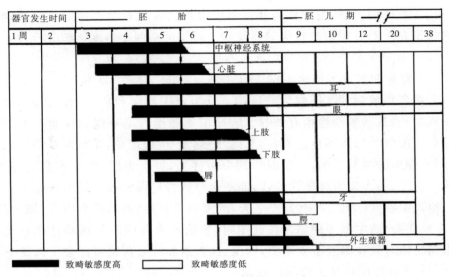

图 2-2　器官原基形成期的致残敏感性

（3）胎儿期致残敏感性降低

器官形成后直到分娩为胎儿期，发育个体完成人体结构的完善及其生理机能的特化，各系统间联系逐步增强，最终实现作为生命整体的各种活动，如神经系统、感觉系统和运动系统开始出现相应的活动。与前期相比较，这个阶段虽持续时间更长，但致残敏感性总体降低。一些致残因素导致的缺陷多为功能性的，如生理机能缺陷、心理行为异常等，结构性缺陷较少。

（4）围产期致残敏感性增加

围产期是指妊娠 28 周至出生后 1 周内。期间，致残因素明显增多，如脐绕颈、羊水浑浊、胎粪吸入、生产过程意外事件（损伤、感染、溶血、缺氧）等，多表现为功能缺陷及心理行为异常。围产期的残疾发生率与孕育龄人士的常识及当地医疗卫生水平有关。故围产期相对高的致残状况多为人祸而非天灾，是可以有效避免的，需加强宣传教育及医学的有效干预。

（5）婴幼儿期致残总体呈现偶然性

发育个体出生后进入各系统功能完善及协调运行的快速发展时期，与环境物质交换增加，活动范围快速扩展，但肝脏、免疫系统和神经系统等应对不良环境因素的功能或能力有限，对危险、疾病、药物（包括从母体乳汁中间接摄入的无关药物）、机械性损伤、生理发热、区域突发事件（流行病、食品安全事件、局部战争、自然灾害）等的应变力差。由于这些因素多具有偶然性，故不同区域、不同个体间有较大差异。即使面对共同的区域性突发事件,其不良因素的影响在个体间也有较大的差异,多数不受影响,部分受影响较轻且后期可以修复,但少数个体却因此终生残疾。所以,个体出生后的偶发不良因素也可导致难以干预的严重残疾。

(6) 发育阶段越早对致残因素可能越敏感

从受精卵到成人的发育历程中,发育早期更易发生缺陷,特别是环境因素引起的缺陷。这可能与发育个体的不成熟有直接关系。其一,个体发育阶段越早,肝脏解毒功能越弱,不良环境因素不能有效清除,累积或叠加到一定程度会造成缺陷或残疾。其二,血脑屏障不成熟。个体的血脑屏障有一个成熟的过程,胎儿及儿童早期的血脑屏障不成熟,对进入体内的有害物质不能有效阻隔,造成中枢神经系统受损。残疾儿童中的心智迟滞多与此相关。

2. 器官及系统的功能完善时长也是残疾发生的重要影响因素

生命体是结构与功能相适应的体系。器官及系统的结构是为实现相应的功能,与此同时要具有某些功能就需有特定的结构来支撑。图 2-2 所呈现的是结构完善的时间窗问题,即结构成熟的时长会影响个体的发育。与此同时,器官系统的功能完善历程也会影响个体发育。一般而言,功能越多越高级,相应的结构也越复杂,成熟的时长也就更长,出现缺陷可能性就越高。所以,病理学研究还需多加关注功能完善时长与残疾发生的关系。

此外,孕育龄人士接触致残因素的时长以及距离受精卵形成的时间间隔也是致残因素在时间上表达的重要问题,在人类繁衍及生育教育中有重要价值,值得研究。

(二) 原理的应用

1. 致残时间窗理论的宣传教育

尽管致残时间窗理论比较成熟,且对实践有重要指导价值,但是国民特别是孕育龄人士对此知晓度很低,如不少人士想当然认为早期风险小,饮食睡眠工作学习一如既往,甚至抓紧时间"玩",理由是早期行动方便,也没有孩子拖累。其实,生育是一项计划性很强的工作,需要多方面的知识和常识,需要做多方面的安排。就时间窗理论而言,随着胚胎发育阶段的推进及个体出生后的不同发展时期,家庭、妇幼保健机构等工作也应该进行相应的调整。

2. 提高围产期保健质量

围产期意外多发,生产环节危险更大,但不少因素是可以避免和控制的。故为了提高人口质量,从根本上降低残疾的发生率和减轻残疾的影响,一个地区乃至一个国家需加强相关知识的宣传,提高孕产妇围产期保健水平,严格监管相关医疗机构的工作,提高其孕产检工作的规范性和科学性,加强相关专业人员的专业培训及资质认定,尝试实行围产期专人全程监护、责任追究制度,特别要加大对私人诊所、私人助产以及农村和小城镇孕妇生产的关注。

3. 关注发育历程长的器官和系统的发育

人体器官及系统的复杂程度不同,成熟的速度及时长也不相同,接触不良因素的概率以及不良因素产生叠加或累积效应的可能性也不相同。其中,中枢神经系统是人体最复杂、最重要的系统,发育时长最长,受不良因素影响的可能性也最大。在残疾人群体中,智力残疾、脑瘫、自闭症、注意缺陷多动症、学习困难、情绪行为异常等残疾或缺陷均为中枢神经系统功能受损。除此之外,关于其他各系统的发育时长及其与不良因素间的关系、作用机制等的研究还是比较少,值得探索。

4. 跟踪监控突发事件发生后的个体发育问题

人类虽然总体步入文明时代,但是人为制造的有损自身健康发展的事件时有发生。面对各种不可避免的突发事件,国家、研究机构应该及时进行介入研究并持续跟踪,研究每种突发事件对发育个体身心健康的影响,以便更好地应对类似问题。比如,中国曾发生过三聚氰胺毒奶粉事件、瘦肉精事件,以及还在持续发生的严重大气污染、食品非法添加物、学龄儿童滥用手机等事件,但国家及相关研究机构少有相关研究报道,问题的严重性并未引起国民、科学家和政府的重视。

5. 推断缺陷发生时段,规划后续干预工作

缺陷发生的时段会直接影响后续的干预规划和效能。一般而言,缺陷发生越早、持续时间越长,干预难度也越大,效果越难预测。为此,在对残疾儿童进行干预规划前,非常有必要进行病理学分析,确定缺陷可能发生的时段及持续时长,调整家庭及干预人员对干预进程及效能的心理预期。

四、致残因素的物质属性差异原理及其应用

每种物质都具有多种属性,物理、化学等各种致残因素也有自身的多种物质属性。其中的一些属性与致残作用有关,而另一些属性并不影响个体的发育。研究致残因素的相关属性不仅是病理学研究的基础,也对预防残疾发生有重要价值。

（一）原理的内容

致残因素与发育个体的组织器官等的接触和产生的作用受其本身属性的影响，物理、化学或生物等各种因素的自身属性有较大的差异，它们致残的机理也不相同。

1. 化学因素致残的属性差异

化学因素是主要的致残因素之一。它通过与机体的物质发生反应产生毒副作用，导致缺陷。而今，病理学研究中，化学因素的致残属性可分为两类。

（1）影响其进入机体组织的属性

这些属性影响化学因素进入发育个体的机体，是决定化学因素是否致残的前提条件。这些属性非常多，如分子量大小、浓度、pH、电性、脂溶性、电离程度、旋光性及异构体等。一般而言，具有分子量小、浓度大、极性小、未电离、脂溶性高、与组织 pH 相近的属性易于接触组织，并进入机体。通过间接接触（如宫内接触）的化学物质的属性主要考虑它们与母体血浆蛋白的结合情况，未结合的游离化学物质更易接触到发育个体的组织，增加致残的风险。

（2）影响其与机体内物质发生的反应

进入机体内的化学物质可能有多种存在状态。有的物质不参与母体或发育个体的代谢活动，最终完全被排出体外。有的在发育个体内发生反应转变成其他物质（可能无副作用或副作用更大）。有的不能进入胚胎组织，但与母体发生反应，其生成物间接影响胚胎的发展。有的单独进入体内无害，但与其他环境化学品同时在体内时就可能发生反应，产生不利影响。不同化学因素协同致残是该领域研究的难点，也可能是致残的重灾区。当前，人类在其生存环境中会接触到大量的化学物质，却对其进入人体内发生的反应知之有限。

2. 物理因素致残的属性差异

目前，比较受关注的物理致残因素主要有电磁辐射、射频辐射、气压改变、CO 吸入、环境 CO_2 浓度高、高温、噪声、机械损伤等。它们是通过不同能量形式的转换影响发育个体的生长和发展。随着工业化进程的加速，孕育龄人士、孕妇以及儿童接触不利物理因素的机会大大增加。然而，不同的物理因素是以其不同属性来影响发育个体的发展的。如电磁波中 α 射线、β 射线、γ 射线、X 射线与机体组织的物质发生电离，导致基因突变等危害，还有高温的热效应改变了机体组织的酶活性等。接触时长和剂量是各种物理因素致残的共同属性。

3. 生物因素致残的属性差异

目前，病理学研究关注的致残生物因素主要有四类：病毒、细菌、寄生虫和生物制剂。其中以病毒致残最为常见,研究也较多。这四类生物因素由于其结构、生物活性以及与机体组织相互作用的方式不同,致残机理也不同,导致的缺陷也大不相同,如研究发现只有少数病毒会导致缺陷。

致残生物因素与不同个体接触后的相互作用可能是决定缺陷严重程度的关键,如同样是感染风疹病毒,多数并未致残,少数会出现先天性白内障、先天性耳聋、先天性心脏病等程度严重的缺陷。这与母体或发育个体对生物因素的免疫应答、损伤修复等方面的不同有关。

总之,每一种致残因素的属性是多样的,直接与致残有关的是某些具体属性。这些属性不仅在致残因素类型上有差异,即使是同类型致残因素,致残结果也不尽相同。

(二) 原理的应用

1. 物质属性的多角度研究

人类不断接触新的和已经适应的、有益的和有害的各种物质,它们构成人类生存和延续的环境。趋利避害并丰富环境因素是人类的永恒追求。为此,各学科需从自身角度出发,研究物质的特定属性,探索具体物质的某些属性与发育个体机体组织的相互作用机制,分析其利与弊。目前及未来相当长的时期内,要穷尽研究每种环境物质的各种属性与致残的关系是不可能的,也没有必要。但是对于新药物、新食品及其添加剂以及与生活工作密切接触的新物品,需对其可能存在的致残、致畸和致突变因素进行动物研究,并跟踪调查它们对胚胎及儿童发育的影响,特别是在公共事件发生后的相关物质的多学科跟踪研究。

2. 利用物质的属性阻断致残因素与发育个体接触

在了解物质理化属性和与机体作用机制的基础上,可以选择合适方式处理物质属性,避免有害物质进入发育个体内。没有接触就没有伤害,如通过改变药物非活性部分的属性来改变其在母体中的代谢特点,以达到既治疗母体疾病,又阻止药物穿过胎盘的效果。

3. 排除或降低发育个体环境中的致残因素

虽然生活中人们知晓的致残因素只占极少部分,且新的致残因素还在不断产生,但是人们应该基于有限的认识优化发育个体的环境。其一,杜绝将已知危险因素引入孕妇、儿童特别是残疾儿童生活学习的环境中,避免利益驱使下的"明知故犯"。但是,现实并不乐观——这几类人群的活动环境中大量存在人为制造的危险因素。其二,谨慎使用属性不清、对人体危害情况不明的新物质。

上述介绍的原理应用比较笼统，不同物质的属性不同，实践应用也不同。故国民特别是孕育龄人士、教育工作者、儿童医务工作者等需有意识地研究发育个体接触到的各种物质的物质属性，并通过多种途径传播相关知识，让专业知识成为国民常识。

五、致残因素的剂量效应原理及其应用

研究及经验表明，人体接触的有害物质也要达到一定的"度"才会产生副作用，导致缺陷或疾病。正如服药治病需达一定剂量，过大产生毒副作用，过小则不起作用一样。这就是剂量效应问题，是药理学和病理学中的一条基本原理。在特殊儿童病理学中，根据该原理探索环境致残因素的剂量与其所导致的缺陷间的关系，并据此解决相关实际问题。

（一）原理的内容

环境致残因素导致的残疾多与发育个体接触剂量有关。一般而言，致残因素存在致残的阈剂量。发育个体接触低于阈剂量的致残因素不导致缺陷。在阈上剂量，残疾的种类及其程度有的与剂量成正比，有的不成正比。

（二）原理的应用

1. 不同致残因素的剂量效应有较大差异

不同环境致残因素的致残剂量有较大的差异，不可一概而论。在阈剂量以上，有的致残因素随剂量增加依次会导致生长发育迟缓、结构畸变、死胎等，呈现致残程度加重的趋势。有的致残因素一旦超过阈剂量就会导致某种残疾。故妊娠孕妇及发育个体不可简单凭经验判断安全剂量。这方面需要广泛研究的是各种致残因素的致残剂量及致残后果，快速将研究成果进行科普宣传，将专业知识常识化，让更多孕育龄人士、发育个体知晓相关知识。

2. 实验研究的致残剂量与人体致残剂量有较大差异

受研究条件限制，致残因素的致残剂量多是实验动物的剂量，与人类的致残剂量有差异，因此相关动物研究仅作参考。为此，公共卫生机构需持续进行流行病学调查，将剂量作为调查的重要指标。同时，即使能够获得人体调查信息，也要注意个体差异，分类指导。

3. 低剂量的长期接触可能产生副作用

一些致残因素的短期接触剂量可能符合某种标准或规范，但长期接触可能会出现致残因素在体内的积累，达到阈剂量，导致残疾或疾病。为此，任何致残因素都要研究其在发育个体内的代谢过程，定期检测其在体内的积累情况。

4. 利用阈下剂量不致残指导生活

生命进化速度远远低于科技进步速度，人类接触更为丰富的环境因素，特别是人为的环境因素不可避免。因此，为了降低科技进步的副效应和提高生活品质，孕育龄人士、孕妇及发育个体可充分利用"阈下剂量不致残"指导生活，如广泛接触各种因素但不大量接触（如垃圾食品也可品尝，但不宜为餐），也不长期接触（如孕育龄人士及孕妇不宜在新装修环境持续工作，但可偶尔在其中应急处理事务），少量短期接触致残因素也不必过分担心，否则紧张焦虑等负面心理因素又会成为发育个体发展的不利因素。

5. 剂量不是致残的绝对指标

致残因素的效能不仅与接触剂量直接相关，且受因素本身的理化性质、生物学活性和接触时间等的影响。所以，预防致残应综合考虑各种因素，而不是简单考虑接触剂量一个指标。

六、致残因素的选择性效应原理及其应用

胚胎发育是个体发展的奠基阶段，与母体和发育个体自身都有直接关系，母与子是两个独立的生命，但却是一个交互系统。基于该理论解释致残因素对两者产生作用的异同。

（一）原理的内容

致残因素对母体和胚胎产生的作用是有差异的。有的致残因素选择性对胚胎有较大损害，但对母体无损害或损害较轻，有的对两者的损害相当。前者为致残因素的非共效应，后者是致残因素的共效应。

此外，还可能有一些环境因素，在一定剂量范围内只对母体产生某种效能，而不致造成胚胎损害，孕妇会有意识回避，在病理学研究中意义不大，一般较少讨论。

（二）原理的应用

1. 充分利用环境因素的共效应

大多数环境因素对胚胎的作用与对母体作用相当，呈现共效应。所以，在日常生活中，只要接触的环境因素的剂量不引起母体不适，则多不对胚胎带来损害，如孕妇尽力确保其生活环境因素及生活习惯对自身没有不利影响。

2. 重点研究致残因素的非共效应

在特殊情境下，如孕妇罹患疾病或服药、处于有害的工作环境或生活环境中等，致残因素会在对孕妇没有异常反应的情况下导致胎儿发育异常，如风疹病毒对母体无副作用,但会导致胎儿致残。致残因素的非共效应隐蔽性强,危害也更大。而今,人们接触人为环境因素的种类非常多、概率非常大,非共效应致残问题更为突出,是特殊儿童病理学中的重要研究方向。

七、母体印记学说及其应用

中外史学、名家著述、民间传说等很早就谈及父母双亲的健康状况及其他素质对子代发展的影响,此谓母体印记学说,至今仍有影响,并有重要的研究价值和现实意义。因该解释的实证研究比较局限,故称"学说",而非立论充分的"原理"或"理论"。

(一)学说的内容

孕育龄人士特别是孕妇(统称母体)的健康状况直接影响胎儿的发育。母体的健康状况既包括身体健康状况,也包括心理健康水平。良好的身心健康状况是胎儿乃至儿童健康成长的基础,不良的健康状况(如母体体弱多病、妊娠期焦虑抑郁等)很可能会影响子代健康发展,甚至导致不同程度的缺陷或残疾。

(二)学说的应用

1. 双亲特别是母亲的身心健康对人口素质有重要影响

依据学说内容,讨论发育个体健康的起点不是受精卵,而是孕前双亲的健康状况。为此,须加强孕育龄人士生育前的健康教育,提升其体质健康水平和心理健康调适能力,为子代的健康发育创造良好的环境。由于母亲在生育中扮演绝对主导的角色,因此她们的健康状况对子代的健康发展至关重要。从战略意义上讲,女性的健康是人类的希望。一个重视女性健康的国家,其国民的人口素质会更好。

2. 生育需规划

生育或繁衍后代是生命的基本特征之一,是以生理过程为基础的。人的生育既是生理性质的,更是社会性质的,是立足生理过程的有目的有意义的社会行为。简言之,人的生育不只是生理过程或动物行为。但是,人类社会发展至今,视生育仅为生理过程者广泛存在,把生育作为本能反应的也不乏其人。这是导致人类出生缺陷的重要因素之一。解决的基本策略是规划生育:规划生育者的健康、规划生育的时间和物质条件、规划可能出现的问题及对策,孕育前要规划,妊娠中要规划,生产后还要规划。科学规划贯穿个体发育之前、形成、出生后的成年期之前。总之,有规划地生育,生命的健康才有更多保障。

八、损伤的自我修复学说及其应用

生命体必然要与环境因素发生关系。在这大量的相互作用中，损伤在所难免，每个发育个体在其生长发展历程中都会经历不同程度的损伤，但大部分通过自我修复得以健康发展，呈现相对完整的形态和功能，此谓"损伤的自我修复学说"，用以解释损伤发生后机体的应对。

损伤的自我修复问题无论是理论研究意义还是实践应用价值都是属于"原理"层级的命题，故与其他相对成熟的原理并列讨论。

（一）学说的内容

发育个体可能存在复杂的内在自反馈系统，如遇到不良因素导致受损，机体就会检测损伤发生的部位及程度，适时启动自我修复机制，阻断损伤或修复已造成的损伤或放弃修复。修复活动可能是有条件的，涉及损伤的程度及范围、损伤发生的时间及时长、其他有利于修复的物质代谢和能量代谢等。

（二）学说的应用

损伤与修复是发生在每个发育个体内的基本活动，具有普遍性。但损伤后的修复能力却存在巨大的个体差异，受多种因素影响。

1. 更深刻地认识健全与残疾

如果学说成立，那么每个人都存在不同程度的致残风险，抑或是不少人在不知不觉中经历过损伤，处于残疾的边缘，是修复后的健全人。所以，残疾就在每个人的身边，缺陷是伴随发育个体的普遍现象，只是程度不同而已，抑或发生的时段有差异。如此，人们对残疾的认识就更加全面、更加深刻。

2. 分析并阻断不良因素

随着技术发展，近年来有关损伤修复的研究越来越多，人们逐步认识到人体的生理活动过程包含有智能成分——存在类似"应急响应"的机制，且这个机制可能在个体发育早期就已启动。

可以期待，当多学科对致残因素及其机理有了广泛、深刻的研究和认识，病理学就可以对发育个体可能面临的致残风险做出预报，在损伤发生后尽可能早地阻断不良因素及其负面影响，为机体的自我修复创造良好的内外环境。如此，缺陷或残疾有可能避免，也有可能得到自我纠正，或降低残疾的程度。现实中，一旦残疾则很难根本改变。无论是治疗、康复训练还是教育与支持都只是在非常有限范围内的改善。其中机理虽尚未明确，但"损伤未能及时发现，致残因素未能及时阻断"可能是重要因素。

3. 潜能的有效表达需要条件

研究及经验表明,经科学干预,一些残疾或缺陷能够得到改善,而一些却未有改善甚至进一步衰退,这可能与自我修复有关。在损伤发生后,如机体具有自我修复机能,则在合适的条件下,缺陷或残疾能够得到改善;如机体不具自我修复机能,无论采取何种措施都不能改变缺陷或残疾的现状,且随着时间推移可能出现功能上的进一步退化。简言之,损伤可以修复,但需要有效条件。

理论或学说都是基于研究和实践的总结。随着多学科研究成果的不断出现,上述理论的内容也会不断充实和更新,新的解释还会不断产生。

第3节　残疾发生的机制

随着现代多学科研究的迅速发展,人们对残疾的认识也更加深刻全面。残疾发生的机制可能是生理的,也可能是心理的和社会的,也可能是多重的。至今,残疾机理的研究主要是生物医学研究和心理学研究,且以前者为主,而社会学和教育学研究较少,或者这两类学科的研究尚难获得人们的认可。基于现有研究水平及文献,本节重点介绍残疾发生的生物学机制,简略介绍心理学机制。

一、残疾发生的生物学机制

随着分子生物学和遗传学的革命性进步,缺陷发生的生物学机制研究成果也大大丰富。有的残疾源于遗传物质改变,有的源于物质代谢异常,有的可能是能量供应受阻。这些机制有的是在组织水平、有的则是细胞水平和分子水平,层次不一,每个研究者从自身研究的角度提出相应解释。基本态势是:致残的生物学机制是多样的,与致残因素直接相关,也与发育个体及其母体内的代谢活动有关。

（一）细胞的直接毒性作用

细胞是生命活动的基本单位,各种缺陷都可能反映在细胞活动水平的改变上。受研究技术的限制,不少缺陷尚难明确其细胞水平的改变。

1. 机制的内容

一些致残因素毒害机体细胞或影响细胞的增殖(包括干扰细胞遗传物质的复制、转录、转译或细胞分裂过程等的全部或某个环节),导致胚胎或发育个体组织的细胞不能正常增殖且未能有效修复或不能修复,出现细胞的过量死亡,最终引发缺陷,如图 2-3 所示。致残因素如果依此机制发生作用,那么它们多选择性地毒害某些器官或组织,导致特定的残疾。

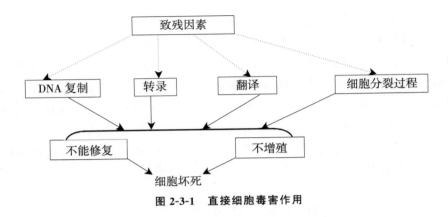

图 2-3-1　直接细胞毒害作用

2. 机制的表达形式

该机制的表达存在明显的剂量-效应模式,并与作用时间有很大关系。

其一,在致残敏感期早期接触低剂量致残因素会引起细胞死亡,但存活的细胞能通过代偿性增殖进行修复,一般不至于出现结构畸形,不过可能增加生长迟缓的风险。

其二,在致残敏感期后期接触大剂量致残因素,会导致胚胎细胞过量死亡,正常发育所需的细胞数目严重不足,且修复时间有限,导致器官原基发育不全,往往会导致结构畸形。

其三,在整个致残敏感期接触超大剂量致残因素,会引起细胞大量死亡,严重损害多个器官系统,最终引起胚胎死亡。

3. 致残因素及致残结果

符合该机制的致残因素比较多,如烷化剂、诱变剂以及抗肿瘤药物等,它们导致个体结构畸形、胚胎死亡或生长迟缓。

(二) 遗传物质改变

遗传物质承载个体生长发育及繁殖的一切信息,是生命活动最根本的决定因素。在人类的延续中,遗传物质既表现为传承性,又呈现出变化特点——遗传与变异的统一。总体而言,无论是遗传还是变异,目的都是使生命更好适应所生存的环境。但是一些遗传和变异会使个体更难适应生活环境。病理学会对这些遗传物质的不良表达进行研究。

1. 机制的内容

一些残疾或缺陷的发生是源于遗传物质的改变——基因突变和染色体变异,可能是数量改变也可能是结构异常。它们的改变有的源于亲代遗传物质的缺陷,有的是在发育个体中出现的新改变。有的改变是由环境不良因素诱发的,有的是自然发生的。

2. 机制的表达方式

基因是遗传的基本单位,是负载着特定遗传信息并具有特定遗传效应的DNA分子片段。基因突变是遗传物质改变的根本。基因突变的方式较多,最终表现为碱基对数量及其组合方式的变化,具体见第三章。

遗传物质改变的另一类型是染色体变异,是细胞水平许多基因的改变,表现为染色体数目异常和染色体结构畸变,具体见第三章。

3. 致残因素及致残结果

基因突变结果相差很大,有的出现特定缺陷或残疾,有的并不导致残疾及其他异常。染色体异常时多出现特定缺陷,往往累及多器官或多系统结构。遗传物质导致的残疾有的是结构上的畸形,有的是功能上的异常,有的二者兼有。

(三) 自稳态紊乱

人体中除了大量的细胞外,还有细胞赖以进行生命活动的液体环境——细胞外液(与细胞内液体相区别),称为内环境。它是细胞与外界进行物质、能量交换以及细胞间信息交流的基础。正常情况下,在神经系统及激素的自反馈调节下,内环境在一定范围内动态变化,呈现相对稳定状态,即自稳态。自稳态出现紊乱会导致生理活动异常,可能是发育个体致残的机制之一。

1. 机制的内容

在不良因素干扰下,个体的自稳态会发生紊乱,生命活动的物质代谢、能量代谢和内在的信息交流受到影响,个体发育中所需的物质和能量供应不足或不均衡,最终引发残疾。其中,妊娠孕妇自稳态紊乱会导致子代胚胎发育异常,是先天缺陷的重要机制。

2. 机制的表达方式

内环境是由水、无机盐、有机物、激素、免疫因子等许多物质构成的,并维持一定温度、酸碱度、代谢速率等状态,其中任何一种因素或状态发生改变即意味着自稳态的改变或紊乱。故自稳态紊乱机制的表达方式与自稳态相关因素或状态改变相一致。如蛋白质缺乏导致的营养缺乏可引起胎儿或儿童的生长迟缓、甲状腺功能异常以及中枢神经系统发育不良等,儿童生病发烧、母体孕期身心状态不佳等高危因素就可能干扰发育个体的自稳态,增加发生残疾的风险。

3. 致残因素及致残结果

遗传物质改变、有害环境物质以及无害但不恰当使用的正常环境物质都可能导致发育个体或孕妇自稳态紊乱。不良因素以自稳态紊乱机制致残的结果是多样的,有的是结构畸形和胚胎死亡,有的是生长发育迟缓或功能异常。

（四）胚胎正常分化受干扰

人体由多细胞构成,每个器官的细胞在结构形态和功能上都不相同,但是它们都源于受精卵。在早期,卵裂球内的所有细胞是全能干细胞。但是在胚泡着床后,其细胞逐步出现结构和功能上的变化,出现不同的胚层,继而形成不同器官和系统。可见,细胞分化是构建人体复杂系统的基础生理活动。分化受到干扰就会导致胚胎发育异常,出现缺陷或残疾。该机制是解释先天出生缺陷的重要机制之一。

1. 机制的内容

在基因调控下,细胞经分化形成特定的器官。在胚胎发育期间,主要是器官形成期,不良因素作用于胚胎后会干扰相关细胞的定向分化,构成器官的细胞不能完成形态及功能上的特化,最终导致缺陷或残疾。

2. 机制的表达方式

致残因素以该机制致残需具备两个基本条件。其一,某器官发育处于形成期。其二,该器官的细胞对该致残因素敏感。故致残因素不同,导致的残疾或缺陷就会不同,并局限在特定时段。如孕妇妊娠中期的肾上腺糖皮质激素升高会抑制上腭间质细胞的生长及细胞外基质的生成,导致腭裂出现。

3. 致残因素及致残结果

符合该机制的因素可能比较多,如母体或子体的激素改变和药物、工业品等弱酸性、离子化程度高的物质。它们不导致细胞坏死,也不出现遗传物质改变,但会出现特定的结构残疾或综合征。

（五）能量不足

能量代谢是生命活动的基础。人体从单细胞受精卵发展为巨量细胞的巨系统需不断消耗能量:细胞分裂、分化、迁移需要耗能,生命体的每个细胞及巨系统的正常运行需要能量。不良因素干扰机体能量代谢过程会导致供能不足,这可能会引发残疾。

1. 机制的内容

人体胚胎发育期,器官形成及系统的构建都需要细胞大量增殖,这一过程必然消耗大量的能量。期间,如机体接触致残因素,影响能量代谢过程,就会导致发育过程因能量不足而停止,引发先天出生缺陷或残疾。

处于发育期的儿童已构建了完整身体结构,但体格、机能及功能尚在发展中,仍然离不开机体正常的能量供应。婴幼儿期是发育个体后天非常特殊的时期,对能量供应要求特别高,以满足体形上的快速发展和机能上的快速完善,获得相应的功能。

显然,能量不足对胚胎发育影响更大。儿童期短时间的能量代谢异常多不会有大的影响,但长期的能量不足可能会产生可逆或不可逆损伤。

2. 机制的表达方式

ATP(学名三磷酸腺苷)是人体活动的唯一直接能量物质,它由细胞内的细胞器——线粒体产生。线粒体内有大量与ATP合成有关的酶(催化体内生化反应的特殊蛋白质)。故凡是影响线粒体结构、呼吸功能及合成酶活性的致残因素都会导致体内能量代谢异常,生命活动所需的能量不足。

3. 致残因素及致残结果

氯霉素等物质以非选择性方式广泛影响机体细胞的能量代谢,导致生长发育迟缓或死亡,但不出现特异性结构畸形。

（六）必需营养素缺乏

构成生命体的物质有两种来源:从外界摄入(饮食)和体内合成。但体内合成终究离不开外界物质。体内不能合成的必须通过物质交换从外界获得的物质称为必需营养素,主要有必需氨基酸及必需微营养素——微量元素和维生素。前者是合成生命载体——蛋白质的基本成分,后者广泛参与体内的生理生化活动。两者是妊娠母体、胚胎及儿童成长发育不可缺少的营养物质。

1. 机制的内容

必需营养素的缺乏会导致细胞内激素、DNA、RNA、酶等合成受阻,细胞增殖、细胞分化、生命整体活动的生理生化代谢出现异常,继而引发残疾或缺陷。

2. 机制的表达方式

其一,母体或胚胎通过母体或儿童自身从外界摄入的微营养素不足或不均衡——营养不良,体内生理生化过程受到抑制。其二,人体接触的致残因素是必需营养素的拮抗剂。这些不良因素消耗了大量从体外摄入的必需营养素,导致细胞增殖、能量代谢等活动所需的物质供应不足。

3. 致残因素及致残结果

以这种机制导致残疾或缺陷的因素比较多,如农药、基因突变导致肠道不能吸收某些营养素等。人体各器官细胞功能不同,生命活动形式各异,所需的必需营养素也不相同,受损伤后的修复能力也不同,这导致有的会出现特定的结构残疾,有的出现广泛性功能障碍。

从目前的研究来分析，残疾或缺陷的发生可能并不是某种单一机制的作用，而是多种机制相互作用或联合作用的结果。现有的细胞水平或分子水平的研究也不能确切解释各残疾发生的生物学机制。

据推测，残疾或缺陷的发生可能是多种机制同时或相继发生作用的结果，单一机制并不是主流。上述提及的机制都不成熟，都在进一步研究和完善中。有些机制积累了不少可靠证据，有些机制只是假说，尚需进一步研究证明，更多的机制还没有被发现。简言之，目前人们对残疾发生的生物学机制知之不多。

二、残疾发生的心理学机制

严格意义上讲，缺陷或异常都应该有其生物学机制，但是细胞生物学和分子生物学要发展到可以解释各种缺陷的发生机制还需相当长的时期，一些现在生物学上认为没有"结构及生理生化"异常的现象，多从心理活动异常加以解释。在生物学研究的同时，心理学构建了相关理论对自闭症、抑郁症、强迫症等缺陷加以解释，并据此进行干预取得积极效果。特殊儿童病理学的基础研究中缺陷心理机制的研究亦需关注。

生理异常与心理异常也是相互影响的，有的是心理异常继发出现生理异常，有的是生理异常得不到治疗引发了心理问题。总之，缺陷一旦发生并成为持久性的障碍时，个体的生理异常和心理异常往往同时存在。综合考虑它们对个体的身心发展及社会化作用，心理异常可能对残疾人的影响更大，特别是青春期以后的残疾人。故康复治疗、教育训练以及社会服务等工作需同时考虑两方面问题。

【本章思考题】

1. 查阅文献或走访邻里亲友，收集几位不同类型残疾儿童的信息，整理后与同学交流。

2. 访谈从事危险职业人士（如核试验）或查询相关群体的资讯，整理某特定群体及其子女健康状况的资料。

3. 深刻理解各致残原理，结合文献或实例就某一原理谈谈自己的体会。

4. 为便于识记，以图或表的形式整理致残的各种原理和机制。

第三章　遗传因素致残

遗传因素致残是残疾发生的根本原因之一,也是解释残疾发生机制不可缺少的内容,因为不少的缺陷或残疾与遗传物质改变有直接或间接的关系。现有研究推测,人类缺陷中仅有不到 10％是由单纯的遗传因素导致的,有大约 60％～70％可能是遗传因素与环境因素共同作用的结果,其余的可能是单纯由环境因素导致的。而单纯的环境因素致残背后是否存在遗传因素的影响以及以何种方式影响等,这些还不得而知。

遗传因素致残源于遗传物质的改变,而遗传物质改变分为基因突变和染色体异常,后者实际上意味着大量基因的改变,前者是遗传致残的本质。

❖ 第1节　遗传学基础

生命活动是多种蛋白质表达及其相互作用的过程。蛋白质是生命的载体,是由多种氨基酸依一定规则建构、承担特定功能的物质。蛋白质的结构及其功能是由遗传物质决定的。遗传物质蕴藏生命活动最本质的秘密和最终指令。所以,遗传学不仅解释人类的繁殖与延续,更重要的是探索生命活动的本质。遗传学已成为医学、生命科学、教育学和社会学等学科的基础学科,并对这些学科的发展乃至人类社会活动的多方面产生直接或间接的影响。

一、细胞中的遗传物质

细胞是生物体结构和功能的基本单位。人体细胞由细胞膜、细胞质和细胞核组成。细胞膜是确保细胞成为独立的生命单元的外层结构,也是细胞与外界进行物质、能量和信息交流的重要结构。细胞质是细胞生理生化代谢活动的场所,内有与其功能相适应的大量细胞器,如线粒体、核糖体、内质网及高尔基体等。细胞核内有遗传物质,外被核膜,膜上有孔。细胞有膜、核再覆膜,并留有孔道,最大限度保证遗传物质的稳定性,同时确保信息指令畅通传递。

从细胞水平到分子水平,遗传物质的解析层次是染色体(质)、核酸和基因,即细胞核中的遗传物质是染色体(质),染色体中体现遗传物质属性的物质是核酸,核酸中负载着遗传物质最根本属性的是基因。

（一）染色体

染色体(chromosome)是细胞核内可被碱性染料染成深色的遗传物质,是基因的载体。人细胞中的染色体表现出物种差异的独特性。

1. 染色体存在形态

人是有性生殖的物种,体内有两种细胞:体细胞和性细胞。体细胞的染色体成对分布,称为二倍体,共23对,前22对是常染色体,第23对是性染色体(男性染色体为XY,女性则为XX)。人的性细胞(精子、卵子)是单倍体,染色体不成对,数目只是体细胞的一半,共23条。人染色体根据其结构不同分成若干组,有其不同编号,具体见表3-1。

表 3-1　人类染色体分组及大小

分　组	编　号	大　小
A	1～3	最大
B	4、5	次大
C	6～12, X	中等
D	13～15	中等
E	16～18	小
F	19、20	次小
G	21、22、Y	最小

在细胞分裂周期的不同时期,这些遗传物质表现为不同存在形态。当细胞处于分裂间期,这些物质称为染色质,处于松散的解螺旋状态,散漫细长,形态不固定,不易染色。这种形态便于遗传信息的复制和表达。当细胞处于分裂期(有丝分裂、减数分裂),这些物质缩聚折叠、螺旋化,结构短小紧凑,显微镜下呈柱状或棒状等形态,称为染色体。这种结构利于染色体分配到不同细胞中。染色质与染色体是化学成分相同,但在细胞活动的不同时期表现为不同存在形式的物质。

2. 相关术语

学习染色体及遗传学其他内容经常会涉及一些常用术语,它们相互关联,是理解多方面知识的基础。

（1）染色单体

染色单体（chromatid）特指细胞在减数分裂或有丝分裂过程中，染色体通过复制形成的两条基因内容完全一样的子染色体，即姊妹染色单体。在细胞分裂完成后，姊妹染色单体分开，分配到不同细胞中，成为染色体。

（2）同源染色体和等位基因

同源染色体（homologous chromosome）是指形态、大小相同的一对染色体，一条来自父方，一条来自母方。基因在染色体上有特定的位置，称为座位。在同源染色体相同座位上控制同一相对性状的一对基因称为等位基因（allelomorph），如 A 与 A 或 A 与 a。A、a 是表示性状及其基因的符号，大写字母表示显性，小写字母表示隐性。

（3）纯合子和杂合子

纯合子是指等位基因相同的个体，用 AA 或 aa 表示，而等位基因不同的个体则属于杂合子，以 Aa 表示。

（4）显性基因和隐性基因

在杂合子（Aa）中，某对等位基因在性状控制中所起的作用不同，性状得以表达的基因称为显性基因（A），而性状未表达的另一等位基因（a）称为隐性基因。

3. 染色体的化学成分

染色体是由脱氧核糖核酸（DNA）、组蛋白、非组蛋白等组成的，特征性物质是 DNA，是一种核酸，承载人体绝大部分生命信息，体现染色体的遗传属性。20 世纪早期，人们已知染色体决定遗传性状，且倾向于蛋白质在其中起着决定性作用。此后不久，有研究表明蛋白质并不起关键作用，DNA 才是决定遗传性状的遗传物质。

（二）核酸

核酸（nucleic acids）是把非生命物质组织起来构成生命的基本物质，是一类主要位于细胞核内的生物大分子，负载着生物生命活动的根本指令。根据化学组成不同，核酸可分为脱氧核糖核酸（DNA）和核糖核酸（RNA），两者有较大的差异：DNA 分子含有生物物种的所有遗传信息，为双链分子，大多数是链状结构，少数呈环状，分子量都很大；RNA 分子主要负责 DNA 遗传信息的翻译和表达，为单链分子，分子量要比 DNA 小得多。

1. 核酸的组成

核酸的构成单位是核苷酸。核苷酸由三类物质组成:碱基、戊糖和磷酸。碱基有两类5种,戊糖有2种。DNA与RNA中的碱基和戊糖有差异,具体见表3-2。

表3-2　核酸的碱基和戊糖

碱基		DNA	RNA
碱基	嘌呤碱	腺嘌呤(A) 鸟嘌呤(G)	腺嘌呤(A) 鸟嘌呤(G)
	嘧啶碱	胞嘧啶(C) 胸腺嘧啶(T)	胞嘧啶(C) 尿嘧啶(U)
戊糖		脱氧核糖	核糖

戊糖与碱基合成核苷,核苷与磷酸合成核苷酸,如图3-1-1所示。根据糖的不同,核苷酸有核糖核苷酸及脱氧核苷酸两类。根据碱基的不同,核苷酸有腺嘌呤核苷酸(腺苷酸,AMP)、鸟嘌呤核苷酸(鸟苷酸,GMP)、胞嘧啶核苷酸(胞苷酸,CMP)、尿嘧啶核苷酸(尿苷酸,UMP)和胸腺嘧啶核苷酸(胸苷酸,TMP)。核苷酸按一定规则连接延伸形成核酸分子。

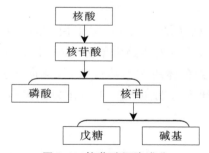

图3-1　核苷酸细胞成分

2. DNA的分子结构

1953年,詹姆斯·沃森(James Watson)和弗朗西斯·克里克(Francis Crick)研究证实DNA分子的多核苷酸链为两条相互平行而方向相反的双螺旋结构。两链通过碱基间的氢键作用联系在一起。碱基间严格按照A与T结合、C与G结合的规律,称为碱基配对原则。如一条"链"的碱基序列为"5'-GAT-3'",那么另一条链的碱基序列肯定是"3'-ATC-5'",如图3-2所示。

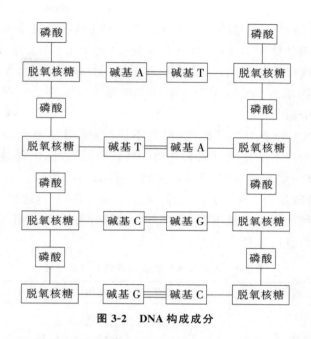

图 3-2 DNA 构成成分

DNA 分子通过碱基对的序列来储蓄生命信息。它的双链结构是遗传信息复制、损伤修复以及生命延续的结构基础。

在细胞增殖中,DNA 双链解开,以每条单链为模板合成另一条链。这样,新的 DNA 分子包含一条亲链和一条合成的子链,DNA 的这种复制方式称为半保留复制。

在细胞分裂的不同时期,DNA 的形态不同。在分裂间期,为了便于复制,DNA 分子处于解螺旋状态。在分裂期,为了便于分配到不同细胞,DNA 分子又高度螺旋化,长度压缩 8000~10000 倍,只有几微米。

(三)基因

基因是遗传学的一个基本学科概念,也是当今其他学科乃至日常生活各领域广泛使用的常识性术语,如文化基因、社会基因以及"自私的基因"等。生物学上的基因源于遗传学先驱孟德尔提出的遗传因子(genetic factor)。后来,用基因(gene)一词代替遗传因子。20 世纪中叶后,随着分子生物学的快速发展,特别是沃森和克里克提出 DNA 分子的双螺旋结构以后,基因的本质逐步揭开,人类对自身的认识步入全新时代。

1. 定义

基因(gene)是具有遗传效应的 DNA 片断,具体而言是指贮存 RNA 序列信息和有功能的蛋白质多肽链序列信息,以及表达这些信息所必需的全部核苷酸序列。每条染色体中有 1～2 个 DNA 分子,每个 DNA 分子有多个基因,不同基因的脱氧核苷酸数不同,从成百到上千不等。研究表明,大部分生物中构成基因的核酸物质是 DNA,少数生物的基因是 RNA,多是一些病毒(如 RNA 病毒),它们结构简单。

基因在 DNA 分子中顺序排列,但是不连续,编码基因会被一些不编码的核苷酸序列隔开。不同基因可能会共用一些核苷酸序列,出现碱基在不同基因上重复使用,以一定数量的核苷酸数实现更多的基因组合。基因测序研究表明,人类基因的数量约 3～4 万个(最新说是 2～2.5 万个),远比预想的 10 万个要少。不同物种的基因数量不同,每个基因的核苷酸数也不相同。人类与水稻的基因及相关信息比较如表 3-3。

表 3-3　人类与水稻的基因及相关信息比较

	基因数/万	总碱基对/亿对	基因的平均碱基对	染色体数
人类	3～4	30	7200	46 条
水稻	4～6	4～5	4500	12 条

2. 基因类型

根据基因是否表达(指导合成蛋白质)以及表达后的产物,基因分为如下类型。

其一,编码蛋白质的基因。该基因是进行表达的基因,它们通过 RNA 指导合成蛋白质(即"翻译",具体解释见下文),有的指导合成各种酶(人体生理生化代谢反应的催化剂)、血红蛋白、胶原蛋白等生命活动所需要的各种蛋白质,这种基因称为结构基因。有的基因指导合成的蛋白质用来调节其他基因的活性,称为调节基因,它指导合成的蛋白质起着阻遏或激活结构基因的作用。

其二,没有翻译产物的基因。该类基因只有转录(具体见下文)产物 RNA,如编码产生转运 RNA(tRNA)和核糖体 RNA(rRNA)。但这些 RNA 不指导蛋白质的合成。简言之,这类基因的产物是 RNA,不合成蛋白质。

其三,不转录的 DNA 区段,如启动子、操纵基因。它们不转录也不产生蛋白质,但通过与其他基因的特定位点的结合来影响它们的活动。

3. 基因的表达

核酸或基因并不直接体现生命活动,蛋白质是生命的载体和基础。机体内合成蛋白质的"指令"储存在 DNA 序列中。生命以其独特的方式实现信息在不同性质物质之间的传播。在遗传学中,将 DNA 信息经过转录、翻译形成具有特定功能的蛋白质的过程称为基因表达。其中,转录是指遗传信息由核中 DNA 转换到细胞质中 RNA 的过程,是基因表达的第一步,其产物是 mRNA 以及非编码 RNA(tRNA、rRNA 等)。翻译是指细胞质的核糖体以 mRNA 为模板,以 tRNA 为运载工具,将氨基酸按照模板信息连接成蛋白质的过程。转录的信息在核酸间传递,但翻译的信息是核酸与蛋白质两种不同性质物质之间的传递。

4. 基因编辑

基因编辑技术是指通过基因敲除、特异突变引入和定点转基因的方式实现对人体活细胞特定 DNA 片段的修改。如此,基因突变引起的缺陷最终可通过基因编辑技术加以纠正。故该技术可能是一些缺陷的最根本解决途径,值得期待。

(四)DNA 的损伤修复

DNA 活动的基本特点有三。其一,可以复制,确保物种性质的稳定性。其二,突变,其中的基因发生改变。有的突变导致疾病,甚至物种灭绝。有的突变使得物种更能适应变化的环境,是物种进化、优胜劣汰的分子生物学基础。其三,损伤修复。人体乃至细胞都处于多种内源性或外源性的有害物质之中,有的会导致 DNA 的损伤。面对不可避免的损伤,细胞有针对损伤的修复机制,可谓应急预案。否则机体运行更加艰辛,需面对的问题会更多。据此而言,可以认为每个人都是在损伤修复中前行,非常健康的人也是"修修补补"相对健全的个体,完美个体可能不存在。研究表明,从病毒到人都具有 DNA 的损伤修复能力。不论是自然突变还是外源性物质引起的 DNA 损害,绝大部分可通过细胞内 DNA 修复系统,修复受损的遗传物质,降低不利突变给个体生活的负面影响。机体的 DNA 修复主要有如下类型。

1. 光修复

早期研究发现,细菌经紫外线照射后,如再置于可见光下,其存活率大大提高,突变频率大大降低。后发现,细菌、原生动物、蛙、鸟类、哺乳动物以及人类的一些细胞中含有光复活酶(photoreacting enzyme)。在可见光照射时,该酶被激活,修复受损伤的 DNA。

2. 切除修复

该修复是把受损的 DNA 片段切除,后利用双链 DNA 中一段完整的互补链,合成新的正确的核苷酸序列。

3. 重组修复

DNA 的某条链受损后,细胞利用 DNA 独特结构,启动重组修复,通过复制、重组等步骤实现子代 DNA 复原。

随着研究的深入,还会发现更多的 DNA 损伤修复机制。可以肯定的是:损伤在所难免,修复相伴其间,但有些损伤不能或不能完全修复,且修复不能阻止损伤的发生。

二、遗传方式

性状是受遗传基因控制的,不同性质的基因在表达中的作用不同。生命个体的基因表达方式有多种。

(一)显性遗传和隐性遗传

1. 显性遗传

显性遗传是指一种遗传性状(包括缺陷)受显性基因控制的遗传方式。若显性基因位于常染色体上,则称为常染色体显性遗传。严重的显性遗传缺陷主要是个体发生的新的突变,会导致胚胎或发育个体在发育期内死亡,多不进行代际遗传,服从优胜劣汰法则。

2. 隐性遗传

隐性遗传是指影响遗传性状或遗传病的基因是隐性的,在杂合子时不表现相应性状,只有在隐性纯合子(aa)中其性质或缺陷才得以表现。研究肯定,遗传缺陷大部分由隐性基因控制,有的源于亲代,如苯丙酮尿症。

(二)伴性遗传

伴性遗传是指控制性状的基因位于性染色体上的遗传方式,性状(或疾病)与性别有关,又称性连锁遗传。以伴 X 染色体为主,有显性和隐性之分——X 伴性显性遗传、X 伴性隐性遗传。许多生物都有伴性遗传现象,人类的红绿色盲和血友病就是伴性遗传。

三、遗传学基础在特殊教育中的应用

特殊教育对象的特殊性决定遗传学及其相关知识是现代特殊教育非常基础的学科,对全面认识教育对象、深刻理解特殊教育其他学科都有重要意义。

(一)认识特殊儿童的基础学科

特殊教育对象多是先天出生缺陷或出生早期发生异常的个体,有的可通过现代科学确诊为遗传缺陷,有的不能找到确切的致残因素。研究至今,倾向性观点是残疾多与遗传缺陷相关,只有极少数是单纯的不良环境因素导致的。一些残疾在现有研究水平下虽不能确定发生的遗传机制,但可能有"遗传因素"作为幕后推手,因为大量现象表明相同环境因素下(如双胞胎)的残疾发生有很大的差异。与此相对应,有关特殊儿童心理、教育、康复训练等著作中大量呈现分子生物学、遗传学等生命科学对残疾的研究成果。作为特殊教育工作者、密切相关者(如亲属、儿科医生等相关机构工作人员)以及关注特殊教育对象的人士,如果掌握基础的遗传学知识或常识,可以及时全面判断儿童致残的因素及其对后续发展的影响,更深刻地认识特殊教育对象,确保工作的科学性。

在特殊教育实践中,遗传学知识越来越重要,成为体现特殊教育现代化的重要内容,如儿童致残因素分析、家庭生育咨询指导、残疾学生档案建设、残疾儿童体质健康检查、残疾儿童生殖健康与生育指导等,都与遗传学知识相关。

（二）理解特殊教育其他学科的基础

人类对遗传问题关注和研究由来已久,对社会学、心理学和教育学等多学科有重要影响。但是受研究技术限制,长期以来人们对遗传的认识比较概括、模糊,这一学科对其他学科的贡献也比较局限,甚至产生负面影响。而今,借助快速发展的现代分子生物技术,遗传的深层次问题逐步揭开——人类正在本质层面上研究自己,且该领域发展速度快,研究成果日新月异。这些成果已经对许多学科的发展及社会活动产生重要影响。

掌握包括遗传学知识在内的多学科知识是对现代特殊教育工作者的基本要求。

作为人类先进文化代表中的一分子,特殊教育工作者如果不能及时掌握具有划时代意义的学科成果,就会成为时代的落伍者;如果不能追随与自身事业密切相关的科学发展,就难以胜任职业的要求,甚至有碍从业或给教育对象带来伤害。

概览特殊教育相关文献发现,特殊教育不少学科领域都或多或少涉及遗传学,介绍遗传学对该学科的相关研究。如果特殊教育工作者没有遗传学知识,面对相关最新研究成果只能望洋兴叹,绕道而行,严重制约了自身的专业成长。

当前特殊教育界面临的一个突出问题是,特殊教育工作者,特别是特殊教育研究者,忽视或轻视遗传知识,认为该学科是医学及生物学研究者的专业,与己无关,也无太多实用性。结果,一些专业人士在其学术活动中经常出现常识性错误,如在讨论残疾的遗传问题时,只知亲属的家族遗传问题,不知个体发育中的遗传问题。在学科交叉、多学科整合的研究时代,任何科学研究或职业都可能与其他学科相关,或借助其他学科更好地促进本学科发展。

第2节 遗传因素致残

遗传因素致残是儿童致残的重要方面。有的残疾是单纯的遗传因素变化导致的,有的则是环境因素导致的,但遗传因素起着重要的作用。有的残疾是部分基因发生异常,有的是在染色体水平上许多基因发生问题。遗传因素在致残上的确切效能尚不清楚,但其作用不可忽视。人类对生存环境的适应将持续面临挑战。

遗传因素致残是分子生物学、遗传学等学科的重要研究内容之一,是特殊儿童病理学的基础内容。

一、遗传因素致残理论

通过对遗传因素致残的总结和归纳,研究者形成了一些有关遗传因素致残的理论观点,有的是科学理论,有的是假设。

(一)隐性基因控制论

研究证实,不少遗传性缺陷受隐性基因控制,在杂合子中并不表现异常性状(疾病或残疾),但在纯合子中会出现异常性状,如近亲婚配后代出现缺陷比例高,其原因是隐性基因结合为纯合子的概率高。该理论为科学研究结论,可解释不少遗传性疾病或缺陷,并在生殖生育以及动植物育种中得到应用。

(二)隐性基因显性表达论

正常发育体中的隐性基因一般不表达,但是在特殊环境因素的诱发下,会表现出显性基因的特性,进行部分或完整的显性表达,发生隐性基因显性化。动物实验研究表明,在环境致残因素的诱发下,动物的自发性缺陷的比例大大提高。一般认为,各种自发性缺陷多是隐性基因控制的,但在不良环境因素刺激下,该类基因会"借机"表达。

(三)多环境因素多基因联合致残论

该理论认为残疾,特别是先天出生缺陷可能是多种不良环境因素、多基因突变、抑或环境因素与基因突变联合作用的结果,单基因和单环境因素致残的发生率较低。研究表明,小剂量的多种环境因素同时作用于实验动物,其后代发生缺陷概率要大于同等剂量各环境因素单独作用于动物的致残率之和。遗传因素致残致病研究表明,遗传病中单基因遗传病种类多,发生率低,而发生率高的主要是多基因遗传病。

二、基因突变致残

基因突变是残疾发生的基本机制之一，多为先天性，有的在出生后即表现出来，有的在成长过程中逐步显现，大多在青春期前。有的是家族性遗传，有的是发育个体的基因突变导致的。研究至今，人们对突变的机制及结果有了比较多的认识，如有的突变并不导致残疾或缺陷发生。

（一）基因突变的概念

基因突变是指 DNA 碱基序列的改变，是物种适宜环境的基础，也导致物种中的少数个体出现缺陷。基因突变伴随物种生息繁衍的始终。一个基因的碱基对序列发生的改变称为单基因突变，多个基因均有碱基对序列改变称为多基因突变。基因突变可遗传数代，有的有影响，有的没有影响，这与基因的功能和遗传方式有关。

基因突变有的发生在 DNA 复制过程中，有的可能是减数分裂中发生的错误，其机制基本清楚。突变后的基因可能会影响发育个体的早期分化，引起生长发育异常，如功能缺陷、结构畸形、死胎等。此外，细胞核外的 DNA，如线粒体 DNA 相对比较稳定，相关基因突变及其致残的文献比较少。

（二）突变方式

基因突变的方式有多种类型，但基本的方式有两种：碱基对取代和移码突变。

碱基对取代是指 DNA 核苷酸链上碱基对的互相取代，如 A-T 对变成 G-C 对。其中，同类碱基间（嘌呤之间或嘧啶之间）取代是主要的突变方式。

移码突变是指 DNA 核苷酸链碱基序列中丢失（或者插入）一个或多个碱基，使突变位点后的碱基序列发生改变，引起遗传信息的显著改变。

（三）突变效应

基因突变后产生的新基因在性状控制上会出现多种可能性。

1. 错义翻译

突变造成翻译时氨基酸发生改变，蛋白质结构发生改变，功能可能改变，可能引起性状改变。

2. 无义翻译

突变会导致蛋白质合成未完成而终止，蛋白质失去应有的功能。如苯丙酮尿症及其他一些遗传性出生缺陷，就是由于基因突变造成了酶的缺失。

3. 同义翻译

基因发生了突变,但突变后的碱基对序列与原有序列在翻译中对应的是同种氨基酸,因此蛋白质结构并未受到影响。

4. 延长翻译

基因在 DNA 上呈顺序分布,基因间有特定的碱基对序列(终止子)间隔开,但终止子如果发生突变,可能会转变其角色成为结构基因,如此原本翻译终止的氨基酸链继续延伸,蛋白质结构发生较大改变。

(四)突变的危害程度

基因突变对机体影响的严重程度可分为五个级别。一是无影响,如同义突变;二是产生差异性表现,但人体具有正常的生理生化活动;三是遗传易感性增加,对不良环境因素更敏感;四是导致遗传疾病,包括结构缺陷或遗传性代谢病,如酶结构异常导致的代谢异常等;五是致死突变,引起生殖细胞或受精卵死亡、死胎、流产等。

(五)基因突变缺陷举例

基因突变引起的缺陷估计有4000多种,有单基因突变也有多基因突变。多基因突变引起的缺陷种类少,但是发病率较高,常见的遗传病多是多基因突变导致的缺陷。有研究认为,在基因突变缺陷中,单基因突变占十分之一左右,但这个比例可能受多种因素影响。

1. 单基因遗传病

单基因遗传病有的是显性遗传病,如多指(趾)症、并指(趾)症、短指(趾)症和先天性外耳道闭锁等;有的是隐性遗传病,如血友病、白化病(缺乏酪氨酸酶,不能生成黑色素)和苯丙酮尿症(PKU,缺乏苯丙氨酸羟化酶,导致苯丙酮酸和苯乙酸等酸性物质堆积,造成认知损伤);有的是伴性遗传病,如假肥大型进行性肌营养不良、抗 VD 佝偻病等。

2. 多基因遗传病

多基因遗传病除了多个基因发生突变外,还有环境因素的影响,多表现为家族遗传性,如唇裂、腭裂、无脑儿、脊柱裂、精神分裂症、哮喘等,不少慢性病多属此类。

残疾特别是先天性的缺陷多是多基因突变导致的,确切的突变基因及其机制成为现代多个学科研究的重要内容,如与自闭症有关的基因突变有多个,与克丁病(甲状腺功能减退症,导致认知等多方面缺陷)有关的基因也有多个。

三、染色体异常致残

在遗传因素致残中，染色体异常致残的比例更低，约在 0.3%～0.4% 之间，但这却是一个需持续研究的课题，因为人类的生存环境在不断发生变化，变化的环境诱发的染色体异常也在变化中。染色体异常会影响到许多基因的正常表达，故对人体的身心健康影响较广泛。

（一）概念

染色体异常是指染色体数目或染色体结构发生改变，在细胞水平上涉及许多基因的改变，会对表现型具有广泛的甚至是全身性的影响。研究表明，染色体异常可能是多种因素同时作用的结果，如大龄妊娠、电离辐射、化学致残物以及家族性遗传病等因素。大剂量的单一因素也可导致染色体异常。在各种缺陷中，染色体异常导致缺陷的概率还是比较低，也不是致残的主要原因。而今，染色体异常致残的机制已有不少有价值的结论，但其中未知之处仍是主要的。正因为如此，染色体致残同基因突变致残一样，也是遗传学等多学科研究的重要课题。

人类繁衍后代中的染色体异常的比例可能不低，但不少个体难以持久存活。据报道，出生为严重结构畸形的婴儿中，约 10% 为染色体异常。早期流产胚胎的染色体异常率会高达 50%。染色体异常分为染色体数目异常和染色体结构异常两种类型。在染色体异常中，活产婴儿主要是染色体结构异常，其次是单体型或三体型，整倍体异常较少；自然流产胎儿中，三体型和单体型居多，其次是整倍体异常，结构异常较少。

（二）染色体数目异常

与正常个体的体细胞相比较，染色体数目异常个体的体细胞染色体数目发生了改变（增多或减少）。染色体数目异常是配子细胞发生过程中或受精卵早期卵裂中染色体复制行为出现异常所致。染色体数目异常包括整倍体异常和非整倍体异常。

1. 整倍体异常

整倍体异常是指体细胞中染色体数目呈整倍增加或减少。人类常见的整倍体异常有三倍体异常和四倍体异常。他们多见于自然流产中，成长个体少见。

（1）三倍体异常

三倍体是指细胞中每一号染色体有 3 条，比正常二倍体细胞多出 23 条染色体,细胞共有 69 条染色体。该异常中,增加的染色体多来自精细胞,66% 是由于两次受精,24% 是由于二倍体精细胞,10% 是由于二倍体卵细胞。三倍体胎儿大都流产,只有 3% 的(69,XXY)存活率。

（2）三倍体与二倍体混合体

该类异常个体的体细胞有的为二倍体,有的为三倍体。它们均有多方面严重缺陷,如骨骼生长不对称、颅骨发育不良、眼距过宽、鼻梁低、耳畸形、口颌小、虹膜缺损、并指、通贯掌纹、马蹄内翻足、先天性心脏病,男性尿道下裂、阴茎小、隐睾等。此类异常体大多流产,有幸出生者多早夭,有幸存活者都有多种残疾,如运动障碍、认知障碍等。

（3）四倍体

四倍体是指体细胞每一号染色体有 4 条,是正常细胞染色体的 2 倍,细胞中共有 92 条染色体。该类异常有的是超早期细胞的核内复制,有的是二倍体精细胞和二倍体卵细胞受精。该类异常的活婴极少,绝大多数早期流产。

2. 非整倍体异常

非整倍体异常是指比正常二倍体细胞多（或少）一条（或几条）染色体,常见的有单体型、三体型和四体型。非整倍体异常在染色体异常中发生率最高。新生儿中,非整倍体男性的发生率为 1/400、女性为 1/700。

（1）单体型

单体型是指细胞中某号染色体比正常二倍体细胞的染色体缺少 1 条。如果人正常细胞的染色体数用 $2n$ 表示,那么单体型异常的细胞染色体数可表示为 $2n-1$。人类单体型共有染色体 45 条。

先天性卵巢发育不全症(45,XO 综合征),为性染色体数目异常,缺少 1 条性染色体。该类个体表现为原发性闭经、卵巢萎缩、第二性征不发育,以及体格异常如侏儒、发际低、眼距宽、鼻梁低、多痣等。该异常可在青春期以女性激素进行治疗,建立女性生理周期,促进女性特征发育。

（2）三体型

三体型是指细胞中某号染色体比正常二倍体细胞的染色体多了 1 条,其细胞中的染色体数可表示为 $2n+1$,人类三体型细胞染色体共 47 条。在性细胞成熟过程中,如接触到不良环境因素如化学品、电离辐射等,会干扰生殖细胞的减数分裂,导致染色体不分离,成熟性细胞多了 1 条染色体,受精卵细胞的染色体型为三体型。在人类的非整倍体异常中,三体型较为多见,如 13-三体、18-三体、21-三体、23-三体（XYY、XXX）等。其中,21-三体型更为多见,下文重点介绍。

21-三体征,又称唐氏综合征(Down's syndrome)、先天愚型综合征、伸舌样痴呆等。该征因英国医生约翰·朗顿·唐(Joln Lagdon Haydon Down)于1866年进一步确认前人的报道而得名,发生率较高,为1/660。其细胞的核型是47,XX(XY)+21,即21号染色体比正常细胞多1条。该征依核型不同分为三种亚型。

其一,典型的21-三体征。该型多因卵细胞发育时21号染色体不分离导致,多发生在其母35岁后妊娠。现有研究显示,男性40岁后生育可能增加后代出现该病的风险。其二,易位型21-三体征,常见的是14/21易位。该亚型细胞染色体总数仍为46条,少了一条14号染色体,多了一条由14号和21号染色体长臂所形成的易位染色体,但仍多一条21号长臂部分。易位三体征发生率较低,多见于30岁以下妊娠或再生后代中。其三,嵌合型21-三体征,其核型为46/47+21,有两个细胞系,一为正常细胞核型,另一为21-三体细胞系。该征源于受精卵卵裂时21号染色体的不分离。

该征导致全身多系统异常。头颜面异常,如头小、脸扁平、鼻短梁平孔翘、外眼角上翘、眼距宽且伴有内眦赘皮、耳小、舌厚圆而外伸、流涎。肢体发育异常,如肢体短小、通贯手、第五指短且向内弯。感觉异常,双耳听力不一,虹膜发育不全或先天性白内障,痛觉失敏,触觉过敏或失敏等。生殖器及生殖功能异常,该征个体外生殖器多正常,少数有微小异常。男性不育,女性有的可生育,但其后代出现同征的比例非常高。认知缺陷,智力低下,是智力残疾的典型代表。其他常见问题还有先天性心脏病、脂肪肝、体质差、易生病等。

该征发生的风险与其母妊娠年龄直接相关,30岁前的发生率低于1/1000,35岁后随年龄逐渐增加。

(三)染色体结构异常

染色体结构异常是指一条或几条染色体的结构发生改变,是由于染色体受不良因素影响后发生断裂,断裂后的片段会变位重接,导致染色体结构发生改变。染色体结构异常多种多样,因断裂位点、断裂片段长度、重接对象以及重接方式等的不同,导致5p-综合征、9p-综合征和脆性X综合征等。

5p-综合征为5号染色体的短臂部分缺失,导致一系列问题,如头面部异常(小头、满月脸、眼距宽、眼裂下斜、斜视、下颌小等)、手足小、大脑小脑萎缩、脑积水、先天性心脏病、认知缺陷严重,少数可发育到成年。该征患者在婴儿时期喜哭闹,但声细弱如猫叫,故又称猫叫综合征。

9p-综合征的断点多在 9p21 或 9p22,也存在明显的多方面严重缺陷,如颜面异常,指足及躯干骨骼和肌肉发育异常、心血管异常、生殖器官及功能异常、严重认知缺陷等。

脆性 X 综合征(fragile X syndrome)是指染色体 Xq27.3 存在似断非断又极易断的"脆性部位",其可导致多方面缺陷,如颜面异常(耳大、下颌大、脸长)、严重认知缺陷(智力多为中度以下)等。该征发生率仅次于唐氏综合征,男性显著多于女性。女性多为携带者,后代男性发生缺陷比例非常高。研究表明,该征 X 染色体上 CGG 碱基序列重复越多缺陷越严重,重复少可能不表现缺陷。有报道称,大剂量服用叶酸可有效改善该征的缺陷,但也有报道认为叶酸治疗无效。新近一些研究认为中枢神经兴奋剂疗效较好,但副作用大。其他有用可乐定(Clonidine)、心得安进行治疗的,据称可减轻其多动症状。

四、遗传因素致残知识在特殊教育中的应用

遗传因素致残属于生物或医学研究范围,相关知识的理解需要生物学知识,作为特殊教育工作者虽不从事这方面的研究,但相关的常识有助于深入学习遗传致残的研究成果,对开展家庭咨询与指导、优生优育宣传教育以及提升特教工作者专业素养有重要意义。

(一)加深对残疾的理解,提升专业素养

遗传因素改变是残疾发生的重要机制,特殊教育工作者无法回避,需具备相关知识,以便更好地学习相关知识,更好地开展工作。

(1)遗传致残不可避免

而今,医学特别是分子生物及其他学科对遗传物质研究非常深入,研究成果日新月异,诊断及相关干预研究不断深入,但是人的遗传物质改变还将继续,并随环境变化而出现新的变化。遗传性缺陷仍是教育工作者无法回避的问题,因此需及时更新相关知识。

(2)遗传性缺陷的可干预性会大大提高

遗传致残不可避免,且当前无有效的治疗和干预措施,但是随着多学科的深入研究,人们终归会研发干预缺陷的有效技术,可以更早更准确地发现缺陷,并有可能实现对缺陷的修复。

(3)遗传缺陷个体仍可干预,且需要干预

长期以来,受研究水平限制,人们形成一种观念:残疾儿童一旦伴遗传性质缺陷,就意味着不可救药,人们便听之任之,无所作为。这不仅是不科学的,也是不人道的。遗传缺陷本身虽难改变(大部分不可改变),但残疾儿童在背负缺陷的同时同样在发展。研究及经验表明,即使是遗传性缺陷个体,后天多具有可干预性,干预的时机及有效性对个体发展产生重要影响。即使一些极其严重的遗传缺陷,也要干预。哪怕多数干预是无效的,是浪费。有无效的干预,才有可能找到更有效的干预。而且,作为人类中的一员,他们应该获得更多干预机会,这是他们的权利,也是普通人及其构建的社会必须承担的责任。

特殊儿童病理学属于教师素养类课程,是把残疾"说清楚"的学科,特殊教育工作者的知识结构中应该有其一席之地。其中的遗传学常识及遗传因素致残知识是难点,这成为制约不少特教工作者提升专业素养的重要因素之一。但是,这方面知识影响到人们学习生活的方方面面,是现代公民特别是教育工作者所必须具备的。

(二)拓宽相关知识,更好服务社会

如果特殊教育工作者充分掌握残疾发生机理的基础知识,不仅可以全面细致描述残疾的异常外显行为,而且还可以把残疾"说清楚"——残疾的发生不仅与不良环境因素有关,也往往伴随着遗传物质的改变。如此,特教工作者可以更好地开展家庭咨询、解释家长的疑问,向身边亲友及其他社会人士宣传优生优育常识,服务社会,增加工作自信心和成就感。

简言之,遗传学常识及遗传致残的相关知识,不应该成为现代特殊教育工作者专业发展的障碍,而应该成为更好地工作、更好地服务社会的资源。

【本章思考题】

1. 查阅文献,了解染色体、基因发现历程及其相关基础知识。

2. 查阅文献,图解有丝分裂与减数分裂的异同,深刻理解相关概念和术语。

3. 查阅文献,理解"三致"(致畸、致癌、致突变)的概念及其相关知识。

4. 走访遗传因素致残个案,调查其病理病因及缺陷特点,以小组形式提交分析报告,进行组间交流,分享小组的发现及其存在的疑问。(调查中如要录音或录像,需征得受访者同意,分享相关信息时,需将受访者的声音信息、图像信息进行异化处理,避免外泄受访者的隐私信息。)

第四章　疾病及药物因素致残

　　疾病及其治疗始终伴随人类,涉及大多数人,孕育龄人士也不例外。一些人在生育周期内罹患的疾病及其相应的药物治疗会影响下一代的健康。有些疾病及其相应的治疗药物是残疾发生的直接因素,有的导致继发性残疾,有的并不导致残疾。总体而言,疾病及药物因素致残在人类群体中是必然的,但对于个体来说则未必,影响程度也存在巨大的个体差异,这与特殊教育的基本规律非常一致。

　　现代医学、药学等学科已经对疾病及其治疗药物的致残问题进行了广泛系统的研究,取得不少成果,正在为优生优育提供科学的支持。但是,大多数疾病以及名目繁多的药物致残机理还有待深入研究,疾病及其治疗药物还在不断发展中,故疾病及药物致残的研究将是人类必须长期面对的课题。

🌀 第 1 节　疾病致残

　　人的神经系统、内分泌系统、免疫系统等各大系统的各种疾病都可能直接或间接地导致残疾,有些致残率高的疾病受重视,其致残机理得以深入研究并在实践中得到应用,但更多疾病的致残情况不被人们了解。就现有研究来看,致残残疾分为两大类:孕育龄人士疾病致残和发育个体疾病致残。前者是指残疾个体父母的健康状况不佳导致残疾,如父母一方或双方罹患精神疾病导致后代情绪行为异常等。后者是指发育个体罹患疾病导致残疾,如脊髓灰质炎导致的肢体残疾等。

一、孕育龄人士疾病致残

　　妊娠是特殊的生理阶段,会形成特定器官——胎盘,并持续一定时期。它与胎儿、母体共同构成"胎儿-胎盘-母体"功能单位,彼此影响。首先,胎盘是胎儿生活的宫内环境,为胎儿生长发育和功能成熟提供了相对独立的空间,是胎儿获得营养物质、排出代谢物质的重要结构。宫内环境不佳会导致胎儿生长受限、发育迟缓或功能缺陷，并可能持续影响人的一生，严重的甚至会发生流产、早产、死胎等，也会影响孕妇身心状况、生殖健康，甚至危及生命。

更为复杂和影响更大的是，胎盘也是母子间"信息"沟通的重要途径。胎盘本身生成多种激素，分为两大类。一类是蛋白质激素，如人绒毛膜促性腺激素（HCG）、人绒毛膜生长激素（HCS）、人绒毛膜促甲状腺激素（HCT）等。另一类为类固醇激素，如雌激素和孕激素。这些激素会对胎儿及母体产生重要影响。新近研究发现，胎盘还可分泌多种促生长因子（如胰岛素样生长因子、人神经生长因子等），它们的生理作用还有待研究。

在这特殊的生理活动期，胎儿-胎盘-母体这一命运共同体的生理代谢会发生许多变化，内分泌系统的反馈调节与代谢平衡是关键。如调节适当、彼此适应，生理活动过程就会顺利，否则就可能出现疾病，影响胎儿及孕妇。

（一）妊娠高血压致残

妊娠高血压综合征（简称"妊高征"）是指妊娠 20 周后出现的高血压、尿蛋白及水肿等一组病理症状，是产科常见疾病，在中国发生率近 10%，对孕妇、胎儿及新生儿危害较大，也是导致发育个体出现残疾的疾病之一。

1. 表现

妊高征会对胎儿及新生儿的生长发育产生不同程度的影响，如羊水过多、胎便早泄、胎动减少、宫内发育迟缓（发生率高）、出生低体重、早产等，严重者会出现流产、死胎，甚至危及孕妇生命。新生儿易出现窒息、肺炎、发热等呼吸系统疾病，继发残疾甚至死亡。妊高征发生在妊娠中后期，胎儿完成了内外脏器的结构生长，故少见解剖结构类型的残疾，但功能性异常仍可能会发生。此外，高血压女性生育子女可能使孕妇及胎儿面临更为严峻的挑战，需要临床医学保驾护航，其相关研究也逐步增多。

妊高征即使未导致结构性畸变也可能对后代产生功能性影响，且持续较长时间或伴随终身，但相关研究报道不多。至今，人们对妊高征后代在儿童青少年期的身心功能状况未予以足够关注。依据现有可靠机理推测，这些个体在儿童及青少年时期可能会在生活学习等方面出现不同程度的异常，如注意力涣散、情绪控制不良及人际关系紧张等。这些异常多与宫内缺氧、发育迟缓、低体重及早产等问题相关联。

2. 机理

大量的研究表明，妊高征孕妇全身小动脉发生痉挛性收缩、血液浓缩、血容量减少，导致胎儿多脏器缺氧、营养供应不足，心脏、脑、肝脏、肾脏和血液等系统发育受到不同程度的影响。与此同时,胎盘血流减少会使得胎儿代谢产物不能有效清除。这两方面的负面影响会诱发各种类型的先天残疾,残疾的部位、表现类型与胎儿各器官发育时段总体一致。因神经系统发育周期长,妊高征可能对此有影响,其最终对认知及其他身心功能的影响取决于两方面。其一,损失程度。如果缺氧严重且发生时间较早,会对身心损害较大。其二,自我修复能力。发育个体自身对损失的修复能力存在巨大个体差异,有的修复能力强,最终正常成长。有的修复能力弱,后续发展处于不利境地。

妊高征可能有一定的家族遗传,孕妇妊娠前需了解母亲、外祖母的妊娠史,以便应对。

3. 原因

妊高征病因不确定,可能性较多,如初次妊娠、妊娠季节、其他疾病及营养等。现在研究相对肯定的观点是:妊娠前女性的健康状况不佳、妊娠期营养不均衡、妊娠期运动不足等均与妊高征相关。

(二)妊娠甲减致残

妊娠甲状腺功能减退(简称"甲减")是指孕妇体内甲状腺素缺乏导致机体代谢水平改变,并引发自身多系统功能衰退以及胎儿发育异常等一系列临床症状。

1. 表现

甲减孕妇同其他甲减患者症状相似,表现为身体乏力、困倦、畏寒、食欲低下、便秘、毛发脱落、皮肤干燥,持续较长时间者还可能出现反应迟钝、神情淡漠或水肿等。该征对胎儿发育影响大,主要有宫内发育迟缓、死胎、流产,新生儿早产、低体重、脑功能发育异常、智力落后等。

尽管甲减和亚临床甲减会有相应的临床表现及个体异常行为反应,但凭此判断是不可靠的,需要进行实验室检查来确诊。

2. 机理

甲减致残的机理可能是多方面的。首先,甲状腺素是脑发育不可缺少的激素。孕妇的甲状腺素可以通过胎盘进入胎儿体内,替代胎儿未发育成熟的甲状腺,孕妇缺少该激素直接导致胎儿发育异常。故即使孕妇轻度甲减也会导致胎儿脑发育迟缓,最终影响儿童青少年的认知能力。其次,甲减孕妇的生理活动水平低,胎儿发育所需的营养物质偏少,宫内生长发育环境不佳,导致胎儿发育迟缓,产生不同程度的不良后果。近年来发现,一些孕妇存在抗甲状腺素的抗体,会对胎儿和新生儿产生不良影响。

3. 原因

妊娠甲减病因较多,有的比较清楚,如地方性缺碘、自身免疫性甲状腺炎缺碘、放射治疗等;有的不完全清楚,如它与妊高征高度相关,相互影响。

（三）妊娠糖尿病致残

妊娠糖尿病是指妊娠期间出现的高血糖及其伴随症状,发生率约1%～3%,多发生在妊娠后期。该征对孕妇、胎儿及其后续发育等有不同程度的影响。有的孕妇在妊娠前已是糖尿病患者,这两者合称妊娠合并糖尿病。无论何种,都会影响后代的发育。

1. 表现

妊娠糖尿病会引起孕妇酮症酸中毒、病菌感染、胎盘梗死、胎盘早剥、宫缩乏力等症状,并导致胎儿及其后续发育异常,如巨大儿、心血管异常、无脑儿、小脑畸形、脊柱裂、肛门闭锁等先天残疾,以及新生儿低血糖、低血钙等,严重者同样会出现流产、早产、死胎。妊娠糖尿病对孕妇和胎儿的影响程度主要取决于病情严重性,且存在巨大个体差异。

2. 机理

胎盘激素及其他原因导致孕妇胰岛素分泌不足或对糖的利用能力下降,引发一系列代谢异常,具体如下。

其一,高血糖及胰岛素水平异常导致脂代谢异常,脂肪分解加速,血酮体升高,出现代谢性生酸中毒,殃及胎儿的宫内环境,导致一系列先天性残疾。

其二,高血糖会引起孕妇血管内皮细胞增厚、动脉粥样硬化,导致或加重妊高征。

其三,孕妇糖尿病导致一系列新生儿疾患或残疾。如胎儿宫内缺氧,继发胎儿体内红细胞增多,出生后红细胞破坏也多,引发新生儿黄疸;甚至还会导致胎儿高血糖,影响肺的成熟,出生后易发生呼吸困难;会诱发胎儿的高胰岛素血症,可能导致胎儿合成更多蛋白质和脂肪,体重增加,分娩困难,出生后的新生儿出现低血糖、低血钙。

3. 原因

现有研究表明,妊娠糖尿病的发病原因主要有:大龄妊娠、肥胖等不良生育史和糖尿病家族史。该病仍然是遗传与环境因素相互作用的结果,并存在人种差异。较白种人而言,黄种人更易患妊娠糖尿病,这与人种的遗传物质结构及其饮食特点等环境因素密切相关。

（四）精神疾病致残

精神疾病范围很宽泛,轻则抑郁、紧张、焦虑,重则精神分裂等。不同类型的精神疾病患者妊娠或妊娠后出现精神疾病多对胎儿发育有影响,并可产生延迟效应,影响儿童青少年的成长。

抑郁是以情感低落、哭泣、悲伤、失望、活动能力减退,以及思维、认知功能迟缓等为主要特征的一类情感障碍,国外报道发生率为 7%～15%。焦虑是对即将来临的、可能会出现的危险或威胁所产生的紧张、不安、忧虑等不愉快的复杂情绪状态。多数国外研究认为,妊娠期间孕妇不良情绪可能对新生儿出生状况和健康造成很大影响,新生儿出现病理情况的概率明显增加。精神分裂症是一组症状表现各异的精神疾病,涉及感知觉、思维、情感和行为等多方面的障碍以及精神活动的不协调。精神分裂症患者的妊娠以及妊娠合并精神分裂症都可能影响胎儿的发育,两者的负面影响可能有差异,相关的研究明显不足。

1. 表现

孕妇的抑郁、焦虑等不良情绪会影响胎儿的宫内发育以及出生后的成长,可能导致先兆流产、新生儿血压异常、早产、低体重、剖宫产比例增加以及分娩并发症等。精神分裂症孕产妇对胚胎及胎儿发育影响更大,流产、早产、新生儿低体重、巨大儿、先天性疾病(如先天性畸形、先天性心脏病)及死产等的风险更高。

2. 机理

孕妇异常精神状态超出自身调节能力,会诱导胎儿神经激素活动异常,引发胎儿发育异常,如下丘脑-垂体-肾上腺轴活动增强会影响新生儿的血压,出现血压升高。

心理应激反应由下丘脑-垂体-肾上腺(HPA)轴、交感神经-肾上腺-髓质等系统来调节。孕期持续的不良精神状态会干扰心理应激反应调节系统的功能,引发身体内分泌代谢紊乱,如促肾上腺皮质激素释放激素(CRH)、促肾上腺皮质激素(ACTH)、肾上腺糖皮质激素(GC)等发生失调。

不少激素会通过胎盘影响胎儿的发展。孕妇精神异常会导致其体内激素水平发生改变,继发改变胎儿的正常生理活动。如血液儿茶酚胺及肾上腺素水平增多,导致孕妇呼吸加快、气体交换不充分、宫缩乏力、产力异常、产程延长,胎儿窒息率升高;孕妇交感神经系统兴奋,血压升高,血管收缩,易导致胎儿缺血缺氧,出现胎儿窘迫,剖宫产概率增加。

妊娠合并精神分裂症者导致胎儿发育异常的机理可能更复杂,如孕妇易发生自伤行为、胎盘早剥、子宫破裂等,还可能因为认知行为的改变影响其有效表达;也易受性侵害,不同程度影响胎儿发育,有的影响非常严重;他们往往伴有饮食习惯异常,致胎儿营养状况差,生长受限。当然抗精神病药物的副作用也不容忽视,虽有研究认为一些药物的致残率低,但相关药物的致残风险研究并不充分。

3. 原因

妊娠期焦虑、抑郁等不良情绪与多种因素有关,更多是多种因素相互作用的结果,如体质健康差、高龄妊娠、妊娠期睡眠质量不高或不规律、疲劳、有人工流产经历、不良生活事件等。甚至家庭收入、文化程度、社会支持、人际关系等家庭社会因素也有影响,且与人的个性品质有很大关系。妊娠期精神分裂症复发主要与遗传、药物的有效性、家庭支持及社会心理因素相关。

(五)其他疾病致残

妊娠前或妊娠期患心脏病、肺部疾病、泌尿系统感染、贫血、发烧、急诊外科手术、胎盘感染、Rh 血型不合、感染寨卡病毒(Zika Virus)等很多疾病可能与残疾发生有关。医学不同分支学科都需探索人体不同系统疾病对孕育龄人士及其胚胎的影响。

二、异位妊娠及异常生产致残

(一)前置胎盘

前置胎盘是指胎盘附着于子宫下段,甚至胎盘下缘达到或覆盖宫颈内口,其位置低于胎先露部,是妊娠晚期出血的主要原因,与围生期母婴的发病率和死亡率密切相关。国内有报道,前置胎盘分娩时导致新生儿死亡等严重事故的发生率为 0.24% ~ 1.57%,国外同类报道为 0.3% ~ 0.9%。

1. 表现

前置胎盘妊娠会导致出血及孕妇贫血、早产、新生儿窒息、新生儿死亡等。其中,新生儿死亡主要与分娩方式有关。正常产道分娩事故高发,剖宫产可大大降低意外发生率。前置胎盘是剖宫产的重要临床指征。

完全性前置胎盘产前出血发生时间较早、出血较多,以致母亲贫血、胎盘供血不足、胎儿慢性缺氧。如孕妇发生大出血,那么胎儿的缺血、缺氧会很严重,严重影响胎儿发育并给其造成持续影响,有的直接导致死胎。如孕妇出血不多,但持续时间长,也会给孕妇及胎儿造成负面影响,如胎儿宫内发育迟缓,出生低体重等。

2. 机理

前置胎盘致残机理主要是胎盘自身的解剖生理结构导致的供血不足、易出血,胎儿生长过程中非常强的负面因素是氧气不同程度的缺乏。

3. 原因

有研究认为,前置胎盘妊娠可能源于既往剖宫产史、人工流产史、多产或多胎妊娠、大龄孕妇等,具体病因还需进行大量的流行病学研究。

（二）剖宫产儿综合征

剖宫产是不能正常分娩而采取的补救措施,是基于严格临床指征进行的手术分娩。世界卫生组织建议的剖宫产分娩率应不高于 15%。但是,不少国家、地区的剖宫产比例在上升,在中国大城市情况更为突出,剖宫产已成为基本分娩方式,约高达 60%～70%。非正常分娩会引发更多问题,有的出现剖宫产儿综合征,有的虽不严重,但可能会对个体发育造成长期影响。这里介绍剖宫产儿综合征的表现、病理及病因。

1. 表现

剖宫产儿综合征（baby by casearean section syndrome ,BCSS）是指足月剖宫产娩出的新生儿出生后不久出现的一组严重呼吸系统并发症的总称,如羊水吸入、窒息、湿肺、肺不张等。该征的表现分为近期和远期两个方面。新生儿时期表现为呼吸衰竭、缺氧缺血性脑病。生长发育期表现为感觉统合失调、认知缺陷、易发脾气、胆小、紧张、爱哭、偏食等生长发育异常和心理障碍。

2. 机理

分娩是母亲、胎儿通过血流动力学、血液流变学以及神经体液内分泌等调节的生理活动。人工干预分娩干扰了正常的生理过程,引发一系列问题,可能的机制有如下几个方面。

其一,缺氧导致的酸中毒。剖宫产儿易缺氧导致组织酸中毒,对神经系统发育影响较大。如图 4-1 所示。

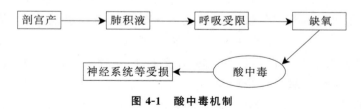

图 4-1　酸中毒机制

缺氧导致酸中毒是多方面造成的。首先,呼吸中枢功能弱。剖宫产儿未经宫内充分的头盆碰撞,反射性呼吸中枢功能较差,正常呼吸反射延迟,气体交换不力。这种情况也可能与麻醉剂等药物的使用有关。两者叠加易引发新生儿呼吸抑制。其次,通气受到影响。剖宫产儿的胸壁未受到挤压,呼吸道及肺组织积液多,肺组织扩张程度差,肺泡内气体容量减少,影响通气。第三,换气受到影响。剖宫产儿纤溶酶活性缺乏,不能有效溶解纤维蛋白。新生儿呼吸开始,肺泡内液体逐步吸收和蒸发,但其中的纤维蛋白质黏附于肺泡和细支气管壁,不能被纤溶酶有效溶解,肺泡萎缩、张缩不力,气体交换受阻。

其二,胆红素升高机制。剖宫产儿胆红素升高比例较高,影响儿童的发育。首先,新生儿血液循环加快,红细胞破裂增多,释放其中的胆红素。其次,剖宫产时间短,泌乳素水平低,出生后的新生儿母乳摄入滞后,胎粪排出慢,其中的胆绿素吸收回血液被氧化为胆红素,进一步提升血液的胆红素水平。再次,羊水吸入及肺积液也会使得新生儿血液胆红素升高。而剖宫产儿更易发生肺积液和羊水吸入等。如图 4-2 所示。

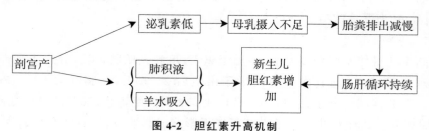

图 4-2　胆红素升高机制

其三,锻炼不足,机能失调。正常分娩的反复宫缩、宫内碰撞、产道挤压及转肩等活动对新生儿皮肤、神经系统、呼吸系统、血液循环系统等人体各种系统有充分激活作用,意义重大。而剖宫产儿明显缺乏"锻炼",显然没有做好到"陆地"独立生活的充分准备,出现一系列机能失调,如图 4-3。

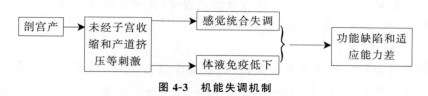

图 4-3　机能失调机制

此外,剖宫产分娩手术也会带来其他负面影响,如手术中滴注的葡萄糖可能直接影响胎儿细胞,出生后又会出现撤退性低血糖,挤压不当导致的颅内出血或羊水吸入等也不容忽视。

（三）难产、早产和过期产

难产、早产、过期产是新生儿致残的危险因素,不少人的残疾就发生在生产期间。难产问题突出,可导致颅内出血甚至死亡,是影响母婴健康的突出因素。现代医学使得难产的风险大大降低,但难产致残仍然频发,不可小视。早产往往伴随低体重、多病及体质差等一系列问题,过期产伴随超重、黄疸以及手术分娩等风险。这三种异常分娩在各类著作中介绍较多,科普宣传也不少,仅提及勿忘,不再赘述。

三、发育个体疾病致残

自出生以后,发育个体生病多难免,有的疾病并不导致缺陷,但有的疾病致残概率较高。疾病导致发育个体致残同样存在巨大的个体差异性。

（一）新生儿黄疸

新生儿黄疸,亦称新生儿高胆红素血症,是指血液胆红素超出正常水平而导致的一系列症状。新生儿的胆红素血液临界值为 12mg/L,当浓度超过 18mg/L 时为严重黄疸。

1. 表现

新生儿身体不同程度发黄,多见于躯干、巩膜及四肢近端,分为生理性黄疸和病理性黄疸。生理性黄疸多发生于出生后 2～5 天,血胆红素 12～15mg/L 之间。有此症状的新生儿中,60％足月儿需 2 周恢复正常,80％的早产儿则需 3～4 周恢复。该症对儿童生长发育可能无影响或影响较轻,具体有待研究。

病理性黄疸多发生于新生儿出生后的 2～3 天内。出现黄疸的时间并不是区别于生理性黄疸的可靠指标。病理性黄疸的血胆红素超过阈值较大,且浓度有波动。足月儿持续 2 周以上,早产儿 4 周以上,期间有反复。该症多影响儿童的发育,严重者如注意缺陷综合征伴多动、手足徐动症、听力障碍、智力障碍、眼球运动障碍。病理性黄疸可能会有延迟效应,儿童早期症状多不显著或未引起足够重视,小学高年级后的表现更加突出。

2. 机理

新生儿血脑屏障发育不成熟,胆红素易于通过,进入脑组织。入脑后的胆红素在基底神经节细胞膜上沉积趋于饱和,损害神经细胞,引起不可逆脑损害,发生核黄疸。新生儿胆红素升高致残的风险取决于多方面因素。

其一,血胆红素水平。由于多种原因,新生儿的胆红素生成速度远高于成年人,具体见图 4-1-2。血胆红素水平越高致残风险越大。

其二,消退时长。新生儿发黄消退越快,影响越小,反复次数越少风险也越小。

其三,自我修复能力。不同个体对胆红素损伤的修复能力有较大的差异。有的个体自我修复能力较好,即使严重的黄疸也不影响其健康,特别是脑功能的发育。但是,现有检测技术很难判断个体对损伤的修复能力。

总之,面对新生儿的胆红素水平升高,无论是生理性质的还是病理性质的都应尽快处理,不可抱侥幸心理。

3. 原因

新生儿黄疸的病因较多,如围产期的缺血缺氧、剖宫产、溶血、低血糖、肺炎及母乳性黄疸、出生后摄食不足等。

(二)新生儿窒息

新生儿窒息是指新生儿在出生后几分钟内出现无呼吸或呼吸抑制症状,是影响儿童发育和健康成长的常见病。

1. 表现

该病会导致新生儿呼吸柔弱无力、呼吸频率渐慢且不规则、心率降低、肤色异常。该病轻者多不出现残疾或残障,未给其发展造成影响,并不引人注意,可谓正常发育,重者出现严重残疾甚至死亡。窒息的后果及其程度多与窒息时长密切相关,持续时间越长后果越严重,且干预难度大。一般而言,窒息 5 分钟,个体多无结构性残疾,但其功能性障碍存在较大个体差异,且研究不充分;若窒息超过 15 分钟,个体多伴有不同程度残疾。

临床上普遍采取新生儿的 Apgar 测评法评价窒息的严重程度及其后果,反映儿童的健康状况。若该测评得分大于等于 8,一般视为正常,多不出现结构性残疾,但身心功能异常是否存在延迟表达尚不清楚;如测评得分在 4~7 间,评定为轻度窒息,多有不同程度的发育异常;如得分低于 4 分,则评定为严重窒息,残障多难避免。

2. 机理

脑是耗氧最多的器官,正常情况下,脑所需能量的唯一来源是葡萄糖的有氧氧化,脑对机体缺血缺氧十分敏感。新生儿窒息引起脑组织缺氧缺血,此时脑组织通过葡萄糖无氧代谢过程供能,但该过程产生的 ATP 较少,同时产生大量丙酮酸及乳酸,导致脑组织酸中毒,细胞膜离子泵功能受损,不能有效维持细胞内外渗透压,钠离子、钙离子顺浓度梯度转运至细胞内,导致细胞水肿及组织缺血性坏死,损害中枢神经系统,具体如图 4-4。

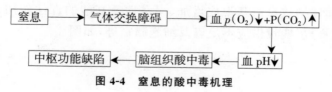

图 4-4　窒息的酸中毒机理

3. 原因

新生儿窒息病因分为孕妇因素、分娩因素和胎儿因素。孕妇因素有严重贫血、高血压、糖尿病等。分娩因素包括脐带因素、胎盘因素、胎膜早破、胎位异常等。胎儿因素包括宫内发育迟缓、早产、巨大儿、呼吸道阻塞（羊水、胎粪、血液或黏液）。不同文献对剖宫产与自然分娩新生儿窒息发生率比较的报道存在矛盾。

（三）缺血缺氧性脑病

该症是指新生儿血氧不足、脑血流减少或停止导致的脑损伤，继而导致残疾等疾患。

1. 表现

新生儿缺氧缺血性脑病除引起部分新生儿死亡外，还是新生儿致残的主要原因之一，表现为智力残疾、癫痫、脑瘫、痉挛和共济失调等严重问题。

该症在肌张力、心率等多方面表现异常，程度不同则表现不同，具体见表4-1。

表 4-1　新生儿缺氧缺血性脑病的表现

表　现	发生时间	肌张力	瞳孔	心率	意　识	后遗症
轻度	出生～24h	正常	扩大	加快	淡漠/兴奋交替	多无
中度	24～72h	阵挛	缩小	过缓	嗜睡、惊厥、意识不清	一般有
重度	出生～72h	下降	固定	过缓	无新生儿反射、昏睡	多有

2. 机理

该症缺血和缺氧两个重要因素会导致中枢的皮质、神经核、脑干组织坏死、脑室及其周围组织出血以及白质病变等，具体机制可从缺氧和缺血两方面分析。

其一，缺氧导致的酸中毒。该机理与新生儿窒息的酸中毒机制相同，具体参见图 4-4。

其二，缺血再灌注机理。脑缺血后尽快恢复血流供应是治疗的根本，但恢复血供也会出现缺血再灌注损伤，加重伤残。恢复供血的治疗需要相应的技术。缺血再灌注导致自由基生成增加、兴奋性氨基酸的毒性作用、细胞内钙超载、炎性介质释放、能量供应不足以及细胞凋亡等，如图 4-5。

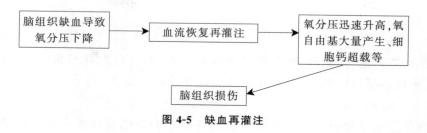

图 4-5　缺血再灌注

3．原因

引起新生儿缺血、缺氧的各种疾病都可能是其病因，与母体及胎儿的多种因素相关，其中产程因素或围生因素是其发生的主要原因。

（四）惊厥

惊厥是指由多种原因导致的中枢功能紊乱，表现为突发的全身或局部肌群的强直收缩或阵痉挛，并多伴随短暂的意识障碍。惊厥在儿童中较为多发，约为 5%～10%。其中，发热导致的惊厥——热惊厥（febrile seizures，FS）最多见，发病率为 3%～5%，多发生在婴幼儿期。临床上，热惊厥有单纯性和复杂性之分。前者只是肌肉抽搐，感觉及意识等无明显异常。但复杂性的多伴随其他异常，并可诱发癫痫。

1．表现

热惊厥可能诱发癫痫并影响神经系统的其他功能。一般而言，单纯性热惊厥、发生次数较少的惊厥或持续时间很短的惊厥一般不影响儿童的发展。但是复杂性热惊厥、持续时间较长且发生次数较多的惊厥可能影响儿童的注意力、认知、思维、言语语言以及执行抑制等的发展。在智力测试上，有此疾病史儿童的言语商、操作商及总智商低于正常儿童。当然，也有研究认为该病不影响儿童神经系统发育。

就现有研究而言，热惊厥总体对儿童损伤较小，负面影响可能会有，但不严重，一般不会导致智力残疾、脑瘫等明显的残疾，而轻微的脑功能损伤以及对个体后续发展的影响尚需进一步研究。

2．机理

热惊厥导致发育异常多源于身体发热。发热使脑组织的代谢水平显著提高。体温每上升 1℃，体内代谢会提高 10%。高热可使脑组织代谢提高 25% 或更高。动物研究表明，长时间惊厥会出现动物细胞凋亡、再生，复杂性的热惊厥会影响基因表达。

热惊厥多伴随呼吸增加，过度换气，导致呼吸性碱中毒，提高大脑皮层的兴奋性。

3. 原因

热惊厥与遗传、炎症、体质等多种因素有关,如宫内发育迟缓、新生儿病毒感染、免疫系统机能低下、微量元素铁和锌等的缺乏等。

（五）儿童癫痫

癫痫是指脑神经细胞异常放电引起的反复突发的暂时性中枢神经系统功能异常。该病有的是弥散性质的,脑的多个部位有异常电活动,治疗难度大;有的是局部的,只是脑的特定区域发生痫样波。癫痫发病率约 0.4%～1%,多发生于 18 岁以前,约占 70%～80%。该病可采取药物、手术、针灸等多种手段加以治疗。

该病在 1 岁内高发,后随年龄增长递减。癫痫可以是单纯性的,也可以是伴随性质的,如智力残疾、脑瘫、严重精神残疾等多伴随癫痫或脑电异常,在程度严重的各类特殊儿童中比较常见。

1. 表现

癫痫除发作时表现为意识丧失、肌肉抽搐等,频繁发作者还会出现情绪行为异常、记忆和认知能力衰减等。癫痫发作年龄越小,对认知损伤越大,即婴幼儿期癫痫的预后多不理想。

2. 机理

癫痫发病机制复杂,致残机理可从两方面分析。

（1）癫痫的直接作用

癫痫每发作一次都会对中枢造成巨大的损伤。发作时,机体代谢在短时间内迅速增加,氧、糖迅速消耗,乳酸等酸性物质快速堆积,细胞膜离子通道、神经递质等出现异常。有研究表明,单次持续半小时的癫痫发作会导致约 10 万神经细胞死亡。

（2）治疗癫痫药物的副作用

癫痫多需要长期药物治疗,现有药物多为神经活动抑制剂,对认知、言语有较强的抑制作用。儿童青少年处于发育期,这些药物多有副作用,影响个体认知和言语发展,继发影响个体的心理健康。

3. 原因

儿童癫痫病因较多。癫痫有一定的遗传性,源于某些基因改变,但更多是环境因素造成的,如大龄妊娠、出生时低体重、孕妇有流产史、宫内窘迫、孕期感染、胎盘早剥、新生儿惊厥等。

（六）脑炎和脑膜炎

脑炎是指脑实质感染病毒、细菌等病原体后出现的炎症病变。患儿表现为高热、头痛、呕吐、嗜睡等体征。

脑（脊）膜炎是指脑膜或脑脊膜（头骨与大脑之间的一层膜）感染病原体引起炎性反应疾病，有化脓性脑膜炎和非化脓性脑膜炎之分。

1. 表现

脑炎是儿童常见的中枢神经系统疾病，病毒性脑炎多见。该病大多预后良好，治疗不当会继发出现癫痫、智力残疾或肢体残疾等后遗症。

脑膜炎会引发脑膜粘连或损伤脑实质，导致受损区中枢功能障碍，如智障、听障、视障、癫痫、偏瘫、小脑共济失调等。

2. 机理

两病的致残机理有较多的相似性，可归结为三个方面。

其一，脑组织坏死。脑组织感染病原体发生炎性反应后会导致神经坏死，形成局灶性病变。不同局灶表现为不同残疾。这些局灶有的异常放电，使患儿同时伴有癫痫发作。

其二，代谢紊乱。两病发生期会出现血压、血糖、电解质紊乱，继发出现缺血、缺氧、酸中毒，对中枢造成不同程度损伤。

其三，发热的副作用。儿童两病发生期会伴随高热，机体代谢紊乱加剧，引发细胞凋亡及坏死等。

3. 原因

两病的发生与个体免疫机能有关系，体质差或是病毒流行期易感染，少数个体可能是注射疫苗的并发症。脑炎多为病毒性质，脑膜炎则以细菌性较为多见。

简言之，无论是孕妇疾病还是儿童疾病都可能导致残疾发生。而今，科学已经证实很多疾病都会诱发残疾，更多疾病致残信息需查阅医学多个专业领域的研究成果，重点关注孕妇疾病、婴幼儿疾病致残。

四、疾病致残知识在特殊教育中的应用

疾病致残广泛存在，因残因病致贫严重影响家庭幸福以及相关人士的健康，是社会进步的重要制约因素。如果疾病致残知识能够得到特殊教育工作者、特殊儿童家长以及相关研究者的有效传播，那么疾病致残就会在全社会得到足够重视，负面影响可降到最低限度。

（一）科学研究

医学研究者可以与特殊教育工作者合作研究不同疾病致残对儿童身心发展、学习能力及社会适应等方面的影响。医教结合也包括医学与特殊教育在科学研究上的结合。当前，这两类跨度较大的学科合作研究较少，不利于疾病致残延迟效应的医学研究，也不利于科学应对疾病致残的后果。

1. 加强疾病对儿童功能发展影响的研究

不少疾病未导致显而易见的结构残疾，但并不意味着对儿童发展没有影响，特别是功能缺陷方面。在临床上，一些疾病经过治疗痊愈，但忽视痊愈中隐藏的"不愈"，有的表现为病后虚弱，期待逐步恢复；有的暂时影响不大，相关现象并未成为科学研究的有效数据。

2. 加强疾病致残延迟效应的研究

在疾病治疗期间，人们关注和评估的多集中在疾病本身，往往忽视疾病可能产生的延迟效应。有的疾病在发作期得到很好治疗，生理机能恢复不错，但疾病"治愈"后的负面影响特别是功能缺陷会逐步显现，甚至在青少年期才表现得更为突出。故孕妇及儿童早期疾病的跟踪研究非常必要，往往需要医学研究者和教育工作者的合作。

3. 加强疾病治疗副作用的研究

一些疾病本身不致残，但疾病的治疗手段如药物、手术等可能有副作用。它们在阻断病理过程的同时可能会导致个体发展出现问题甚至残疾，如链霉素对细菌性感染有很好的疗效，但会致残。

4. 加强妊娠疾病致残的研究

孕前伴有某些基础病的人们可以有选择、有准备、有应对措施，但是妊娠引发的孕期疾病却给孕妇及医疗人员带来很大的挑战。故医学研究工作者应该加强妊娠疾病的研究，教育工作者可辅助医学工作者开展相关研究，如观察并收集有相关发育史儿童青少年的学习特点、情绪行为及社会技能等。

（二）疾病致残知识的宣传教育

特殊教育教师在全面系统了解疾病致残知识的基础上，通过科普讲座、生育咨询等多种途径向社会特别是孕育龄人士宣传疾病致残的各种知识，如剖宫产、孕期情绪异常等的危害。疾病致残宣传教育的重点对象是处于患病期的孕育龄人士及妊娠疾病风险较高的人群，降低疾病致残对人口素质的影响。

专业的医学工作者多局限在所从事的研究领域，系统性亟待提高。现代临床医学划分越来越细，专业性越来越强，局限也非常明显，不少医学工作者应对疾病非常专业,但处理孕妇及儿童同样性质的疾病会出现严重失误,在临床咨询中屡见不鲜。在面对孕妇、儿童的疾病时,有的医生依照药物说明"慎"、"禁"二字当头,不知区别对待,更不知"慎"与"不慎"的影响。

(三)疾病致残知识在特殊教育中的应用

就疾病致残而言,相同疾病可能导致相同或不同的残疾或缺陷,相同残疾也可能源于不同疾病。故在残疾儿童青少年的教育中,影响其学习的主要是残疾本身,而不是疾病。但是分析致残疾病的类型、发生时间、治疗用药等对于评估疾病致残的程度及其可改变性有一定的参考价值,教育安置及教育教学内容设计有时会考虑到这些信息。而且,一些残疾儿童的致残疾病并未治愈,还持续困扰着儿童的发展,学校及家庭教育设计必须考虑儿童的疾病特点。

1. 宣传疾病致残知识,降低因病致残发生率

特殊教育中的医教结合可以是多个领域的。疾病致残的宣教是预防医学与特殊教育结合中的重要领域。特殊教育工作者与医学工作者合作编写科普手册、协调开展宣传教育工作、普及相关知识,降低疾病致残率。如会同产科临床医学工作者宣传妊高征、糖尿病等各种疾病的预防及应对策略。

2. 关注疾病致残的研究进展

宏观的流行病学研究和微观的致残机理研究同样重要,特别是因疾病引发的公共卫生事件后的跟踪研究,如 SARS 病毒、埃博拉病毒等公共卫生事件后的跟踪研究,评估这些偶发性疾病对胎儿及早期发育儿童成长的影响。

🌀 第2节 药物致残

药物对提高人类整体寿命、改善健康状况的作用有目共睹。随着现代生物医药技术的飞速发展,药物种类快速增多,效能不断提升,许多以前无法医治的疾病现在通过新药得以治愈或控制,人类总体的健康状况与生活质量也随之得到改善。例如,疫苗可预防许多足以毁灭人类的疾病,抗生素可有效抗击病菌对人体的侵害,避孕药可提高家庭、社会对生育的计划性,镇静剂与抗抑郁药物能治疗或有效控制异常的精神心理疾患。还有些药物可以调整人体机能状态,提高个体健康水平。

药物在治疗疾病或改善人体健康水平的同时,会有一定的副作用,利弊同在。一些药物的副作用小,负面影响逐步消退,并不导致缺陷。但是一些药物的毒性较大,会给患者特别是胎儿及儿童青少年的健康产生持续影响,是导致缺陷的重要因素,如反应停事件、抗生素致聋。还有一个非常突出的问题就是药物滥用,这不仅会给用药者造成伤害,还会使更多人受害,如抗生素的滥用导致土壤和水源污染,更多人出现耐药性。不同的地区对药物的使用和获取也存在着较大的差异,且药物致畸作用的研究非常困难。

一、孕妇用药毒性分级

药物有毒,不同药物毒性程度不同,且存在巨大的个体差异,孕妇及儿童等特殊人群的药物毒性更受关注。作为全球的通用做法,药物在用于临床时须进行严格的毒理实验,并在使用中进行持续规范的跟踪研究,科学评定每种药物的毒性及其在特殊人群中使用后的反应。这方面,美国食品与药物管理局(Food and Drug Administration,FDA)对孕妇用药毒性分级有较大影响,值得借鉴。FDA通过收集药物对动物和人类产生的危害性,将药物对孕妇及胎儿发展的影响分成五级:A、B、C、D、X级,供临床药物治疗参考。

(一)A类药物

该类药物的动物实验呈阴性,人群使用后收集到的信息未发现有发育毒性,对胚胎发育多无负面作用,可用于孕妇,如常规剂量的维生素类药物(但是大剂量的维生素A却可致残,是危害级别最高的X类药物)。可用于孕妇的A类药物并不多。

(二)B类药物

该类药物中,有的在动物实验中不会导致缺陷,但人群使用后的证据不太充分,因此人类致残不确定;有的动物研究呈阳性,会导致缺陷,无法用于人体研究,不可确定人群使用后的负面效应。如青霉素族及绝大多数的头孢菌素类药物、解热镇痛药中的吲哚苏辛(消炎痛)、双氯芬酸(扶他林)、布洛芬(芬必得)等都属于B类药物。该类药物总体不多,但相比A类药物要多。由于个体差异,偶有孕妇使用该类药物的负面报道,故需稍加谨慎。

(三)C类药物

该类动物实验可导致缺陷,较少用于孕妇,多在特殊情况下使用,人群使用信息少,故无充分证据表明它们的致残情况。该类药物较多,如抗生素类的喹诺酮类、氧氟沙星、抗结核的乙胺丁醇、抗病毒药、抗癫痫药、肾上腺素、麻黄素、多巴胺、拟胆碱药、抗胆碱药、扩张血管降压药、皮质激素类药等。该类药物的使用要更加谨慎,需权衡利弊,依病情及时调整剂量或使用毒性更小的药物。

(四)D类药物

该类药物可导致人类出生缺陷,如抗生素中的四环素族药、链霉素、部分抗肿瘤药、大剂量的中枢神经镇痛剂、抗癫痫药、助睡眠药、大剂量的解热镇痛药、利尿剂等。该类药物较多,在挽救孕妇生命等特殊情况下使用。一些 B 类或 C 类药物在使用剂量较大时也属于 D 类药物,可导致缺陷。

（五）X 类药物

该类药物副作用大,胚胎毒性大,对胎儿发育影响大,孕妇禁用,特别是妊娠前期。此类药物可能不少,如大部分的抗恶性肿瘤药物、长期使用的己烯雌酚、大剂量维生素 A、大剂量的酒精、氟西泮及氟硝西泮类镇静药物等。更多药物的危害还需人群使用后的相关信息分析。

二、致残药物举例

现在临床用药种类非常多,有的药物对孕妇及婴幼儿副作用小,有的药物已证明具有高风险的致残性,不少新药的致残风险尚需进一步验证。

（一）镇静催眠类药物

该类药物属于中枢抑制剂,对中枢神经系统的抑制程度随剂量增加而加深。小剂量时能除烦躁、安神、平和情绪、助睡眠,大剂量时,可治疗焦虑、惊厥、癫痫。

1. 表现

该类药物种类较多,导致的出生缺陷有共同性。颅及面部畸形主要有小头症、唇腭裂、小眼或无眼、鼻畸形、小下颌、耳畸形等的一个方面甚至多个方面,以及四肢骨骼发育异常、生长发育迟缓、智力残疾等。但也存在显著差异性。如孕妇服用反应停会导致子代海豹肢（上肢短小或缺失、下肢合并似有蹼连）和先天性心脏结构异常。

反应停事件

反应停（Thalidomide）,药名"沙利度胺""酞胺哌啶酮"。20 世纪 50 年代后期（1959—1961 年）原联邦德国格仑南苏制药厂生产的一种可有效减轻妊娠反应的镇静类药物。该药使用期间,原联邦德国、澳大利亚、加拿大、日本以及拉丁美洲、非洲等 28 个国家和地区出现 12000 余例以肢体的结构性残疾为主的先天出生缺陷者。其中,西欧 6000～8000 例,日本约 1000 例）。反应停致残率高,可达 50%～80%。该药给个体、药物制造商及社会造成很大的负担,是 20 世纪最大的药物致残事件,影响深远。

该类药物中,致残风险较高的药物还有巴比妥、苯妥英钠、碳酸锂等。

2. 机理

该类药物选择性抑制中枢神经系统,影响胎儿及婴幼儿中枢神经系统的发展。它们诱发骨代谢异常的机理不太清楚,可能是干扰了器官形成期的细胞特化或阻断诱导发育过程。

3. 原因

妊娠孕妇在出现妊娠性精神疾病或妊娠前患有精神疾病时,需要药物治疗,否则对胎儿及孕妇的影响更大。婴幼儿通过母乳摄入该类药物,影响婴幼儿的发展。现临床上该类药物很多,可选择的范围较大。叶酸可降低该类药物的副作用,可作为拮抗剂同时服用。

(二)激素药物

激素长期全面影响生命活动的各个方面。内源性或外源性因素都会影响体内激素水平,影响发育个体的体格发育及功能完善。就现有研究结果来看,对胎儿发育影响较大的激素主要是性激素和应激激素。前者包括雌激素和雄激素,后者有肾上腺素(Adr)、去甲肾上腺素(NE)、糖皮质激素(皮质醇、皮质酮)、血管紧张素等。

1. 表现

这两类激素致残表现不相同。孕妇体内性激素异常主要导致后代生殖器结构畸变、生殖系统病变,如孕妇使用己烯雌酚(一种雌激素)会导致后代女孩子宫结构异常、女性生理周期紊乱及妊娠异常等,导致后代男孩外生殖器结构异常。

应激激素异常会影响胎儿及儿童发展的诸多方面,使得心血管异常、肢体结构畸变、认知障碍、心理健康水平不佳等风险大大提高,是导致儿童异常发展的重要因素。

2. 机理

激素是体内调节特定生理生化代谢过程的物质,在生命活动中起着重要的作用。激素致残的机理主要是改变机体的代谢过程。

人体内有很多种激素,每种激素具有特定的功能。正常情况下,体内的激素水平处于动态变化中,在一定范围波动。如果某种激素水平的变化超出正常范围,那么机体就出现相应的异常反应。妊娠期间孕妇的激素水平有别于正常时期,且更易发生异常。如果超出一定的范围就会影响到胎儿的正常发展。另一方面,胎儿及婴幼儿的发育也离不开各种激素的调节,激素大多易通过胎盘进入胎儿体内。若其内外环境变化改变了其激素水平,就有可能导致发展异常。

3. 原因

激素类药物用于孕妇疾病治疗时会导致儿童出生缺陷,如雌性激素用于治疗生育方面疾病及妇科疾病会引发后代缺陷,糖皮质激素用于治疗严重感染、结缔组织病、过敏性疾病、血液病、移植排斥反应也会导致后代发育异常。孕妇妊娠期间持续的异常心理状况也会引起激素水平的波动,会影响儿童的心理健康。此外,服用避孕药期间的意外妊娠、哺乳期服用避孕药等也会导致胎儿及婴幼儿发育异常。

（三）抗生素

抗生素也被称为抗菌素,种类很多,具有抑制或杀灭细菌、支原体、衣原体等致病微生物的作用,用于治疗细菌等感染性疾病,是临床医学上使用非常广泛的药物。不少抗生素对胎儿及婴幼儿发育有影响。

1. 表现

抗生素致残因种类不同而不同。四环素类主要导致牙釉质等骨骼异常,妊娠末期孕妇使用氯霉素会导致新生儿患"灰婴综合征",孕妇及婴幼儿使用链霉素和卡那霉素可导致听力损伤甚至耳聋,孕晚期服用磺胺类抗生素易诱发新生儿黄疸,影响中枢神经系统发展。

2. 机理

不同抗生素导致儿童身心缺陷的机理不同。

四环素类药物通过胎盘后沉积于胎儿骨骼和牙齿,与钙结合,形成黄斑牙。婴幼儿服用四环素同样会出现骨骼生长迟缓、牙齿永久黄染及其他牙釉质病变。

氯霉素进入胎儿体内后不易在肝脏解毒,因此在体内积聚,抑制骨髓造血机能,引发新生儿出现呕吐、呼吸异常、肤色发灰、体温降低、体软无力、心血管功能异常,严重者会造成死亡。

庆大霉素、链霉素、卡那霉素会对胎儿及婴幼儿的内耳及听神经造成损伤,导致耳聋。

抗生素致残可能存在时间窗,如妊娠中晚期服用磺胺类药物的副作用最大。各种抗生素致残的时间窗需要进一步研究。

3. 原因

孕妇妊娠期间及婴幼儿感染病原体需要进行抗生素治疗时,可能会诱发缺陷。当前,滥用抗生素是影响儿童健康的突出问题。

（四）抗凝血药物

孕妇患有心血管疾病、血液凝集疾病等时,会使用到抗凝血药物,或称为抗凝剂,主要有双香豆素、肝素、水杨酸、阿司匹林等。该类药物如用于孕妇疾病治疗有一定的致残风险。

1. 表现

抗凝血药物对胎儿的危害是多方面的,如双香豆素类药物可引发胎盘早剥、新生儿皮肤血斑、骨及软骨代谢异常、鼻骨等颜面异常、智力低下、脑功能障碍甚至流产和死胎等。

孕妇服用阿司匹林会引发子代唇腭裂、腹裂、肾脏畸形以及中枢神经系统功能异常。

2. 机理

抗凝血药物使用不当会导致出血,这是其导致出生缺陷的基本原理。香豆素类药物与维生素 K 的结构相似,但作用相反,是维生素 K 的拮抗剂,而维生素 K 的重要作用是参与凝血。故香豆素类药物可诱发出血,影响胎儿正常发育。

阿司匹林除了解热镇痛外,能很好地抑制血小板的凝聚,是预防血栓形成的有效药物,现广泛用于心血管疾病的治疗。该类药物可引起新生儿胆红素水平升高。

3. 原因

孕妇患有血液凝集反应异常的疾病时,需要抗凝血药物治疗,这可能引发胎儿发育异常。

(五) 抗肿瘤药物

因多种原因,恶性肿瘤的发生类型及发生率大幅上升,低龄化非常明显,个别罹患该类疾病的妇女也冒风险妊娠生育。期间,她们需要使用药物治疗,延缓病情。恶性肿瘤治疗药物毒副作用大,对胚胎发育常有影响。

1. 表现

抗肿瘤药物会导致胎儿宫内生长发育迟缓、下颌发育不全、腭裂、颅骨发育异常、神经管缺陷以及认知缺陷等,还会出现早期胚胎死亡等严重后果。

抗肿瘤药物致残多基于动物研究,因在孕龄人士中发生的比例较小,人类相关资料并不充分。同样的药物在人类中的致残表现有可能不一样。

2. 机理

抗肿瘤药物可导致母体细胞及胚胎 DNA 甲基化模式的改变,影响 DNA 的表达。随着药物研究的快速发展,低副作用的抗肿瘤药物也在临床上广泛使用。但是,每种药物的胚胎毒性及发育毒性都需长期跟踪研究。

3. 原因

孕妇恶性肿瘤药物治疗副作用较大,可诱发胎儿发育异常,导致出生缺陷。

上述所列几类药物仅属举例,现实中需关注更多药物致残信息,如疫苗的低概率致残、产妇使用局部麻醉或镇痛剂会导致新生儿呼吸抑制、治疗甲亢药物会导致新生儿甲状腺功能低下等。

三、药物致残知识在特殊教育中的应用

药物致残已是残疾发生中不可避免的问题,并且还将持续影响人类健康。关注药物致残的相关知识是从根本上认识残疾的重要手段之一,掌握药物致残的机理是有效降低残疾发生的重要途径。从特殊教育角度讲,相关知识具有多方面的价值。

（一）解释残疾发生机理,预防同类问题发生

经过科学研究,人类已经对很多药物的致残机理有了较为深刻的认识,在疾病治疗上采取了有效的应对策略,避免同类残疾的发生,如链霉素等药物不再用于孕妇及儿童的治疗,链霉素导致听力残疾的问题也基本得以解决。

（二）对药物副作用的研究提出明确要求

药物致残是一般结论,在具体用药中又受多种因素影响,这为医药学科提出了持久、广阔的研究领域和迫切要求。

1. 需加强孕妇及儿童常规用药的副作用研究

相当多的药物实际副作用并不清楚,或者未经过相关深入研究,临床上相当多的药物胚胎毒性信息,甚至动物研究信息也没有,多简单注明"孕妇慎用"等字样,似乎是为了免责。于是,在现实中,不少孕妇用药的选择非常有限,一般采取不吃药的无奈之举,有时会酿成大祸。

2. 研究药物在妊娠及婴幼儿中副作用的时间窗

有的药物可能具有选择性,即在妊娠的某个阶段有较大的危害,在其他时段危害小或无危害。这样,可大大增加孕妇及婴幼儿用药治病的概率。

3. 研究药物的拮抗剂

一些疾病可选择的药物非常有限,且药物治疗的副作用大。为此,可加强该类药物拮抗剂的研究,在治疗疾病的同时降低致残风险。

4. 加强药物副作用延迟效应的研究

药物治病的副作用有的是可逆的,有的可能不可逆,会持续影响孕妇及儿童的身心健康。医学工作者及教育工作者可以合作开展这方面的跟踪研究,探索孕妇用药及婴幼儿用药的延迟效应,如生产时使用麻醉剂、镇痛剂在中小学生的延迟效应研究等。显然,医教结合在这方面的研究工作非常不足。

（三）提高药物治疗的规范性

一些儿童青少年的残疾是不合理的药物治疗导致的，需提高药物治疗的规范性。

1. 杜绝不科学用药

一些医生只关注疾病治疗，不关注或不知道药物的副作用以及致残风险，使孕妇或婴幼儿接受不科学的药物治疗。现代医学分支过细，医生知识结构存在明显缺陷。因此，为提升国民人口素质，面对孕育龄人士及婴幼儿，专科医生需与其他科医生沟通会诊，既要治疗疾病又要预防缺陷。

2. 杜绝过度治疗

出于利益或患者的要求，一些疾病在治疗时使用药物过多、剂量过大或持续时间过长。这对孕妇及肝脏解毒功能不成熟的婴幼儿而言，容易造成永久损伤。

3. 研究并制定药物治疗的规范

孕妇及婴幼儿疾病有的发生率高，有的发生率低。对于高发生率的常见病需坚持协定处方治疗，对于低发生率疾病的治疗则需制定操作性强的多学科诊断制度，降低单一学科治疗导致缺陷的风险。

（四）药物致残及药物滥用危害的宣传教育

药物致残及滥用药物危害的相关知识需要科普宣传，在全社会提倡科学合理用药，降低药物致残风险。

1. 通过各种途径向国民普及药物致残知识

政府、社会团体等应创造多种途径介绍药物的副作用以及宣传合理用药，孕育龄人士更应该主动了解相关知识；各类专科医生应熟悉孕妇及婴幼儿用药知识；药品监管机构应加强对药品副作用信息的科学分析，并及时向公众发布。

2. 加强药物滥用的宣传教育及监管

在我国，无论是医生等专业工作者还是普通民众，都存在药品滥用行为，问题非常严重。2016 年的一项研究报道，2013 年我国抗生素使用达 16.2 万吨，约占世界总用量的一半，其中 52％为兽用，48％为人用，超过 5 万吨抗生素排放入环境中。同年的江浙沪 8～11 岁学龄儿童抽样调查中，近 80％儿童的尿样中共检测出 21 种抗生素，有的儿童体内存在不只一种抗生素。

药物滥用不仅危害用药者及其后代，还会殃及更多人。如抗生素和中药在我国滥用非常严重，江河大地全面污染，生活在这片土地上的人都是受害者。一旦变异病菌造成公共卫生事件，后果不堪设想。国家虽然制定了药物使用的相关法规和制度，但是制度的执行在我国存在巨大的区域差异，不少省会城市的药店可以轻易地买到各种处方药（包括抗生素），小城镇的药物使用监管更加松散。药物滥用的宣传教育非常重要，药物使用的严格监管刻不容缓。今日不有效控制药物滥用，明日无有效药物治病救命。滥用药物也会加大新药开发需求，必然加重社会负担。

特殊教育工作者和医学工作者承担此项工作有一定的优势，且更有说服力。两类专业人士应该责无旁贷地承担起这项社会责任，但前提是这两类专业工作者要有充分的相关知识储备。

【本章思考题】

1. 查阅文献，综述某疾病对胎儿或婴幼儿及儿童发育的影响。

2. 设计问卷，调查孕妇、婴幼儿、儿童患病情况及应对措施。

3. 设计问卷，就孕妇、婴幼儿及儿童用药情况进行调查。

4. 查阅文献，综述某药物对胎儿或婴幼儿及儿童发育的影响。

5. 设计问卷或参与性观察提纲，深入了解药品商店对处方药品出售的管理情况。

第五章　化学因素致残

人类生活环境中的物质,有的是天然存在的,有的是人工合成的,如化肥、农药、塑料、合成橡胶、合成纤维、调味品、服装等。有的是金属、非金属元素及其无机化合物,更多的是有机化合物。人工合成的化学物质全面参与人类生活的各个方面,甚至天然存在的物质如水和空气也避免不了化学物质的污染。化学品在极大丰富人类世界的同时,也给人的健康和发展造成非常大的伤害。兴利除弊是人类使用化学品的基本态度,化学品的危害是人类必须高度重视的问题。

🌀 第1节　金属、非金属致残

地球上已发现天然石化的及少量人工合成的元素有百余种,分为金属元素和非金属元素两大类。参与人体建构及活动的元素有 60 多种。它们的相互作用使得无生命元素成为有组织的生命体,是人类智慧活动的基础。其中,金属元素有钙、钠、钾、镁、铁、铜、锌、锰、钴、钒、铬、钼等十余种,钙、钠、钾、镁是人体中含量最多的 4 种金属元素,占人体金属元素的绝大部分。其余为非金属元素,占人体总量的绝大部分,其中碳、氢、氧、氮是人体中含量最多的 4 种非金属元素。

钙、钠、钾、镁、碳、氢、氧、硫、氮、磷、氯等在人体中含量较大,占比稳定,可谓常量元素。铁、铜、锌、硒、碘等在人体中含量较少,为微量元素,它们参与了人体结构的构建,并具有调节机体新陈代谢的重要作用。膳食中任何元素缺少或过多都可能影响人体健康,甚至导致残疾。

一、铅致残

金属铅(Pb),银白色,熔点 327.502℃,沸点 1740℃,质地软,可与多种物质反应,存在形态多样。在自然环境中,铅的存在形式主要是 PbO、PbS、Pb_2O_3 等。铅的氧化物不稳定,在空气中易分解,PbO、PbS 易溶于水。

铅是人体中不需要的金属元素,有害无益,但在人类的生活中应用广泛,如电缆、蓄电池、油漆、陶瓷、防 X 射线材料等。与铅有关的产业分为铅制造业、铅加工业和铅添加业,含铅产品不胜枚举。铅及其化合物是一系列循环反应的产物。如使用不当,会长期在环境中留存,对土壤、水和空气均可造成污染,治理难度大。

铅及其化合物可以通过呼吸、皮肤及消化系统进入人体。铅的粉尘或蒸气可通过呼吸道或皮肤进入从事相关作业者体内。铅及其化合物污染了空气、水及食物后,可通过消化道进入人体。呼吸入体可能是铅进入人体的主要方式,需加强防护。

（一）表现

在人体内,约95%的铅以不溶性物质$Pb_3(PO_4)_2$的形式沉积在骨骼和毛发中,5%的铅存留在肝、肾、心、脾、基底核和皮质灰/白质、血液等组织中。血液中约95%铅散布在红细胞膜上,少量游离在血浆中。

人体内的铅主要通过肾脏、粪便、乳汁、经血、汗腺、唾液、头发和指甲等途径排出体外。成年人排铅能力显著高于儿童,铅对儿童的影响更大。

铅及其化合物会影响胎儿、婴幼儿及儿童的多方面发展,导致血液疾病、肾损伤、中枢功能缺陷（注意缺陷、认知缺陷等）、发育迟缓、四肢畸形、腭裂,严重者会出现流产、死胎。

（二）机理

铅及其化合物对机体多种组织器官造成损伤,可能有多种机理。

1. 损害造血系统,引起贫血等血液疾病

铅进入体内会损害骨髓的造血系统,引起白细胞降低、血小板受损;抑制血红蛋白合成,造成贫血;使红细胞膜上ATP酶失去活性,导致细胞内外钾离子、钠离子和水分子分布失衡,出现溶血。铅如果长期损害血液系统会影响个体寿命。

2. 中枢损伤

个体体内长期低浓度铅会影响大脑皮层兴奋与抑制的平衡,使儿童出现不同程度的认知障碍及多动冲动等脑功能异常;铅还可与含巯基蛋白质结合,破坏或抑制相关酶的活性,干扰系统的能量代谢过程,导致小动脉和毛细血管痉挛或受损,出现昏迷、惊厥等。

胚胎及儿童的血脑屏障发育不健全,导致铅及其化合物易进入脑。血脑屏障是由脑毛细血管内皮细胞的紧密连接及胶质细胞的足突、基膜等构成。胎儿及儿童的这些结构有待完善,不能有效阻止铅等有害物质的侵入。同时,神经化学研究发现,铅影响多巴胺、乙酰胆碱、5-羟色胺、谷氨酸等神经递质的合成、释放与再摄取。

3. 毒害细胞的线粒体

铅及其化合物可使细胞线粒体受损。如发生在胚胎期,会导致子宫血管痉挛,供血不足,影响胚胎组织的发育。如发生在出生后的发育个体,则会全面影响个体的生长,严重者会引起肾脏等器官病变,导致氨基酸尿、糖尿和磷酸盐尿等泌尿系统疾病。

4. 改变遗传物质

铅及其化合物被可能会导致生殖细胞纺锤丝断裂,导致染色体分离异常,出现严重的遗传缺陷。

(三)原因

儿童机体发育不成熟,难以抵挡铅进入体内,且儿童排铅能力弱,易造成体内铅积累,导致多种缺陷,是影响现代儿童发展的重要因素之一。

1. 环境污染

在工业化时代,铅及其化合物被广泛使用,导致空气、水及土壤污染。我国处于工业化时代,不少河流、土壤及空气受到铅等重金属污染。就水源而言,海水及深水的铅含量较江、湖水的低,而地下水的铅含量更高。一些城市的供水管道含有微量的铅,可能会导致儿童体内铅富集。土壤的铅污染直接受铅工业及铅矿石的影响,这些区域的周边土壤环境受到不同程度的污染。空气的铅污染受铅工业及汽车尾气的影响,人口密集的地方如大城市、高速公路两侧,汽车尾气排放多,铅污染严重。有些地方的铅污染源于火山爆发、森林火灾。

2. 生活中的铅污染

人类现代日常生活学习的许多方面都受到铅污染。有的是食品污染,如食品原材料源于污染的水和土壤、农药及饲料等,食品包装材料中含有铅也会污染食品。有的是居家环境铅污染,如装潢材料中含有铅及其化合物。有的是玩具及学习用品的铅污染,儿童的一些不合格玩具及学习用品中含有过量铅。有的是药物铅过载,某些中草药本身富集铅,或通过铅的化合物进行疾病治疗(如驱虫、堕胎等),更多的中草药是由于种植地土壤或水的铅污染,儿童长期服用会影响健康。有的源于环境中的二手烟,父母有吸烟者,子女的血铅水平就偏高。

3. 父母的职业接触

有研究表明,父母从事与铅相关工作,其子女出现缺陷比例较高。一是因为铅直接影响父母的生殖细胞以及母亲孕期的健康状况,二是子女接触铅的概率较高,体内铅水平也高。

铅及其化合物长期大面积影响我国出生人口素质,须采取有效的应对策略。

二、汞致残

汞(Hg)俗称水银,常温、常压下唯一的液态金属,剧毒,熔点为 $-38.87℃$,

沸点 356.6℃,密度 13.59g/cm³。汞在空气中可稳定存在,并可蒸发出汞蒸气。它可以与多种物质反应,形成三种不同形态的物质:金属汞(包括合金)、有机汞和无机汞。汞及其化合物用途广泛,如金、银等金属的冶炼、仪表制造、灯泡灯管、印染皮革、牙科等医用材料、农药、消毒剂、军工爆破材料等。

汞及其化合物的中毒致病致残事件时有发生,成为影响人类健康的因素之一。20 世纪 50 年代,日本水俣湾发生的甲基汞水污染事件(水俣事件),导致人及动物发生残疾,引起人们对汞致残的关注。汞类物质中,甲基汞类毒性最大,其次是金属汞、苯汞及无机汞。它们可通过呼吸道、消化道等进入体内。人体对甲基汞的吸收非常强,大部分可入体随血液分布全身,无机汞则吸收较少,因此汞类物质致残主要是甲基汞。人体后的汞类物质不易被排出,在人体内半衰期很长,易形成体内积累。

(一)表现

汞对人体胚胎组织、发育个体及成人都有极强的不可逆危害,是非常危险的致残因素。动物及人体研究表明,汞对人体及动物的神经系统具有高敏感的毒害作用,并伴随其他不良反应,如肌肉萎缩、手足变形、腭裂、视器结构及功能缺陷(如无色素、无瞳孔和斜视、视野缩小、眼球震颤或盲等)、颜面僵持、发音困难及言语不清、小脑性运动失调、认知缺陷及智力残疾、癫痫等。重者在急性期会出现意识行为异常,如嗜睡与兴奋交替、体曲腰弓、痛苦叫嚷,甚至死亡。孕育龄人士长期的低剂量职业接触会导致早产、流产、不孕不育及身体健康水平下降等不良后果。

(二)机理

汞类物质的致残机理是多方面的,可发生在分子、细胞及组织等多个层面。

1. 分子机制

汞类物质危害大,相关研究大多较为深入,有关分子机制研究有不少成果。首先,甲基汞类是脂溶性物质,易与生物膜结合致其受损,是汞致残的核心分子机制。生物膜系统是脂质膜,甲基汞为亲脂质性物质,更易与脑、肝、肾等组织的细胞及红细胞的质膜、线粒体膜或微粒体膜结合,导致膜上 ATP 酶、含巯基酶活性受到抑制,膜的通透性增加,线粒体的能量代谢受损。由于脑组织细胞富含多不饱和脂肪酸,甲基汞等物质更易于富集,对脑组织损伤更为突出。其次,它们影响神经递质的代谢。动物研究表明,甲基汞会使脑组织广泛区域神经细胞的乙酰胆碱神经递质下降或转换率降低。研究还发现,汞类物质还会影响一氧化氮合成。一氧化氮在中枢系统中具有神经递质的作用,起着调节脑血液循环的重要作用,对小脑的影响更大。汞类易与酶的巯基结合,抑制该类酶的活性。如一氧化氮合成酶(NOS)是含有巯基的酶,也是体内生成 NO 的唯一酶,存在于所有脑组织,在小脑中的活性最高,是小脑活动的重要信使分子。在脑中兼具神经递质、脑循环调节因子以及神经毒素等多重身份,尤其是作为小脑中重要的信使分子。此外,汞类物质会影响运动终板钙离子释放,引发肌肉活动异常。汞类物质对基因表达影响的研究是更为深入的新的研究方向,值得期待。

2. 细胞凋亡机制

汞类物质进入体内后会过量消耗细胞内重要的抗氧化物质——还原型谷胱甘肽(GSH),激发细胞大面积凋亡。胚胎期,脑细胞增殖快,产生大量的氧化性物质,这些物质在正常情况下能被及时清除,但是汞类物质对抗氧化物质的过度消耗导致细胞的氧化损伤,达到一定程度后激活细胞凋亡,小脑的颗粒细胞对此更敏感,受损也更为严重。细胞凋亡机制是各类因素致残的基本机制之一,是研究中非常重要的领域。

3. 神经细胞损伤机制

甲基汞类物质是脂溶性的,易通过血脑屏障进入脑组织。而神经组织对这些物质的亲和力高,表现出较高的易感性。它们在小脑、大脑枕叶、大脑感觉区、大脑运动区、脊髓后束以及感觉神经的末梢等处富集,造成相应的神经行为缺陷。对水俣事件致死者尸体解剖发现,他们出现了脑萎缩、脑重量减轻、脑皮质细胞减少或蜕变。脑皮层中的粒细胞、小锥体细胞受损。小脑颗粒细胞损害更为突出,出现核变性、核膜破损、核溶解、溶酶体增多等。胎儿脑组织受损面积更大。

4. 生殖细胞受损机制

汞类物质可能直接损害生育人士的生殖细胞。动物研究表明,甲基汞破坏卵巢细胞的线粒体功能,使其能量生成受阻,还会出现 DNA 片段缺失。动物接触甲基汞后,体内 DNA 损伤后的修复酶活性显著升高。同时,汞类物质还可以通过职业接触等途径损害男性生殖细胞。动物研究及相关人群调查发现,汞类物质可导致精细胞数量减少、畸变增加,甚至出现精细胞 DNA 突变。该类物质对两者生殖细胞的损伤存在剂量效应关系,轻则胚胎生长发育迟缓、躯体结构异常,重则不孕不育、流产和死胎。生殖细胞的基因突变会形成稳定的遗传效应,使多代人受影响。

5. 胚胎毒性及发育毒性机制

甲基汞易通过胎盘进入胎儿体内并富集,直接造成细胞膜受损、细胞凋亡,更易进入胎儿脑组织,造成大脑皮层的广泛区域特别是小脑损伤。

汞类物质对婴幼儿、儿童等发育个体同样有严重的危害。发育个体解毒功能弱,防范能力差,一旦处于相关环境中就极有可能受到伤害。水俣事件中,那些未直接接触甲基汞的儿童也受到伤害,出现反应迟钝、运动功能失调、视功能异常、面部呆滞、注意力和认知缺陷等系列神经行为缺陷。显然,他们是通过母体接触到甲基汞等物质的。

（三）原因

汞致残的原因主要有以下几个方面。

其一,孕育龄人士职业接触。与汞有关的产业较多,从事者如果疏于职业防护或企业疏于管理,都会导致从业者受害,特别是孕育龄人士。

其二,孕妇饮食、化妆品等生活用品中也可能含有汞类物质。

其三,孕妇或儿童的生活环境中存在汞类物质。一些环境装饰材料、玩具、书籍等会出现汞超标现象,长期接触也会引起健康问题。

三、镉致残

镉（Cd）是一种银白并泛淡蓝色的过渡金属,质地软、富延展性,熔点320.9℃,沸点767℃。镉蒸气可迅速氧化,形成红棕色的氧化镉烟雾,并可与其他物质反应形成镉盐。日本20世纪50年代富山县稻田镉污染和中国21世纪初某地大米镉超标等事件给食用者造成严重健康问题,引起人们的关注。

镉在人们的日常生活中并不常用,多在工业中使用。但作为工业三废的镉如处理不当就会通过食物链进入人体,给人体,特别是发育个体造成不可逆的损伤。

（一）表现

镉及其化合物均有毒,伤害人体多个系统,引发咽喉痛、支气管炎、肺水肿、呼吸困难等呼吸系统疾患;会导致骨质疏松、关节疼痛、牙龈黄斑或渐成黄圈、肌肉酸痛并发热等"痛痛病"症状;也会引起尿中出现低分子蛋白、内分泌失调、食欲不振、失眠等肝肾损伤。有动物实验发现,镉可能会影响生殖生育,并对胚胎发育个体造成负面影响。

（二）机理

镉致残的机理表现在多个方面。

其一,肾小管损伤机制。现有研究观察到体内镉超量会损坏肾小管,导致蛋白质尿、氨基酸尿和糖尿,机体矿物质流失。如此久之,会导致软骨症,增加骨折风险。

其二,Y染色体受损机制。慢性镉中毒会损伤Y染色体,影响人的生育能力,改变出生儿童性别比例,女童增多。镉对动物及人的其他染色体也可能有影响,需要进一步研究。

其三,酶活性受抑制机制。镉可与含羟基、氨基、巯基的蛋白质分子结合,能使机体多种酶的活性受到抑制,影响机体生理生化代谢活动,肝、肾器官对其更敏感。

（三）原因

其一,环境污染。镉矿及其冶炼业、含镉化合物的三废排放会导致周边空气、水、土壤受到污染,通过植物富集及饮用水等途径进入人体。

其二,职业接触。从业人员如无良好的职业防护,镉及其化合物(如镉雾或粉尘)可直接经呼吸道吸入人体。

其三,生物半衰期长。镉类物质可随尿液、胆汁排出体外,但排出速度非常缓慢,约10～30年。

四、砷致残

砷(As),俗称砒,是一种在自然界广泛存在的非金属元素,含砷矿物有数百种。砷单质以灰砷、黑砷和黄砷这三种同素异形体的形式存在。砷、三氧化二砷(砒霜)及其他砷类化合物可用于农药、除草剂、杀虫剂和人体疾病治疗,也是多种合金的组成成分。

砷及其化合物可存在于空气、水、土壤及多种生物体内,是一种分布很广的元素,人的生活似乎无法回避它的存在。但是它的分布存在巨大区域差异,一些地区含量特别高,严重影响当地居民的身体健康。

（一）表现

砷的一些化合物有重要的药用价值,极少量的砷对身体可能有益。但砷及其化合物的危害大于其益处,人体砷摄入过多会导致一系列损伤。

其一,影响中枢神经的发育及认知能力。儿童体内砷超标会导致认知缺陷、记忆力不佳、有的还会出现听力障碍和癫痫。它还可引起周围神经炎,出现四肢远端麻木或疼痛,动作迟缓,对发育早期儿童的神经系统损伤更大。

其二,损伤肝、肾等脏器。体内砷摄入过载会给肾小球、肾小管以及干细胞造成损伤,婴幼儿摄入砷过载危害更甚,会影响其整体发育。工业作业环境中砷过载会损害皮肤和呼吸系统,严重可致皮肤癌和肺癌。

其三,影响生殖功能。孕育龄人士长期接触砷会导致女性妊娠困难、流产及死胎增多、精细胞缺陷及不育等。

（二）机理

砷致残的机理可归结为如下几个方面:其一,易吸收。砷及其化合物可通过消化道、呼吸道及皮肤等途径进入人体,并可轻松穿过细胞膜进入细胞,引发一系列损伤。其二,影响酶的活性。砷类物质进入细胞后可与含巯基等的酶结合,改变酶的活性,影响有氧代谢过程,或使得线粒体膜破裂,合并导致机体能量供应受限制等。其三,它可能会使染色体发生断裂。

此外,也有动物研究观察到,该类物质会导致横纹肌萎缩,对人体是否有同类影响尚不清楚。

（三）原因

砷致残的原因可归结为三个方面:其一,职业接触。从事相关职业者缺乏有效职业防护的知识和意识。其二,吸烟等不良生活习惯。烟草中含有砷,吸烟者难免受到砷的影响。其三,生活在高砷区域。一些地区的土壤、水或空气中的砷含量高,周边居民受到危害。

前述几种金属、非金属及其化合物只是举例介绍,其实对人体健康及个体发育造成不良影响的金属、非金属及其化合物远不止这些,如铜、硒、锰、铬等金属及其化合物的机体过载也会致病和致残,更多相关资料需要进一步整理。

❍ 第2节　有机物致残

有机化合物是以含有碳、氢、氧元素为基础的物质,有烃、烯、醇、醛、胺、酯、醚、酮、芳香族、萜烯烃、卤代烃、杂环化物、含氮化合物、含硫化合物等,种类繁多。有机物大小差别非常大,有的由几个原子组成,有的组成原子成千上万,如高分子有机化合物。该类物质是构成动植物体结构的主要成分,也参与体内多种生理生化代谢。它们在自然界也广泛存在,参与其中各种物质间的相互依存和转化。但是,随着科技发展,人类为满足更多需求,人工合成的有机化合物越来越多,每个人生活、学习和工作的多个方面都会涉及多种人工合成的有机化合物。简言之,现代人类生活在自己合成的有机化合物世界中。

有机化合物在满足人们更多需求的同时,也给人的健康造成不可忽视的损伤,如现在的居家环境、工作条件、学校室内外环境及其设施设备、衣食住行无不与有机化合物密切相关,但是其中不少物质如甲醛、苯类物质等有机物不同程度影响成人健康,还会给胎儿及发育中的儿童造成严重伤害。为了更好地造福人类,降低损害,它们的副作用及致残机理成为不可忽视的研究课题。

一、苯类致残

苯是一种无色、透明、易挥发、易燃的芳香族化合物,有芳香气、有毒。苯的沸点是 80.1℃,熔点为 5.5℃,具有良好溶解性,是化学反应中广泛使用的溶剂,在现代化工、化学研究、生物化学实验研究等领域不可或缺。它还是生产多种化学品、药品以及生活用品等的原料。它的衍生物种类多,用途更广,经常用于装潢业、制药业、服装业、皮革业等,现代各种生产性行业直接或间接与苯及其衍生物(如甲苯、二甲苯、苯酚等)有关。

（一）表现

苯可通过呼吸、皮肤及消化道等途径进入人体,损害人体的多个系统和器官,如吸入苯蒸气会引起肺水肿和出血。长期接触苯会对中枢神经、血液有较强的毒害作用。苯的其他衍生物有的有毒,有的无副作用,差异较大。

孕妇接触苯会出现恶心、呕吐、贫血、高血压等不良症状,大剂量接触会对胎儿的中枢系统、心血管系统等造成不可逆损伤,出现多种缺陷,如宫内发育迟缓、脑积水、无脑儿、先天性心脏病、腭裂、硬皮病等。总之,苯及部分衍生物是导致儿童先天残疾的重要因素。

苯会直接影响孕育龄人士的生殖功能。研究发现,苯可导致精子数量减少、畸形增加,也会使女性受孕能力下降。

（二）机理

苯致残机理可从两个方面解释:其一,直接的细胞毒害作用。苯及其某些衍生物会直接毒害细胞,损伤胎盘或抑制胎儿生长发育,严重时会导致母体贫血。其二,损害遗传物质。苯、部分衍生物及其代谢产物可能会导致 DNA 和染色体断裂,引发严重问题。

（三）原因

苯的致残致病主要与工作及环境接触有关系。

1. 职业接触

许多产业或产品与苯及其衍生品相关,从事相关工作者如缺乏有效职业防护,可能导致身体健康受到损害,或对孕育龄人士的生育造成影响。有研究发现,如果制鞋厂作业环境的苯、甲苯、二甲苯等物质含量长期超标,那么女工的月经生理活动会受到显著影响,并可能导致受孕困难及胎儿畸变。

2. 装饰材料中含有苯类物质

现代居家环境、工作场所、学生教室及校舍大量使用多种装饰材料,其中不少材料在生产时使用到苯类物质,材料中的残留很难清除,且不易在短时间内自然释放。生活其中的人士难免受其影响,特别是孕育龄人士、发育阶段的婴幼儿及儿童。

3. 环境污染

广泛使用的含苯产品难免排放在自然环境中,给水、土壤及空气造成污染。相关生产企业的三废排放如果不进行严格处理,就会给环境造成更严重的污染。这些污染会给孕妇、儿童的健康造成影响。

4. 生活学习用品中含有苯类物质

生活用品及学习用品中会含有苯类物质或该类物质残留,如护肤品、染发剂、化妆品、皮革类服装、儿童玩具、儿童图画册等。

二、甲醛致残

常温下,甲醛为无色、具有强烈刺激性的气体,分为无水甲醛和水溶液甲醛。无水甲醛是农药、树脂、塑制品等多种产品的原材料,甲醛水溶液俗称福尔马林,浓度为 $35\%\sim50\%$,是价廉物美的消毒防腐防蛀剂,在医疗、科研以及其他人体非直接接触的产品中广为应用。

甲醛会对肝、肺、皮肤、嗅觉、免疫机能等人体多个系统造成影响。它的副作用符合剂量效应原理,轻则鼻眼不适、流泪、咽喉疼痛,重则气喘、胸闷、肺气肿,甚至致人死亡。世界卫生组织已将其列为致癌、致畸物,是导致出生缺陷的重要因素。

（一）表现

孕妇和婴幼儿接触甲醛会产生多方面表现。

1. 孕妇表现

甲醛会直接影响孕妇的循环系统、免疫机能、生殖及异常妊娠。生活环境中甲醛浓度较低时,孕妇会有轻微不适,如头晕、眼涩、咽喉疼痛、易怒、易激动、失眠等。如接触浓度较高,则会出现甲醛中毒,导致孕妇贫血、先兆流产、胎儿畸形、宫外孕、儿童出生低体重、先天性心脏病或无脑儿等不同程度的缺陷。

2. 儿童表现

儿童接触甲醛同样会引起多方面不适甚至残疾,轻则如咳嗽、哮喘等刺激应急反应、睡眠不佳、情绪激惹,重则会诱发白血病等血液疾病及认知缺陷等中枢功能异常。

（二）机理

甲醛致残致病机理比较清楚,除了对组织细胞造成直接损害外,大剂量或长时间低剂量的甲醛接触可能会引起基因突变和染色体异常,并可能抑制DNA损伤修复。

（三）原因

甲醛致残致病的原因与苯类相似,主要是职业接触、环境污染、日常生活用品及学习用品污染。

三、氨致残

常温下,氨为无色、有强烈刺激性气味的气体,易液化或固化成无色液体、雪状固体。高温下,氨会分解成氮气和氢气。氨可以直接使用,也可用于制造液态氮、硝酸和一氧化氮等物质。

氨主要用于化肥、炸药的合成,还是多种化学纤维、塑料生产的原材料,用于铜、镍等金属的提炼,还用于磺胺类药物、维生素、多种氨基酸的合成。

（一）表现

氨气泄漏后,接触者会出现头晕、咳嗽、呕吐、胸闷、鼻咽灼痛、眼睛及皮肤灼伤、咯血等,严重者会出现肺肿或死亡。孕妇长时间接触氨气会导致身体抵抗力下降,易感染疾病,间接影响胎儿发展。有关氨对孕妇、胎儿及婴幼儿影响的研究较少。

（二）机理

氨易扩散,一般不易对人体造成损伤,但如果长时间在相对封闭的环境中作业,那么它也可产生不良影响。氨的致病致残机理可归结为两个方面:其一,直接损伤。氨本身可直接损伤接触的皮肤、呼吸道组织,产生不良刺激反应。氨可与血液中的血红蛋白结合,影响血液的气体交换功能。其二,间接损伤。当氨伤及鼻腔、口腔、气管和支气管黏膜及纤毛、皮肤等组织,它们的保护作用就会丧失或减弱,其他病原体乘虚而入,增加孕妇、婴幼儿等发育个体的致残风险,减弱人体对疾病的抵抗力。

（三）原因

人们接触氨的途径总体可归为三个方面。其一,氨泄漏导致局部环境污染。氨在储藏或运输中发生泄漏会给局部区域环境造成短暂污染,生活其中的孕妇、儿童可能受影响。其二,职业接触。现代社会与氨有关的作业及材料较多,从事相关职业的人如果长期接触,在环境通风不佳或防护不到位的情况下,可能造成健康问题。如果从事相关职业者是孕育龄人士或者是孕妇,那么氨对其后代的发育会造成很大的损害。

四、PM2.5致残

空气中悬浮有直径非常小的固体或液体颗粒状物质,是影响空气质量、光照及人体健康的重要物质,受到高度关注。空气颗粒物分为一次颗粒物和二次颗粒物。一次颗粒物有的源于自然界本身的活动,如火山灰、森林火、扬尘等;有的源于人为活动,主要是工业生产的污染排放及相关产品在使用中的缓慢释放。二次颗粒物是由空气中的污染成分(如二氧化硫、氮氧化物、碳氢化合物等),或这些成分与空气中固有成分(主要是氧气)在光照作用下发生光化学反应生成的颗粒物,如二氧化硫转化生成硫酸盐。二次颗粒的成分更复杂且不断发生化学变化产生新的物质,对空气质量及人体健康影响更大。

这些物质对空气质量及人体健康影响程度主要取决于颗粒物的三个属性:颗粒物成分、直径大小以及在空气中的浓度。颗粒成分的影响因素多且处于动态变化中,不同区域的大气及生活环境中的颗粒成分不同,对健康影响有较大差异,研究难度大。颗粒直径和浓度的研究较为成熟,已经得到广泛应用。颗粒直径越小,受重力影响也越小,不易沉降,长期漂浮,并可随风长距离扩散,可对更多人群造成更持久的影响。更为重要的是颗粒直径决定其到达呼吸系统的深度,直径小到一定程度后可达肺泡,进入血液。颗粒物浓度对人体危害符合剂量效应原理,浓度大、危害大。

当前研究中主要关注PM10(可吸入颗粒或飘尘,直径≤10微米的颗粒)和PM2.5(可入肺颗粒,直径≤2.5微米的颗粒)。这两类物质对空气质量和人体健康的影响重大。气象机构可对其浓度及浓度变化进行实时监控,甚至可以预报。颗粒组成成分及其危害的实时报告成为更重要的研究方向。

现已明确PM2.5属于三致(致癌、致畸、致突变)类物质,直径更小,更易产生伤害,成为颗粒物致病致残的研究重点。在我国工业化发展历程中,不少区域受PM2.5等有害物质的严重影响,且持续较长时间,探索环境友好型工业化之路还要做更多努力。

(一)表现

新近,有关PM2.5的三致被迫成为科学研究的热点,虽有一些结果,但更可靠的结论尚在探索中。PM2.5的三致作用随其成分变化而变化。现有研究推测,孕期特别是妊娠前三个月的空气PM2.5频繁超标,会直接影响胚胎发育,表现为宫内发育迟缓、早产、出生低体重、头围偏小以及不同程度的认知损伤等。

（二）机理

PM2.5致残的机理可归结为相互联系的几方面:其一,粒径小,可进入血液穿过胎盘进入胎儿体内。PM2.5粒小是其产生一切毒副作用的条件。其二,影响气体交换,导致缺氧。PM2.5附着在肺泡表面影响个体的气体交换,孕妇对氧的需求大,中枢系统需氧更大,对缺氧更敏感,故环境中的PM2.5频繁超标势必影响胎儿的发育。其三,颗粒中有毒物质的毒害作用。PM2.5中所含物质成分非常复杂,多达百余种,有多种无机物（如硫酸盐、硝酸盐、铵盐等）、有机物、多种金属化合物及致病微生物等,有机物有苯并芘、萘、苊、菲蒽等十多种多环芳香烃,二噁英、氮氧化合物等。PM2.5中危害最大的是其中的有机物,可在体内长期宿留聚集,其次是金属和非金属化合物（见第一节）。细菌病毒等的副作用很不确定,受气候及有关微生物的流行情况的影响,有的会导致呼吸系统疾病,有的入体后使得孕妇罹患疾病,间接影响胎儿的发展。

（三）原因

PM2.5的致残原因可简单归结为过量接触,具体而言主要是两种不佳空气环境的接触。首先是大气环境,这是PM2.5致残的最主要原因,无法逃避。这些污染物主要来自工业排放和机动车尾气等。其次,生活学习或工作环境,可谓微环境。生活中除了不可避免的烹饪油烟以及发生率较高的吸烟或被动吸烟,现代人还在自己生活的微环境中引入大量有害物质,这些物质会缓慢释放到空气中,危害人的健康,特别是孕妇。微环境颗粒的粒径很小,甚至比PM2.5更小,其危害不容忽视。

五、农药致残

农药是为防治病虫害、调节植物及农作物生长、改善农产品所使用的药物统称,包括杀虫剂、杀菌剂、除草剂、杀灭有害动物制剂（如毒鼠强）,以及调节植物或农作物生长的膨大剂、催熟剂等。人类现代生活中,农药使用非常广泛,几乎到了无药不农的地步。农药的积极作用毋庸置疑,但它们对环境和人们健康的危害也是不可回避的问题。

（一）表现

农药种类繁多,不同农药对人体健康的影响各不相同,概括而言可有四方面的不良后果:其一,影响孕育。据推测,孕育龄人士的不孕不育可能与农药对人类生活污染有关。其二,结构畸变。孕妇接触农药达到一定程度会导致胎儿宫内生长迟缓,出生儿童表现为小头、小眼球、多趾或缺趾、唇裂等结构性残疾。其三,功能障碍。农药(如含氯有机农药)会导致先天愚型缺陷增高,还会使得学龄前儿童的脑功能及其他器官发生功能障碍,导致智力低下、表情呆滞,听说读写等学习技能较差。有机磷农药还会导致儿童注意力、记忆力、言语语言能力缺陷。其四,导致流产死胎。农药还可导致更为严重的后果,如流产、早产、死胎、孕妇疾病甚至死亡等。

（二）机理

农药致残的具体机理因农药本身的成分及其在体内代谢的不同而不同。它们的致残机理可大致概括为三个方面:其一,损害血液系统。不少农药会破坏造血系统,影响人体的代谢,特别对孕妇的影响会殃及胎儿。其二,导致遗传物质受损。农药中的苯类衍生物可能导致敏感人群的染色体畸变,一些农药可能会导致基因突变,儿童白血病可能与农药所致的基因突变有关。其三,干扰脑发育及神经活动。研究发现,有机氯农药会抑制或阻断与大脑发育有关蛋白质的合成,导致脑发育迟缓。而有机磷农药会干扰神经信号传导,导致神经机能失调,并继发出现心脏、呼吸、消化等系统功能紊乱。

（三）原因

农药致残的原因主要下述四方面:其一,职业接触。从事农药生产销售以及使用农药的从业人员如缺乏职业防护知识及有效防护措施,会接触大剂量的有毒物质。其二,农药残留。农药生产企业的废物排放、农药产品在农作物上的残留会通过呼吸、皮肤及消化道等途径进入人体,有的可能通过胎盘直接伤及胎儿。其三,母乳。从事高危作业母亲在哺乳期会将农药通过乳汁传递给婴幼儿。有些农药在乳汁中会富集,这对婴幼儿影响更大。其四,婴幼儿肝脏解毒功能发育不成熟,对农药等有害物质清除能力不强,会出现可逆或不可逆损伤。

六、TNT 炸药致残

炸药 TNT,学名三硝基甲苯,为白色或淡黄色针状结晶,熔点 82℃,受热易引爆,可溶于乙醚、丙酮、苯和脂肪等多种物质中,不溶于水但易吸湿受潮。

TNT 耐摩擦抗撞击,是比较安全的爆破产品,广泛应用于各种采矿业、隧道工程和国防工业,是现代工业中重要的战略物资。我国正处于工业化过程中，TNT 使用广泛，从业人群巨大，对人体健康有负面影响，并影响发育个体。

（一）表现

TNT 会给长期接触者的肝脏、视器、血液系统、神经系统等造成损伤，孕龄人士会出现月经生理周期紊乱。孕妇接触该物质可能会出现早产及新生儿出生缺陷，如脊柱裂、小头畸形、腹股沟疝、髋关节脱位、先天性心脏病、先天性耳聋以及智力残疾等。该物质长期低剂量接触多造成慢性损伤，急性中毒较为少见，更易被忽视。

（二）机理

TNT 以蒸气、粉尘的形式经呼吸道、消化道和皮肤进入人体，通过多种机制产生毒副作用：其一，导致营养不良。TNT 入体后易与氨基酸结合，导致体内氨基酸缺乏，特别是必需氨基酸，影响人体整体健康水平。其二，肝损伤。低剂量长期接触者会出现肝细胞再生和纤维增生，急性中毒者会出现肝细胞坏死。其三，晶状体变性。眼睛直接接触 TNT 概率高，可导致晶状体因可溶性蛋白变性而混浊，影响视觉功能。如果接触者是孕妇，那么营养不良以及对孕妇血液系统的损伤会改变胎儿的宫内发育环境，继发引起出生缺陷。

（三）原因

炸药 TNT 致残可归结为两个方面的主要因素。

其一，职业接触，缺乏防护。不少从事相关职业的劳动者缺乏相关知识和充分防护，长期或长时间在 TNT 尘雾中作业。在温度高、湿度大的作业环境中，作业者接触尘雾的皮肤面积大，吸收入体的 TNT 更多，损害更大。

其二，战争环境。一些地方长期战乱，生活其中的人群难避 TNT 及其他更危险物品的伤害。

第 3 节　食品安全与发育个体健康

食品是生命活动及繁衍生息的必需品，民以食为天，食品可谓影响巨大。生活中，为了提高食品原材料的有效使用、防止原材料和食品变质、改善食品风味，食品原材料及加工企业、销售企业会在相关产品的加工、包装、储运、消费的多个环节中使用或添加非食品自身的成分，有的食品会发生变质，产生新的成分。这些外来成分有的会增加健康风险，特别是对孕妇、婴幼儿及儿童等特定人群。有研究表明，我国儿童的不少疾病和缺陷与食品安全有关，如佝偻病、缺锌症、性早熟、肥胖症、多动症等。食品安全问题主要有食品变质、食品添加剂以及非法食品添加物等。

一、变质食品与发育个体健康

变质食品是指食品经生物化学反应、化学反应、物理变化以及虫蛀等过程转变成不合格食物。它们在色、香、味以及营养价值、组织性状等方面发生了变化。

生物化学反应主要有微生物对食物的分解和食物自身酶解。前者是指食物感染微生物后，微生物为了生存和繁殖对食物进行分解，破坏食物成分，并把代谢物留在食品中。后者是指食物自身含有的活性酶对食物成分的分解，改变食物原有构成，如生肉、新鲜果蔬中的氧化酶、过氧化酶、淀粉酶、蛋白酶等会对食物及其原材料进行酶解。

食品变质的化学反应是指食物与空气接触或食物成分间发生的化学变化，如食品中油脂氧化酸败发黄等。

食品变质会出现腐臭、霉斑、霉味、酸臭、发黏、颜色改变、口感异常等感官上的变化，同时会导致营养成分降低，有害物质增多。

（一）表现

食用变质食品会导致多方面健康问题，这与变质食品的种类成分、变质程度、食用频率以及自身的耐受力有关。对一般人群而言，变质食品会影响消化系统、呼吸系统及神经系统的功能，出现胃肠不适、呕吐、腹泻、呼吸困难、头晕嗜睡等。生活条件艰苦、食物保鲜差或有特定饮食风俗的区域会出现大量人群长期低剂量食用变质食品的情况，如一些熏制、腌制、干制食品中的中亚硝酸盐、黄曲霉素、幽门螺杆菌等含量超标，给身体健康带来严重危害。

孕妇、婴幼儿、儿童等特定人群食用变质食品有时会造成严重后果，是导致儿童青少年缺陷的重要因素之一。因为食物种类多，每天饮食多样且某一食品中成分非常复杂，故变质食品引起的发育方面的缺陷非常不确定。有限资料表明，孕妇食用变质食品会出现腹泻，而腹泻直接改变孕妇的内环境，导致胎儿发育环境恶化，严重者会出现流产、早产或胎儿结构性残疾。

需要特别提及的是，一些未加工的生鲜食物同样会引起多种不良反应，如生蚕豆、生黄花菜、发芽土豆等。食用此类生鲜食物会引起与食用变质食品类似的不良反应。

（二）机理

变质食品引发的健康问题或致残非常复杂，很难用少数几种机理解释清楚,但对发育个体的不良影响是毋庸置疑的。现有文献对此解释也较为概括,有待深入研究。

其一,胎儿生态环境改变。孕妇食用变质食品引发孕妇健康问题及身体生理的异常反应,如呕吐、腹痛、腹泻、食欲不佳、睡眠不足等。这些因素直接导致胎儿生存环境及其内环境发生改变,影响胎儿的器官发育及功能完善。

其二,有毒物质的毒害作用。变质食品中含有经过生物化学变化、化学变化产生的新物质,其中的一些有毒物质会给胎儿及婴幼儿等发育个体带来健康风险甚至导致残疾,如有机胺、硫化氢、硫醇、吲哚、醛、酮、黄曲霉素。单次摄入毒素量大时会出现急性食物中毒,长期低剂量摄入对发育个体健康也是非常不利的。

(三)原因

变质食品致病致残的原因可归结为四方面。

其一,食品生产环节发生问题。现代生活中,人们非常依赖成品和半成品食品。不少食品需经过原材料采购、清理、产品加工、包装、运输、销售、食用等多个环节,持续时间长。食物品质可能会发生改变。

其二,食品储存条件差。不同种类食品的原材料、加工及储运环节都需要相应的存储条件,存储条件对食品品质影响较大。而今,食品存储的方式有多种,如低温存储、防腐存储等,但任何储藏条件只是延缓变质,而不是维持品质,甚至还伴随有负面影响,如家用冰箱本身就是多种微生物聚集地。

其三,缺乏食品质量相关知识。日常生活中,无论是购置的食品还是自制食品,人们对其品质的判断及其与健康的关系,多停留在经验上,如通过视、嗅、味、触等感官做大致判断。国民教育中很少系统介绍与成长和健康相关的食品知识和食用技术。现实中,还有不少人出于"粒粒皆辛苦"避免浪费,食用变质食品,特别是感官变质不明显的食品,久之,为了节约付出健康代价。

其四,食品特色加工不乏变质成分。一些民族、地域有其食品加工的特殊工艺,生产特色食品,但是其中的一些食物中有变质成分,不利身体健康,如腌制的肉类蔬菜、油炸食品等,金属类食物存储器也会导致食品成分改变。

二、食品添加剂

食品添加剂是指经有关机构许可,按照相关标准在食品中添加的人工合成物或天然物质。有的为了改善食品的品质,使食品的色、香、味、口感更佳,有的起到食品防腐和保鲜效果,延长食品的存储时间,有的是因为食品加工工艺的需要。食品添加剂极大丰富了食品的属性,是现代食品工业不可缺少的物质。

目前,我国食品添加剂有 23 个类别,如酸度调节剂、抗氧化剂、漂白剂、着色剂、护色剂、香料、增味剂、甜味剂、膨松剂、增稠剂、抗结剂、消泡剂、酶制剂、防腐剂、营养强化剂等,每个类别又有多个品种,总计 2000 多种食品添加剂。

食品添加剂是经过严格科学研究论证并经管理机构许可的可食用物质。如按照有关标准和规定使用,食品添加剂不会危害人体健康。然而,问题却出在食品添加剂使用不当。主要表现在以下四方面:其一,用量不当。一些食品加工业超量使用食品添加剂,一些小商小贩或家庭凭手感随意添加。

其二,超范围使用。不按规定在其他食品中使用。其三,使用过期、劣质的添加剂。过期添加剂效能低,使用量大,一些不法者会投机使用。劣质添加剂常常含有重金属等有害物质。其四,同一添加剂在多种食品中使用。人每天摄入多种食品,如果几种食品中含有同一种添加剂,会造成同种添加剂在人体中过量。这个问题的研究非常有难度。

（一）危害的常见表现

食品添加剂虽然是安全性很高的物质,但对特定人群而言还是有一定的危险,特别是当添加剂使用监管不力时。受现有研究水平制约,确定性的研究成果并不多。

其一,影响孕妇身体健康,间接影响胎儿的发展。据报道,乳品、糖果中的阿斯巴甜有生成甲醛的可能,对孕妇健康产生影响,进而对胎儿造成不良影响。香料会引起呼吸道、皮肤等组织病变。

其二,影响胎儿及发育个体的发展。有研究认为味精会导致孕妇、胎儿及儿童血锌水平降低,不利于胎儿及儿童神经系统发育。防腐剂可能导致胎儿畸形、早产等。香料也可能是儿童多动冲动的诱因之一。

（二）机理

食品添加剂种类多,不当使用导致负面影响的机理也各不相同。如谷氨酸钠（味精）会与血锌结合从尿中排出,导致血锌水平降低。又如,一些酸味剂、抗氧化剂会影响胎儿的细胞分裂,导致宫内发育迟缓。一些防腐剂或保鲜剂可能影响基因表达,造成代谢异常或结构性缺陷。

添加剂间的联合作用可能是影响人体健康的重要机理。有统计表明,城市居民一餐中的添加剂少则数种,多则 50～60 种,对于它们在人体中的相互作用大多无研究。有报道称,苋菜红、香料海棠素和乳化剂吐温三种物质单独使用无任何毒性反应,但三种同时使用会导致实验动物死亡。可见,添加剂的联合作用急需要研究。

（三）原因

食品添加剂产生危害的原因主要表现在以下几个方面。

1. 体内代谢产生有害物质

食品添加剂在体内究竟发生何种化学反应，一直是研究的焦点。如有的食用合成色素（染料）在体内分解出有害物质，会导致基因突变。

2. 有害物质残留

生产食品添加剂需要其他物质，这些物质有的是对身体有害的，如不能彻底消除残留在食品添加剂中，会影响敏感人群的身体健康。

3. 不规范使用

在一些食品加工企业、街头地摊小吃、家庭食物加工中广泛存在不按规定使用食品添加剂问题，食用者也缺乏相关知识，缺乏必要的防范。

4. 胎儿、儿童解毒排毒功能差

胎儿、婴幼儿和儿童的身体发育不成熟，肝脏的解毒功能和肾脏的排毒功能都比较弱，对有害物质清除能力有限，会导致有害物质在体内蓄积，一旦超过阈剂量就可能诱发不良后果。

（四）食品添加剂联合使用

虽然某些食品添加剂单一少量使用时不会表现出明显危害，而如果多种同时使用，其作用就会变得复杂。目前，对某些添加剂同时使用是否产生危害还不清楚，有待进一步研究。

三、非法食品添加物

非法食品添加物是指在食品原材料生产（如种养殖）、食品加工、收购运输、储存等任何环节添加未经许可的物质。这些物质有的已确定对人体健康有害，是明令禁止的；有的物质的危害性尚不清楚。前者在我国食品安全中更加突出，相关食品安全公共事件多有发生，在此以三聚氰胺、激素、瘦肉精等为例阐述其危害。

（一）三聚氰胺

三聚氰胺（melamine），化学式 $C_3H_6N_6$，俗称密胺、蛋白精，因其含氮率高达66.67%可提高奶制品以含氮量为标的的蛋白检测含量。它不是一种食品添加剂，但不法商家添加此物可提高食品（主要是奶粉）蛋白质检测含量，欺骗消费者，给消费者特别是婴幼儿及儿童造成持久伤害。

2008年爆光的三聚氰胺事件涉及我国以三鹿集团为首的多个商家，受害人群数量非常大。婴幼儿及儿童长期使用此物会引发泌尿系统疾病，如肾结石、血尿、排尿困难等,继发导致儿童体质健康差、精力不足、注意力不集中、学业困难等。

(二)激素

食物原材料的果蔬种植、禽畜鱼虾养殖广泛使用激素,主要是性激素类物质,能加快生长速度,满足反季节生长需要,或改变食材性质。长期食用含有激素的食物会导致身体健康问题,影响儿童青少年成长,如儿童性早熟、骨骼生长异常等。具体影响视激素种类不同而不同。

(三)苏丹红

苏丹红又名苏丹,是一类偶氮结构的化学染色剂,主要用于油彩、机油、蜡和鞋油等产品的染色与增光,染色效果好,色彩鲜艳,不易褪色。该类物质有多个品种,均不属于食品添加剂,但被非法用于辣椒粉、辣椒油、红油豆腐、红心禽蛋等的生产中。它们较易穿过细胞膜,进入人体后对肝、肾、脾、膀胱等器官有明显的毒害性,属于致癌类物质。

该系列物质在体内的发生变化特点、对细胞生理代谢和遗传物质的影响尚不清楚,还需要进一步研究。

(四)瘦肉精

瘦肉精,学名盐酸克伦特罗、克伦特罗等,同类产品莱克多巴胺等,是不可用于饲料的非法添加物,但是被非法用于脂肪较多的肉类动物的养殖中,瘦肉精可以加速脂肪的转化和分解,提高瘦肉率。该物质残留难以排出,尽管相关检测符合标准甚至检测不到。该类物质对人体的影响是多方面的。其一,影响子宫内膜、子宫平滑肌、卵巢等的结构和机能,干扰雌激素受体和孕激素受体的活动,间接影响妊娠生理活动或胎儿的发育。其二,过多摄入瘦肉精会导致儿童及成人中毒,出现肌肉震颤、手足颤动、心悸、胸闷、头晕、乏力等症状。

在现实生活中的非法添加物事件更多,且还在不断增加,有的造成了显著的不良反应,成为食品安全的公共事件,引起人们及管理机构的重视,可有效遏制。但是,有的物质人体反应较小,易被忽视;有的反应存在人体间的个体差异,难以形成有力的"科学"证据。后两者可能是国民食品健康中更为严峻的问题。

四、化学因素致残知识在特殊教育中的应用

在儿童各类残疾的发生上,工业化学品是非常重要的影响因素。化学品致残的相关知识在残疾儿童评估、教育训练,以及降低残疾发生率,让工业化学更好地服务人类上具有重要意义。

（一）分析致残的化学因素，规划合理的应对策略

现代工业社会中，不少残疾的发生与母亲妊娠期间、儿童发育阶段接触有害化学物质有关。特殊教育需将化学品致残信息纳入残疾学生评估信息中，系统分析发育个体从胚胎到残疾确诊期间可能接触到的化学因素，为后续研究、残疾儿童的教育训练以及生涯规划提供依据。比如，部分重金属和有机化学品引发的健康问题在早期是可以有效治疗的，但持续接触和累积就会导致残疾。有的化学品已经导致难以彻底改变的残疾，但分析其接触剂量、接触时间会给残疾儿童的安置、干预技术选择、预后以及人生规划提供可靠信息。

（二）宣传教育

致残知识是特殊教育工作者服务社会的重要方面，针对化学品致残需要进行多方面的宣传教育。

1. 加强从业者的宣传教育

各种化学品最大的受害者首先是与化学品相关的从业者，主要是制造者、销售和运输人员以及产品的直接使用者。受文化程度低、监管不力以及利益驱使等方面的影响，这方面的产业工人多缺乏职业防护意识和应对方法，长期接触后会出现职业病，给自身、家庭及其后代造成严重伤害，加强该群体的致残知识的宣传教育非常重要。

2. 加强管理者的宣传教育

从公共事件发生后调查结果分析，化学品泄漏、重金属环境污染、食品安全事件等的发生多与政府行政监管机构、企业管理工作者的不作为有直接关系，加强该类群体对国民健康担当的责任教育非常重要，应持续进行，并须制定严格的问责制度。为此，须持续对企业负责人及其他管理者进行尊重生命的教育，杜绝以他人的健康甚至生命换取企业效益、企业家的财富和地方经济发展的行为。对不重视职业防护及规范生产的企业及其监管机构进行严厉惩戒。

3. 加强科研人员职业伦理宣传教育

研究新产品是科研人员的本职工作，但一些接受过专业训练的研究者为追求个人利益，将相关技术转让给不法使用者或为不法使用者提供相关产品，违反职业伦理和法律法规，给大量国民造成伤害。

4. 全面推进普通公民的科普教育

普通公民是各种产品的最终消费者，生产与消费存在动态反馈。普通公民的消费科普知识直接决定产品的设计和生产，如人们对食品色、香、味、口感等的不科学要求和对居家、办公环境过度追求直接诱导生产厂家设计生产可能有

害的产品。化学品的危害一定程度是消费者主动引入的,如家庭环境、公共场所、学校校舍频繁添置新物或大面积翻新等。当然,生产商不断更新换代产品诱导民众增加消费也是重要原因。归根到底,消费者要具有相关的科学知识。

5. 学校加强化学品安全教育

学校教育应在课程设置及教材内容选编方面增加与化学品有关的主题和素材,在不加重学生学业负担的同时传授化学品与健康关系的常识,从根本上提高国民的科学素养。教育活动可结合当前的有关信息进行,如中国国土资源部发布的《2015 中国国土资源公报》称:2015 年中国 202 个地市级行政区的5118 个地下水水质监测点检测发现,2174 个监测点水质为较差级,占 42.5%;964个监测点水质呈极差级,占 18.8%。两者之和超过所有监测点的 60%,优级水质不及 10%。个别区域水质存在砷、铅、六价铬、镉等重(类)金属超标。这意味着远超过 60% 的国民(具体数字未报道)将持续生活在不健康的区域内。

学校应及时就此组织专题教育活动,及时将国情及相关知识传播给学生。

(三)化学品生产使用的规划和监管

从最大限度为了国民生存和生活安全角度出发,国家或地方应该对各类化学品的生产使用进行科学规划,让化学品最大限度利国利民,将危害降低到最低限度。

1. 企业选址的安全性

生产和储藏化学品的企业地址应该与周边居民区、学校等人口密集区保持充分的距离。

2. 制定严格的生产、储藏和运输规范

国家或地方对任何可能对大气、土壤、水有污染、对人体健康有危害的化学品生产、加工、运输和储藏制定规范的操作流程和标准。对每个环节的从业人员进行严格的专业培训和聘任选拔。

3. 制定严格的排放标准、建立可回收制度

一些对人体和环境无直接危害或自然降解的化学品随意排放会改变环境物质的比例,也可能与其他物质发生反应产生有害的物质,故化学品无论毒性级别高低都应该制定严格的排放标准。对于已证实有危害的化学品要么研究替代品,要么停止生产使用,要么回收安全处理。对于可回收的产品应该建立回收制度,如含汞涂层的节能灯、机动车和非机动用电瓶、废旧电子元件等。对于产品在使用中的化学物质排放也应该有严格的排放标准,如学生文具、书籍、课桌椅、塑胶跑道等需及时建立或更新排放标准。

4. 建立快速有效的危机应对机制

化学品生产、储藏、运输可能会发生爆炸泄漏，化学品使用不当会导致公共安全事件，企业及政府监管机构应该建立危机应对机制，确保危机得到快速有效的处理。

（四）配合开展工业化学品健康危害研究

教育工作者虽不直接研究各种化学品的危害及其机理，但能够配合医学、环境科学、职业病等领域的研究者开展研究工作。

其一，探索人们接触到的化学品与发育个体心理、行为、学习能力、社会适应等方面变化的关系。现代人类中使用的各种化学品越来越多，它们与人们的生活学习工作密不可分。

其二，研究相对封闭环境（冬天北方的教室、新轿车或客车）和开放环境（如新校舍、操场、卫生间等）有害物质的衰减规律，及其对孕妇、婴幼儿等特定人群的健康或发育影响。

其三、呼吁专业机构研究简易准确快速的检测手段，提高公共事件发生后的应对能力，而不是封锁信息或歪曲报道，有效避免公众恐慌。

其四，研究食品添加剂及非法添加物在人体内的相互作用。

当然，化学品、食品添加物的研究、宣传教育及管理更多需要政府、企业、专业研究机构、社会组织、学术社团等多机构合作承担。

【本章思考题】

1. 以本章知识为线索，收集整理更多有关化学品与健康、残疾之间关系的研究。

2. 参考本章知识，进一步查阅文献，就化学品生产销售、直接使用等人士的职业防护和职业病状况进行调查。

3. 结合本章知识，设计调查问卷或访谈提纲，就种养殖、食品生产各环节的药物、添加剂及非法添加物使用情况进行调查研究。

4. 参考本章知识，进一步收集最新研究成果，制作宣传教育手册或数字媒体作品，宣传化学品与人类健康、儿童残疾关系的知识。

5. 结合本章知识，进一步查阅文献，分析工业化、城镇化对国民健康特别是发育个体的影响及对策。

第六章　物理因素致残

可导致残疾或缺陷的物理因素主要包括电磁辐射、噪音、高温、机械振动、气压改变等。它们以其固有的能量作用于人体,改变人体的结构及生理生化活动。

随着工业、交通、电子业的加速发展以及人类活动方式的巨大变化,孕期及发育个体接触到不良物理因素的机会也会越来越多,各种不利因素累积的可能性也越来越大。它们在胎儿、婴幼儿及儿童等的不同发育阶段有不同影响。物理因素成为残疾发生的重要因素,也是致残因素中受到重视的研究课题。

在各种物理致残因素中,影响最大的是电磁辐射,包括电离辐射和射频辐射。前者使用不当会引起基因突变、染色体畸变等严重问题,是影响人体健康非常危险的物理因素。电离辐射虽不是导致残疾的重要因素,但在现代社会中还是时有发生。后者如手机、电脑等通信设施及其发射装置、微波炉等家用电器等,是人类现代生活的组成部分,但使用不当也会影响身体健康,特别是对处于发育阶段的个体来说。人类的某些生活方式也会引入不良物理因素,如冷热桑拿、海拔跨度大的旅游、通风状况较差环境中的娱乐活动等。

总体而言,物理因素致残表现出一定的规律性。其一,着床前期表现为全或无。在受精卵着床前,孕妇接触不良物理因素,要么导致胚胎死亡要么不受影响,多不会出现儿童残疾。其二,器官形成期多表现为结构残疾。在胚胎发育的3~8周期间,孕妇接触阈上剂量的不良物理因素多会影响胎儿器官的结构生长,可能会出现单器官或多系统的结构畸变,一般不出现胚胎死亡。其三,胎儿发育中后期多表现为生长发育迟缓。在胎儿发育12周以后,孕妇接触不良物理因素会影响胎儿结构生长及功能发育,出现小头症、低体重、智力低下、整体生长发育迟缓等。其四,出生后多表现为功能受损及体质健康问题。

🌀 第1节　电磁辐射致残

电场和磁场的交互变化产生电磁波,电磁波在空间发射或传播称为电磁辐射。环境电磁辐射原本存在,但它们在现代人类社会中得到极大拓展,在通信、医疗、测绘、育种、交通安检等许多领域广泛应用,影响每个人的生活。就致残因素而言,电磁辐射主要包括电离辐射和射频辐射。

电离辐射是指能够使受辐射的水、生物分子等物质发生电离的电磁波。有的是高频率射线,如 X 射线、γ 射线等,它们穿透力强,危害大,防护难度大;有的是高能量射线,如 α 射线、β 射线等带电射线,电离能力强,穿透力弱,易于防护。日常生活中接触的电离辐射多源于岩石、土壤以及食物中的天然放射性核素、宇宙射线等,属于自然放射源。宇宙射线成分复杂,有带电粒子,电离效能强、穿透力强,难以防护。还有人工制造的放射源,用于医疗、科研,或源于战争中的爆炸物。

射频辐射属于能量较小、波长较长的电磁波,它们不解离受辐射分子的化学键,可谓非电离辐射。射频辐射的来源有多种,与现代人类生活关系密切,包括微波炉、收音机、电视广播发射机、卫星通信装置、移动通信基站等,给人类生活带来了极大的便利。与药物、化学品及电离辐射等相比较,射频辐射多不会导致显著的缺陷,如结构残疾、死亡等,但可能影响个体的整体功能状态。对成人来说,射频辐射的负面影响多是可逆的,但对发育中个体的影响可能是持久的,甚至是不可改变的,抑或逐步稳定遗传,相关研究还在广泛开展中。

一、电离辐射致残

一般人群每年通过各种途径接触到的电离辐射剂量非常小,约 2.4mSv。[①]但在特殊情况下或从事特种作业需面临高辐射剂量的风险,如一次 X 光胸片的辐射剂量是 3~5mSv、一次普通 CT 检查的辐射量是 20mSv。

长时间接触低剂量电离辐射或短期内接触大剂量电离辐射多会影响人体健康,甚至导致染色体结构畸变等严重后果,对胎儿及发育个体的影响更大。

(一)表现

已有研究显示,电离辐射对实验动物、成人及胎儿等发育个体有多方面影响,特别是对神经系统。

动物实验还表明,电离辐射能引起细胞死亡,出现多种先天性缺陷。照射孕鼠腹部实验发现,仔鼠出现早期体格发育落后,反射活动、感觉功能等神经行为发育迟缓,还出现日常活动少、学习记忆能力下降等异常。这些异常表现与辐射剂量成正比。

人体有限研究资料显示,电离辐射对母亲孕期、新生儿及儿童有不同程度

---

① Sv(希[沃特]),1Sv=1J/kg=1m² · S⁻²。——编辑注

影响。如孕妇腹部的 X 射线等电离辐射可导致新生儿大脑灰质异位、小头畸形、智力障碍和呆小症等。切尔诺贝利核电站事故的后续调查发现,核辐射(主要是电离辐射和热辐射)可能会影响新生儿的大脑发育(大脑灰质异位、神经肌肉功能异常等)和精神健康状况,并出现智商降低、语速减缓及脑电异常(如癫痫波)等。日本原子弹爆炸、核电站爆炸及泄漏事故等的跟踪研究多表明,核辐射会对后代发育有影响,主要造成中枢损伤。同时也有研究显示,核辐射等电离辐射并没有现有研究报告那么严重,且存在个体差异,不易导致稳定的遗传效应。一些人对核辐射有很强的耐受力,如切尔诺贝利核电站爆炸后陆续有人迁回高辐射区长期居住生活,追踪体检未证实严重损伤的必然性。

(二)机理

电离辐射对生殖细胞、体细胞及其遗传物质会造成损伤,并可能产生稳定的遗传效应,影响多代人的发育发展。

1. 神经细胞的直接损伤作用

电离辐射会直接损害神经细胞等体细胞。可导致未成熟神经细胞的有丝分裂延迟、停止或细胞死亡,实验孕鼠的仔鼠的脑皮质薄、脑重量轻、扣带回萎缩、体积小;也会使胶质细胞、少突胶质细胞、脊髓神经元受损,以及大脑皮层神经元树突数量减少或定向障碍。它还影响细胞迁移,影响帮助神经元迁移的神经胶质细胞的活动及神经元间突触的形成,导致信息交流异常。其损伤程度与总照射剂量(单次照射剂量与照射频次的积)成正比。

2. 干扰代谢活动

电离辐射直接影响胎儿甲状腺素分泌,使孕妇和胎儿血液二价铁磁化,血流减少,锌、钙吸收差,微量元素失活以及酶活性改变,胎儿的营养和氧供应减少,导致儿童先天智力低下,神经功能异常,免疫机能下降,体弱多病,发育迟缓等。电离辐射对代谢的影响不只是在妊娠的 3~8 周,而是覆盖整个妊娠期及儿童成长期。

3. 遗传物质改变

电离辐射会导致胚胎细胞的 DNA 受损,出现基因突变和染色体异常。如受精卵形成后的前 11~12 天,电离辐射可能直接导致胚胎死亡或没有影响。受精卵前期高剂量电离辐射会导致流产,低剂量辐射可能会造成基因突变,但这些突变大多会被修复,最终不表现残疾。胎儿期的辐射会导致基因突变和染色体异常进而造成流产、死胎、结构性残疾和功能性残疾等。

电离辐射的危害符合剂量效应原理,且与受辐射者所处的发育阶段直接相关。辐射剂量越大、时间持续越长,致残越严重,其中器官形成期危害更大。

（三）原因

电离辐射致残的主要原因是人们通过不同途径接触超出自身修复能力的辐射，大致可归结为天然辐射和人为辐射两方面。

1. 天然辐射

个体受到自然界固有的电离辐射照射，如土壤中的氡、铀、钍、钋等，宇宙射线和太阳风暴等。在多数区域的大部分人群中，电离辐射剂量很小，不足引起健康问题。但是地球上一些区域富含放射性物质，给生活在其中的人们造成损害，一些采矿作业者也会接触到更多电离辐射。

2. 人为辐射

随着科技发展，人们将这些非常危险的因素引入人类生活，在造福人类的同时也给人类带来负面影响和灾难。与缺陷有关的电离辐射是多方面的。有的为可控制的行为，如放射性的医学检查和治疗、生物育种、核电站等，受辐射较多为病人、从业人员等；有的是不可控制的被动接受，如核弹及脏弹爆炸、核电站或其他放射源泄漏；还有的是缺乏相关知识导致的辐射，如在居家装潢中广泛使用含有放射性元素的石材、瓷砖等。

二、射频辐射致残

现代社会中人们接触射频辐射的机会大大增加，几乎全是人为因素。它给人类的通信带来极大便利的同时也造成一定的危害。世界卫生组织已经将射频辐射等电磁波视为"三废"后的又一大环境污染，成为当今社会最大的环境污染。进化总是赶不上科技进步，人类过度使用射频辐射可能远远超过人体对此类辐射的适应能力。当接触剂量超过一定范围后会出现可逆的或不可逆的伤害。当然，也有研究认为射频辐射的危害并不严重，少部分敏感人群或特定人群，如孕妇及婴幼儿、疾病或体虚弱者等可能受到较强影响。

（一）表现

不少研究表明，长期大强度射频辐射（如持续使用智能手机等），可能影响一般人群的健康，出现乏力、睡眠障碍、记忆衰退、情绪不稳定、多汗或头痛等症状；对生育期人群影响更为显著，女性出现月经不调、紊乱、习惯性流产或妊娠困难，对男性影响更大，出现生殖细胞受损、不育症等一系列损伤；新生儿男女比例失调，男童少；并可继发影响胎儿及婴幼儿的健康，造成如宫内发育迟缓、新生儿低体重、注意力问题及认知缺陷等神经功能异常。

（二）机理

射频辐射对一般人群的研究还在继续，争议较大。但对特定人群的研究较为丰富,结论相对一致。总体来讲,过度接触射频辐射会有不良影响,特别是对孕妇、婴幼儿和射频磁场中长期作业的人群来说。

其一,脂质过氧化。射频辐射导致体内自由基增多,机体抗氧化酶活性降低,出现脂质过氧化损伤,表现为生精细胞凋亡、精子顶体酶活性降低、精子穿越卵细胞透明带能力降低,影响男性精子的功能。

其二,热效应。热效应可能不是射频辐射负面影响的主要机制。在射频辐射下,人体内分子发生趋向运动,重新排列,排列过程相互碰撞摩擦,将电磁能转化为热能,形成热效应,当达到一定强度会出现热损伤,如神经衰弱、睡眠障碍、白细胞减少等。

其三,非热效应。人体细胞膜及细胞内的其他脂质膜都有一定的电紧张性,持续大剂量的射频辐射会改变细胞膜等脂质膜的电活动,影响(大功率智能手机等)等体细胞的代谢能力(对性细胞影响见上文"脂质过氧化"),出现失眠健忘、心血管功能异常、免疫机能下降等。具体损害因接触的机体部位及辐射强度不同而不同,且与人的发育水平有关。巴西科学家研究发现,儿童大脑对手机辐射的吸收量比成人高出60%,对未成熟脑的伤害更为严重。

其四,生殖细胞的 DNA 受损。动物研究及少量人群调查数据显示,微波等射频辐射会使精子的 DNA、线粒体基因组和球蛋白基因组受损伤(但并不导致 DNA 断裂),影响基因的有效表达,导致男性不育、胎儿早期流产以及儿童癌症等疾病。有研究显示,孕妇使用电热毯或过度接触视频终端(video display terminal,VDT),会增加新生儿低体重、泌尿系统疾病、自然流产比例。

其五,生理疲劳和心理紧张。人们在使用手机、看电视、电脑游戏等过程中,往往长时间接触射频辐射,身体缺乏活动、能量供应减少(特别是男性睾丸)同时消耗增加、体内代谢物不能及时清除,影响孕育龄人士的体质健康,也影响胎儿的供能和供氧。同时,过度接触者还伴有注意力高度集中、心理紧张、随视频内容出现情绪变化等心理活动,继发引起激素水平改变等。

总之,射频辐射很可能对生殖细胞、受精卵、胎儿及婴幼儿、特定环境从业人员等特殊生命体或人群造成不良影响。轻则使生殖细胞和早期胚胎失去活力,导致流产自然淘汰;不增加残疾儿童比例,重则导致难以修复的损伤,出现残疾或遗传后代。

(三)原因

当今社会,射频电磁波渗透到当今社会的每个角落,人们对其依赖无法避免,只能适应。射频辐射导致健康及发育问题归根到底是因为接触剂量过大,具体而言有如下几个方面。

1. 从业人员接触剂量大,防护不到位

电力、电信、通信、广播电视、电脑专业操作者等人士长期接触较大剂量的射频辐射,如在其生育周期内不能有效休息和调整,可能累及胎儿及后代的健康。

2. 过度使用相关设备

一些人对某些射频辐射设备具有特殊兴趣,形成依赖,长时间使用,导致自身健康问题,并可能影响后代健康,如长时间玩电脑游戏、使用智能手机或其他无线电遥控设备等。家庭中的各种电器都不同程度产生射频辐射,如果摆放过度密集且与使用者的距离较近,对人的健康存在一定的负面影响。

射频辐射给儿童健康带来的威胁是各国都在关注的问题,且各国研究结果不完全一致,一些国家建议国民不要让儿童过早使用手机,有的国家试图通过立法禁止低龄儿童接触手机,特别是智能手机。详细情况值得关注。

第 2 节　噪声致残

噪声是现代社会环境中的主要污染源之一,虽与大气污染、水质污染、电磁辐射污染的效能不同,但都是影响人体健康、导致儿童异常发展的不可忽视的因素。20 世纪 80 年代以来,研究者逐渐开始关注噪声与健康间的关系,而今更成为重要的研究领域。

一、噪声与人类生活

噪声是发声体发出的无规则声响,与乐音相对应。一般而言,凡是干扰人的休息、学习和工作的声音,统称噪声。噪声来自环境,包括交通噪声、工业噪声和生活噪声。随着城市化和工业化的发展,噪声污染日益严重,已经成为现代社会特别是大城市的主要环境公害之一,如天空、地面及地下的各种交通工具运行发出的声音、工厂生产使用的各种机器运转声音、修路架桥建楼的爆破声和大型设备作业声、居家办公场所的装修声、宠物犬吠禽鸣声、自然环境的蛙叫蝉嘈风雨声、邻里娱乐的嘈杂声等,不胜枚举。即使被多数人认可的乐曲对有些人群而言也可能是噪声。故噪声虽有一般特征,但明显存在个体差异。

二、噪声致残

噪声给从业者、普通民众、孕育龄人士及其后代造成不同程度的伤害,也是伴随现代社会发展而出现和存在的严重环境污染,难以有效消除。

（一）表现

噪声的受害者首当其冲是职业人士。长期在噪声中作业的从业者会出现正常生理功能改变,如进行性听力损失、声音信息加工延迟、睡眠不佳、情绪异常、血压升高等心理和生理反应,作业效率降低,工伤事故增多。有研究认为,噪声对动物也会造成类似人类的负面影响。

噪声可引发孕育龄人士的内分泌紊乱,导致精细胞、卵细胞发育异常,是难孕育、不孕不育的影响因素之一。

噪声对妊娠期的孕妇影响更大,与胎儿宫内发育迟缓、早产、自然流产、难产死产、先天残疾以及出生低体重关系密切。

（二）机理

噪声是多种复杂的声波,其负载的能量直接作用于生物组织,可谓直接作用。同时,噪声还会诱发心理和生理异常,可谓间接作用。

1. 直接作用

孕妇着装、体肤虽可阻挡部分噪声,使其能量衰减,但还是有部分声音直接作用于发育的胚胎组织或胎儿,特别是低频声音。孕妇如长时间在噪声中生活或作业会使胎儿也同步遭受噪声的直接困扰,影响整体发展,特别是中枢神经系统发育。轻则导致出生低体重,重则出现流产死胎等。动物实验研究显示,长期接触噪声能引发鼠仔生长迟缓、海马神经发育不全,鼠仔空间记忆、学习能力差。

噪声同样对婴幼儿、儿童等发育个体的中枢神经系统、消化系统造成影响,导致睡眠不足、食欲不佳、消化吸收不良等问题。

2. 间接作用

噪声还会引发孕妇、儿童的心理健康问题,久之出现生理性改变,特别是神经内分泌异常。有研究表明,持续噪声会导致孕妇及儿童的儿茶酚胺、去甲肾上腺素和肾上腺素等激素水平升高,导致胎盘供养减少或儿童的内分泌紊乱,胃肠活动改变,饮食不佳等。哺乳动物的听觉刺激实验表明,声音刺激会引起自主神经系统、网状神经系统及大脑的应答反应,引发一系列生理活动,如心血管容积、心率、血压、内分泌功能及胃肠蠕动的改变。大剂量噪声会提高啮齿类实验动物的皮质醇,导致受精卵着床失败。

（三）原因

人们接触噪声的机会非常多,几乎无可避免,关键在于接触的剂量,特别是对于长时间生活在噪声环境中的人。

1. 交通噪声

各种交通工具运行发出的噪声给民众造成普遍影响,如干扰睡眠、影响心情等,对孕妇及胎儿、婴幼儿的影响更大。有研究表明,机场附近家庭出生的残疾婴儿比例要高于其他相对安静的区域,主要缺陷为脊椎畸形、腹部畸形和脑畸形。

2. 工业噪声

工业噪声给两类人群的健康造成直接影响。从业者首当其冲,特别是孕育龄人士和孕妇。有研究表明,长期在噪声大的环境中作业的人士会导致不育不孕,以及子代缺陷增加。

3. 生活噪声

看电视、打麻将、音乐胎教等日常生活活动也会产生许多噪声,当剂量达到一定程度就可能导致胎儿及婴幼儿发育异常。人的听觉系统在胎儿的中早期就开始发展,直到出生后才基本完成生理发育。期间,如有 85 dB 以上声响(噪声或乐音)频繁刺激就可能影响胎儿听觉系统、认知功能等的发育。

第3节 高温致残

20 世纪早期,有研究者观察到高温孵化会引起鸡仔中枢神经系统发育的缺陷。1965 年有研究者发现,豚鼠在热波期间的流产率升高,出生的后代中出现肢体结构性缺陷,后续的研究证实,高温是导致豚鼠、大鼠、仓鼠、兔、绵羊、猪和猴等哺乳类动物出生缺陷的重要因素之一。其实,人体因病发热也会对出生后的婴幼儿甚至成人的健康带来不同程度的危害,可直接导致残疾甚至出现生命危险。高温对健康的影响已经成为重要的研究领域。

一、高温与人类生活

人在生活中难免接触高温。有的是环境高温,如极端高热天气、桑拿或热疗等,有的是生病发热。一般情况下,人们会本能地采取措施避免长时间处于高温环境中,但是在特殊情况下,人们难以避免高温的危害,或在不经意中受到高温的伤害。

高温大多可以有效应对,只是人们缺乏必要的认识,如病理高温可以通过物理降温或药物降温来控制,孕妇避免热浴、桑拿或腹部热疗,高温从业人员也可以通过缩短作业时间或防护服减轻热辐射的影响。

而今,城市建筑非常密集,交通车辆急剧增加,各种电器广泛使用,加之气候整体变暖,这些因素都会影响到人生活环境的温度。基本趋势是,极端天气较多,高温天气明显增多,特别是大型城市。面对"天灾人祸",人们需加强体质锻炼,适应环境的变化。

二、高温致残

现有研究认为,高温可直接导致孕育龄人士不孕不育、胚胎死亡、胎儿生长迟缓,妊娠各个时期的高温都可能殃及胎儿发育。高温的致残程度类型及其整体发生率与高温接触剂量(温度与时长的积)有关,也与个体的基因型有很大关系。

(一)表现

高温导致的健康问题或缺陷表现在多方面,主要是神经系统结构和功能异常,如无脑、脑膨出、脊柱裂、小头症、智力残疾、与脑神经受损有关的肌张力异常及肢体活动异常,还会出现其他方面问题,如小眼、颜面裂(包括唇裂、腭裂)、小颌、脐疝、缺指(趾)、齿发育不全、心脏缺陷、脊柱后凸或侧凸等。

(二)机理

目前,高温导致的健康问题或残疾有两种解释。

1. 细胞增殖受限

细胞的增殖及个体正常的生理生化活动是在相对稳定的体温下进行的,体温波动超出一定范围就会影响到细胞内酶的活性、细胞器及其他结构的功能表达。轻则出现可逆的身体不适,重则导致残疾甚至死亡。

胚胎发育是基于细胞的增殖。体温升高会影响增生细胞的有丝分裂,增生细胞对温度升高非常敏感,大多数会受到热损伤。研究发现,神经细胞在有丝分裂期对热非常敏感,中等温度升高持续 6 小时左右,该类细胞的有丝分裂就会暂停,降温后有丝分裂又爆发式进行,修复造成的损伤。体温超过 39℃会导致胚胎细胞中增生细胞的染色体集结。

大多数哺乳动物精细胞的形成需要合适体温,须低于体温 4~5℃。人体精细胞发育的温度为 34~35℃,各种热源导致睾丸局部温度升高都可能引起睾丸内微循环、氧代谢和酶活性等生化条件改变,引发不育问题,如隐睾、精索静脉曲张、高温作业等会导致精子畸形率高、活力降低、密度减少或精细胞的大量凋亡。

高温同样对女性健康有影响,如卵巢的分泌功能及宫颈黏液的质量下降,破坏孕妇内环境的稳定性,对受孕不利。

2. 微血管破裂

高温会导致机体微血管破裂,引起血管周围水肿。高温下培育的豚鼠和鼠胚胎会产生心包水肿。

（三）原因

人接触到的高温分为两类：环境高温和病理高温。

1. 环境高温

人在日常生活及劳作中接触到多种高温环境，如热水浴、桑拿浴、电热毯、红外线治疗、热敷治疗、高温环境下作业、极端高温天气、男性长时间坐位作业（如开车、伏案工作等）导致阴囊散热差等。超声波的医学检查和治疗是现代医学的重要组成部分，一般认为是无损伤的，但是超声波具有热效应。孕期超声检查、治疗不当（如单次大剂量长时间）也会导致胚胎发育异常，导致胎儿宫内生长迟缓和出生时低体重。

2. 病理高温

人体感染病菌会导致体温升高，会影响婴幼儿、胚胎组织的发育，也会对成人健康造成影响。

总体而言，高温对健康的影响主要是损害妊娠期的胚胎发育以及男性生殖细胞的成熟过程。

第4节　其他物理因素致残

电磁辐射、噪声、高温是定论的致残物理因素，相关研究比较多，且不断深入。与此同时，人们也在关注其他物理因素与残疾的关系，如季节变化、气压改变以及机械损伤等因素对发育个体的影响。

一、季节

不同季节的环境温度、湿度、空气质量以及食物供应都有差异，它可能影响一些体质敏感人群的生理或心理活动过程，继而影响到胚胎或婴幼儿的发育。

人体免疫功能总体存在季节变化规律，如晚春、夏季较高，而初春、秋冬较低。秋冬、初春季节的疾病发生率高，孕妇及婴幼儿感染疾病概率较高。冬季对孕妇及婴幼儿考验更多，如食物供应单一，或反季节食物增多会影响孕妇营养物质的摄取；冬季温度低，取暖不当会引起局部过热、煤气中毒，婴幼儿活动受限；受工业化影响，我国冬季不少地区的空气质量差，影响胎儿及婴幼儿发育。夏季气温高、湿度大，食物易变质，对孕妇及婴幼儿的卫生要求高。

总而言之，不同季节大环境的物理因素有不同变化，不同个体对这些物理因素的适应性和敏感程度不一样。季节的物理因素对不同个体有不同影响。

为避免气候变化对子代的影响,孕育龄人士特别是孕妇需尽可能保持生活环境的稳定性,让机体充分适应当地的气候特点。

二、海拔及气压改变

海拔与大气压和氧分压成反比关系,高原地区气压低、氧分压低。长期生活于高海拔地区的孕妇多数适应缺氧状态,胎儿发育受影响较小,少数可能会对胎儿发育不利,主要造成心血管方面的问题。中国高原地区儿童先天性心脏病发生率高于平原地区,这可能与妊娠期的相对缺氧有关。妊娠期间,短期由低海拔地区到高海拔地区会大大增加胎儿发育异常的风险,造成出生低体重、心血管异常、呼吸系统异常等。

因海拔和气压改变而备受关注的是乘坐飞机的高空航行对胎儿等发育个体的影响。这方面研究不少,但肯定结论有限。高空航行除了海拔和气压改变外,还伴随震荡、环境相对密封以及心理紧张等因素。有研究认为,高空航行可能对机上工作人员的生殖生育有不良影响,女性月经稀少、闭经、性欲减退、溢乳、不孕,男性出现乳房发育、雄激素减少、精子形成受到抑制,甚至不育或勃起功能障碍。这也可能源于倒时差、噪声、生理疲劳及心理紧张等因素。航空专家和医学专家认为,出生 7 天内的新生儿和妊娠 8~9 个月以上的孕妇不适宜乘坐飞机。这不仅是从致残角度考虑,也是因为客机配设的医疗急救设备有限。乘坐飞机与出生缺陷间的关系还需要更多有力的研究来支撑。

三、有害气体

人们在环境中最常接触的有害气体是一氧化碳(CO)和二氧化碳(CO_2)。前者如管道煤气泄漏(特别是长期轻微泄漏)、室内燃煤取暖,后者如歌舞厅等密闭环境。

一氧化碳和二氧化碳都可以与红细胞中血红蛋白结合,随血液循环抵达全身各处。一氧化碳与血红蛋白的结合能力远远高于氧气和二氧化碳与血红蛋白的结合力,且是不可逆的,直接导致血红蛋白失去运氧功能,造成组织缺氧,重者死亡。二氧化碳与血红蛋白的结合是可逆的,肺部的二氧化碳分压低,它与血红蛋白分离,释放出二氧化碳。如果孕妇或婴幼儿等发育中个体长时间处于相对封闭且人员密集的空间中,就会导致发育个体缺氧,影响个体发育。所以,妊娠孕妇或发育个体应该避免接触一氧化碳,确保生活工作环境空气新鲜,避免影响个体的生长发育,特别是中枢系统的发育。

四、机械性损伤

宫内窘迫、撞击等机械刺激也会影响胎儿、婴幼儿等的发育。机械损伤有的来自外部,如婴幼儿磕碰、高处跌落、孕妇跌跤或腹部挤压等,有的是来自子宫内部的异常变化,如子宫畸形、子宫瘤、子宫位置不正等。这些机械性损伤有的只是引发肌肤缺损或姿势异常,有的则会影响神经系统的发展。

五、物理因素致残知识在特殊教育中的应用

儿童的有些残疾是物理因素导致的,了解物理因素致残知识可以更好地认识残疾发生的机理,预防物理因素致残。

（一）评估及干预上的应用

残疾儿童评估的系统信息中应该包括不良的物理因素信息,需详细了解在其发育中接触到的物理因素（具体见上文）、接触的时长及可能剂量、异常反应、采取过的措施及其效果等。这些信息对判断缺陷发生的时间、影响程度及其可干预程度有重要参考价值。

有些不良物理因素的危害是可逆的,专业分析可帮助人们准确确认不良的物理因素,如智能手机导致的睡眠不良、记忆力下降等。更多不良物理因素的危害是不可逆的,这些信息有助于做出正确的干预,避免无谓的期待和人力物力的浪费。

（二）科学研究

特殊教育工作者与职业病防治等领域的专业人士合作,更全面系统深入研究致残的物理因素的种类、作用机理以及对不同人群的危害。具体而言,可尝试进行如下几方面的研究。

1. 医学放射检查的安全剂量研究

一般认为,X射线类的检查是有损伤的,医学检验研究者需充分研究针对孕育龄人士、孕妇、婴幼儿、普通儿童、病弱儿童、残疾儿童等特殊人群放射检查的安全剂量,以及危害发生后的有效应对技术。

2. 从业人员健康状况跟踪研究

职业病防治领域的研究者需加强射频发射基站、放射检查工作者与放射研究工作者、高温环境作业者、噪声环境作业者等人士的生殖生育能力对子代健康的影响等方面的研究。特殊教育工作者需有意识地收集整理学生父母的从

业情况及其健康状况,与职业病防治领域研究者合作研究相关课题。

3. 不良物理因素对非从业人群健康影响的研究

研究者可以调查射频发射基站、噪声源周边居民的生殖健康和新生儿以及儿童的身体健康、学习能力、情绪控制等。在此基础上,制定安全标准以及研究特殊人群特殊时期的防护技术等。其中噪声研究的重点是不同类型交通工具夜间运行对不同人群健康的影响。

4. 接触频次不同的人群健康问题的研究

研究者可以就乘坐飞机、使用智能手机、高海拔生活等各种不良物理因素接触频次对孕育龄人士、孕妇、婴幼儿等特殊群体健康的状况进行大样本长期研究,力求获得可靠成果。

（三）宣传教育

特殊教育工作者可以将物理因素致残的知识向社会各方面人士,特别是孕育龄人士、孕妇进行宣传教育,以尽量避免不良物理因素对身体健康及子代的影响,如尽量避免久坐看电视、长时间玩智能手机和电子游戏、妊娠期的高海拔或高温差旅游等,尽力避免在居家环境和工作环境中引入不良物理因素等。

就现有研究成果而言,计划生育要考虑环境的安全性,主要是化学安全、物理安全、生物安全等,就物理因素致残方面,重点关注太阳风暴、高海拔辐射和缺氧、居家工作环境的电离辐射、通风换气、光照、噪声等。

【本章思考题】

1. 结合本章所学知识,进一步补充相关知识,设计一份物理因素致残的调查表。

2. 查阅文献,分析核武器、脏弹、放射检查等电离辐射对人类社会的影响。

3. 调查高温、噪声、高海拔等环境对长期作业者的生殖健康及子代发育的影响。

4. 从病理学角度分析儿童过度使用手机对其身心健康、学业发展的影响。

第七章　生物因素致残

人们很早就知道麻疹会导致颜面缺陷，但并不清楚这是病毒所为。1941年，澳大利亚医生发现风疹病毒与儿童的先天性白内障、先天性心脏病、先天性耳聋等缺陷有关，自此科学界真正开启关于病毒等生物因素导致缺陷或残疾的研究。该病毒也是影响中国母婴健康的致病原和致残原。

此外，可导致缺陷的还有病毒、支原体、衣原体、寄生虫，甚至花粉、疫苗等生物因素也可能与发育个体的健康有关，如脊髓灰质炎病毒可导致小儿麻痹。

现代医学、生物学等学科对这些生物因素的致残机理进行研究，取得不少成果，如一组合称"TORCH"的生物因素广泛影响胎儿的发育，可导致流产、早产、畸形、死胎及中枢神经系统发育障碍。其中，T 指弓形虫（toxoplasma，TOX），R 指风疹病毒（rubella virus，RV），C 指巨细胞病毒（cytomegalovirus，CMV），H 是指疱疹病毒（herpes virus，HSV），O 指其他微生物（others）。它们可以通过胎盘，进入胎儿体内，导致缺陷或残疾。

从已有研究来看，生物因素的致残效应与妇女孕期体质有密切关系，也与其妊娠期间所处的环境有关。孕妇妊娠期间的内分泌系统会发生巨大的变化，一些孕妇的免疫力会显著下降，较平时更易感染各种病原生物，给自身健康造成损害，并可能影响子代的健康。

🌀 第 1 节　病毒致残

病毒是一类细胞结构不完整、具有遗传、复制、变异等生命特征的微生物，依赖宿主生存繁衍。在各种生物致残因素中，病毒致残后果严重，直接损坏人体细胞及组织，如风疹病毒、巨细胞病毒、疱疹病毒等均可破坏胎儿细胞，造成其组织功能缺陷，给胎儿健康带来极大危害。

一、风疹病毒致残

风疹病毒（rubella virus）为 RNA 病毒，其生命力并不强，对热很敏感，在

37℃或室温下即可灭活,主要流行于春、冬两季,易感染封闭人群,特别是20～35岁人群。感染者的临床表现轻微、不典型,不易觉察,须进行专业检查。该病毒无特效治疗药物,主要通过疫苗预防。儿童等发育个体如先天感染该病毒,则会长期携带。

（一）表现

先天性风疹病毒致残的临床表现以先天性心脏病、先天性耳聋、先天性白内障"三联症"为主,并可伤及机体其他组织器官,如肤色异常或隆起、眼畸形、视网膜病,以及神经系统受损后出现的言语语言发育迟缓、运动能力低下、智力发育低下,严重者出现流产或早产。故高危人群应早期检测,避免对视、听、心脏等器官造成损伤。

（二）机制

病毒感染一般会引起广泛性炎症和细胞坏死,具体解释有三。

其一,病毒的直接毒害作用。风疹病毒会抑制细胞有丝分裂和细胞溶解,导致各种结构性残疾,也可引起胎盘绒毛炎,导致胚胎组织供血不足,影响胎儿营养物质供应和代谢物质的清除。

其二,该病毒感染孕妇及胎儿后可引发机体免疫系统产生特异性免疫复合物,诱发出生缺陷。

其三,风疹病毒损害内分泌器官,导致内分泌失调,影响胚胎或婴幼儿的生长发育和免疫功能等。

（三）原因

风疹病毒可通过胎盘感染胎儿,引起流产、早产及胎儿先天异常。在不同时期表现为不同程度的感染,后果也不同。孕妇如在器官形成期感染风疹病毒,则会感染胎儿,致残率非常高,使胎儿的多个器官受到损伤,形成多种结构性残疾或导致流产。在孕妇15～16周左右感染风疹病毒的案例中,约有半数左右胎儿的听神经受到损伤,导致先天性耳聋。妊娠后期感染该病毒,多表现为发育迟缓或无缺陷。由此看来,该病毒所致的损伤主要发生在妊娠的中早期,而孕妇预防该病毒的主要措施是讲究卫生和增强体质。

二、巨细胞病毒致残

巨细胞病毒(cytomegalovirus,CMV)具有典型疱疹病毒形态,其DNA结构与疱疹病毒相似,但体型相对较大。人巨细胞病毒(HCMV)广泛存在于自然界中,但只有在感染人体后增殖繁衍,且任何年龄的个体均可患病。临床报告孕妇感染 HCMV 会对胎儿造成严重损害。

（一）表现

孕妇感染 HCMV 可导致多种先天性出生缺陷和疾病，如新生儿黄疸肝炎、胆道闭锁、先天性巨结肠等肝胆消化系统结构和生理机能异常，血小板减少性紫癜、溶血性贫血等血液系统疾病，以及小头症、智力发育迟缓、脉络膜视网膜炎、视神经萎缩等神经系统病变和残疾，严重会导致流产和死胎。

（二）机制

目前，国内外关于巨细胞病毒致残机制的研究较多，可归结为两个方面。

1. 遗传物质受损

胎儿感染该病毒后，病毒会阻止胎儿细胞的基因复制和表达，干扰正常器官发育。它还直接损伤染色体的着丝粒点，导致细胞有丝分裂后期染色体分离异常，造成非整倍体异常。

也有研究发现，该病毒可使得同源盒基因（homobox, HOX）表达发生异常。同源盒基因是一类控制生长发育的调节基因，决定细胞的定向分化与增殖。病毒对它们表达的干扰意味着特定细胞的结构和功能发生改变，胚胎发育出现异常。

2. 胎盘受损

该病毒可感染胎盘和绒毛膜，造成胎盘结构与功能异常，破坏胎儿正常的发育环境，还可能出现母体免疫细胞进入胎儿体内的严重事件。

HCMV 病毒有多种，不同病毒的感染力和负面影响也不一样，导致的出生缺陷或对儿童发育的影响也有很大的差异。

（三）原因

同其他病毒致残一样，HCMV 病毒也是由于感染而致病。研究发现，发达国家人群 HCMV 感染率在 50% 以上，我国人群感染率为 70%～90%。该病毒感染人体后可长期潜伏，在个体免疫机能不佳时趁机激活。孕妇免疫机能普遍会降低，潜伏的病毒多会激活，出现宫内感染，影响胎儿发育，导致出生缺陷。该病毒是导致我国新生儿先天出生缺陷的重要生物致残因素，受到医疗机构和专业研究机构的重视。

三、单纯疱疹病毒致残

单纯疱疹病毒（herpes simplex virus, HSV）属于疱疹病毒科的 α 亚科，为溶细胞性感染病毒。妊娠期间，HSV 易通过宫内或产道传播影响胚胎发育，引发流产、早产、死胎等。目前,中国的 HSV 感染率有增高趋势,需加强防治,以减少出生缺陷。

（一）表现

感染该病毒会导致疱疹性炎症,如食道炎、肺炎、肝炎、皮肤炎、结膜炎、角膜炎、黄疸等疾病,也可造成小头症、小眼畸形、视网膜发育不全等结构性残疾,以及智力低下等功能性缺陷,严重会导致流产、早产及新生儿死亡。

（二）机制

该病毒在与宿主细胞膜上的受体结合后进入细胞,产生明显的细胞病变效应(cytopathic effect,CPE),导致被感染细胞凋亡或其核内出现嗜酸性包涵体。还可以通过细胞间的特殊结构感染临近细胞,导致细胞融合,形成多核巨细胞,破坏组织器官,形成不可逆缺陷。

宫内感染该病毒会破坏滋养层细胞,造成胎盘、脐带和胎膜钙化,出现绒毛膜羊膜炎、蜕膜炎等疾病,继发影响到胎儿的肝、脾等脏器,并损伤中枢神经系统。

（三）原因

该病毒可在产前、产中及产后通过母婴垂直传播,影响胎儿及婴幼儿的生长发育。妊娠期间主要通过孕妇的宫内感染,其次是产道感染。宫内感染造成的影响是全身性的,伤及多个器官或系统。产道感染的影响比较局限,可造成眼部、口腔及呼吸道等的感染。

该病毒也具有潜伏期,在人体免疫机能低下时激活发作。特殊人群除了加强个人卫生外,还需提高自身的免疫功能。

四、梅毒致残

梅毒的病原体为梅毒螺旋体,或称为苍白螺旋体,是导致性病的主要病原体,是一古老而又很有活力的病毒,一直是医学、公共卫生等专业领域研究、监测、治疗的对象,它催生了经久不衰的治疗产业,到处都有针对清除该病毒的"家传秘方"。它的感染和传播也是普通民众关注的社会问题。梅毒感染在许多国家高发,中国也不例外,且呈上升趋势。梅毒不仅感染成人,也可感染胎儿,导致先天性梅毒感染,对儿童的身心造成巨大伤害。

（一）表现

梅毒感染后存在潜伏期,不同发作期的临床表现也不同。一期梅毒主要表现为硬下疳(初为小红斑或丘疹,后硬结很快糜烂),内含大量梅毒螺旋体,传染性很强,外生殖器体表多见,且多会出现近邻淋巴结肿大现象等。二期梅毒的病原体通过血液循环散布全身，以皮肤黏膜损害为主，出现皮疹、扁平湿疣、秃发、皮表糜烂等，也会导致骨骼、视觉器官及神经系统损害。三期梅毒即晚期梅毒，主要表现为皮疹、树胶肿、主动脉炎、动脉瓣闭锁不全、主动脉瘤、脊髓痨、麻痹性痴呆等。

梅毒更为严重的危害是妊娠期梅毒，即孕妇在孕前或孕期感染的活动性或潜伏性梅毒。它不仅危害成人，还危害胎儿及儿童的健康。妊娠 4 个月后，孕妇体内的梅毒螺旋体经胎盘入胎儿体内，导致宫内感染。该病毒在儿童 2 岁内激活发作为早期先天梅毒，2 岁后发作为晚期先天梅毒，两期共同特点是不发生硬下疳。早期先天梅毒较晚期先天梅毒和后天梅毒重，躯体皮肤、骨骼、内脏多器官受损，如早产、低体重、体格小、皮疹、皮肤苍白松弛、骨软骨炎及骨膜炎、全身浅表淋巴结肿大、肝脾肿大、视器多组织炎症、脑组织软化或水肿、癫痫样发作等，该期传染性强。晚期先天梅毒多在 5～8 岁发作，此后逐步出现相应临床症状，且病情较轻，受损组织器官较少，主要是骨骼、耳鼻眼感觉器官，该期病毒不具传染性。

（二）机理

梅毒感染机体并导致疾病和缺陷是梅毒与机体免疫系统间长期抗争、彼此消长的结果。首先，梅毒侵入机体后在入侵部位潜伏并大量繁殖，约持续 2～4 周，期间机体免疫系统逐步做出反应，入侵部位的免疫应答增加，清杀其中的病毒，出现皮肤硬下疳。如个体的免疫应答足够强大，可彻底清除入侵病毒及增殖的病毒，不会造成更大伤害。但是，这些病毒在增殖时往往感染临近的淋巴结，并且大量扩散。大约 6～8 周这段时期内，随着机体免疫机能的降低，该病毒大量经血液播散到全身更多的组织和器官，损伤进一步扩大。期间，机体免疫应答逐渐增强，大部分病毒被清除，少部分病毒进入潜伏期。此后，当机体免疫机能下降，这些潜伏的病毒又会增殖。如此持续 2 年左右后，机体的梅毒感染进入晚期。因治疗介入的早晚及个体体质的差异，感染者的反应各不相同，有的止于早期，有的持续三期，成为顽疾。

孕妇携带该病毒导致胎儿感染的机制更复杂。首先，该病毒感染母体的蜕膜细胞，后经绒毛间隙入侵相邻绒毛组织，破坏胎盘组织，最终进入胎儿血液，导致先天性梅毒感染。

（三）原因

梅毒可通过多种途径感染，如性接触、皮肤接触、胎传和共用生活用品等。

1. 性接触感染

这是该病毒传播的最主要途径，包括同性性接触或异性性行为。未经根治的感染者在其发病的第一年最具有传染性，其体表有大量的梅毒螺旋体，很容易经性接触感染,唇舌咽、手指、乳头、生殖器等处皮肤出现硬下疳。随着感染的持续,病毒的感染性减弱。

2. 胎传

感染梅毒的孕妇,可将病毒转播给胎儿,造成先天性梅毒。一般认为,4个月前的胎儿不会感染该病毒,这可能是由于细胞滋养层的保护作用。孕妇梅毒病期越短,胎儿感染的机会就越大。孕妇感染梅毒2年或更长时间后,如未根治,还可能具有感染性。这与孕期孕妇免疫机能下降或变化有关。

3. 更多感染途径

该病毒还可以通过体肤接触传播,如吻、接触感染者的衣服、洗漱用品、餐具或与感染者共用生活用品,服务性行业从业感染者在与顾客接触中也会传播病毒。当然,也存在输血感染。该病毒久杀不绝的原因除了广泛高效的传播途径外,还与感染者难以启齿隐瞒病情或对病情危害性认识不足有直接关系。

五、艾滋病致残

艾滋病,全称为人类获得性免疫缺陷综合征,自1981年首例艾滋病得以证实以来,该症已成为世界性传染病,严重威胁全人类健康。在非洲的一些严重感染区,感染者在当地居民中占大多数,所在区域居民面临生死存亡的危机。该症在中国传播迅速,遍及全国各地,出现区域性大面积感染的局面,即所谓的"艾滋病村",成为中国持续关注的公共卫生事件,有效控制刻不容缓。

该病毒传染性高、发病率高、死亡率也高,感染者多在20~49岁间,孕育龄人士为易感人群,母体感染后会通过血液垂直传播至胎儿,引发先天性残疾。

(一)表现

艾滋病有潜伏期,长短不一,与个体免疫机能有关,有的长期不发作,与人和平相处。病毒激活发作后,患者出现发热、盗汗、全身淋巴结肿大、肝脾肿大、体重下降、疲劳等症状。一段时间后,患者多发生混合感染,以致病情最终难以控制。

胎儿感染艾滋病后出现的先天致残主要有:生长发育迟缓,发生率约为75%,小头畸形率为70%,以及其他颜面畸形(如方前额、扁平鼻梁、宽眼距、短鼻等),后出现复杂性细菌感染,直至死亡。

在现有科学技术及人文环境下,儿童青少年感染艾滋病后不仅身心受到不可逆转的伤害,在心理健康状况、融入社会、成家立业等方面也处于非常不利的境地。他们虽不属于残疾人,但他们的生存和发展多比典型残疾人更加困难。

（二）机制

艾滋病毒专门攻击人体免疫系统，在巨噬细胞和 CD4-T 淋巴细胞中聚集繁殖，破坏人体免疫系统，直至机体无免疫防御功能，任何细菌、病毒都可以在患者机体生存繁殖。

（三）原因

在体外，艾滋病毒是比较脆弱的病原体，传染途径远不及梅毒那么多。但是该病毒一旦进入人体后，生存能力就变得非常强，成为世界公认的不治之症之一。艾滋病的感染途径主要是性接触和共用吸毒注射用品，还有输血感染、胎传、哺乳传播等。

该病本可有效控制，却在全球范围内广泛传播，这与现代人的行为方式有关。它的有效控制不只是医学问题，更是社会问题。

第 2 节　寄生虫致残

人体寄生虫是指以人作为宿主的寄生虫。人体寄生虫可分为内部寄生虫和外部寄生虫两大类。前者寄生于人体肠道、血液、组织气管内，如蛔虫、蛲虫、绦虫、钩虫、血吸虫、囊虫等；后者寄生于体表，如虱子、螨虫等，对人体危害小。可导致残疾的主要是前者。

寄生虫病在世界范围内广泛流行，不同地域流行的病种有其地域特征。一般情况下，寄生虫病多发于卫生条件差、气候温暖潮湿或热带地区，如钩虫病在广东等地易发且持续时间长，这与当地温暖潮湿、雨量充足的气候有关。

寄生虫虫种不同、寄生部位不同，对宿主的损害也不相同。总体来看，多数寄生虫病会导致发热、疼痛、咳嗽、腹泻、肿胀、昏睡、过敏等表现，长期无效治疗会出现营养不良、贫血、疲劳、寄居部位器官受损等。寄生虫主要通过夺取人体营养、占位性损伤、毒性和抗原物质的作用、超敏反应等引起胎儿残疾或缺陷。

孕妇感染者的治疗或不治疗都可能会对胎儿发育造成负面影响，具体视感染的虫种而论。因此，孕妇孕期前后的个人卫生、饮食卫生、环境卫生事关子代的身心健康。

随着宠物饲养的广泛流行，弓形虫等各种寄生虫病及其诱发的出生缺陷也将越来越严重。

一、弓形虫致残

人类弓形虫病是指人感染刚地弓形虫所产生的一系列症状。该寄生虫病为人兽共患,动物(包括宠物)是弓形虫病最主要的传播者,猫或猫科动物是唯一能培育弓形虫卵囊的宿主,是一切传染的源头。该寄生虫可通过感染孕妇穿越胎盘,进入胎儿体内,导致先天性出生缺陷。中国有研究表明,成都、北京、济南、长春四地的弓形虫感染者后代致残比例约 4%,是对照组致残率的4.5倍。

（一）表现

弓形虫病进入体内可造成多方面损伤。首先,该寄生虫具有亲中枢系统性,主要导致中枢神经系统结构和功能异常,如智力低下或颅内钙化灶,甚至癫痫,具体表现视其寄居部位及繁殖情况而论。如寄居其他脏器,则会对相应脏器造成损伤。妊娠期母体初次感染弓形虫后,其血液中的弓形虫会经胎盘感染胎儿,主要损伤胎儿的脑、眼、淋巴结、心、肺和肌肉等,导致先天性弓形虫病,严重者会出现流产、死胎。

（二）机制

弓形虫造成胚胎损伤的可能机制主要涉及下述四方面。

其一,直接损害胚胎细胞。弓形虫经血液感染胎盘后,通过胎盘屏障,直接浸染胚胎细胞和组织,引起细胞和组织缺损以及所浸染组织的炎性反应。

其二,导致胚胎的细胞绝对数减少。有的被感染细胞不引起形态上的严重损害,但有丝分裂受抑制,细胞增殖受影响,细胞数减少,而引起胎儿宫内发育迟缓。

其三,改变染色体结构。在胚胎发育初期破坏胚胎细胞,可能引起卵裂过程中的分裂不分离现象,造成染色体数目异常,导致严重缺陷。

其四,影响胎盘功能。绒毛膜炎症导致胎盘功能下降,影响胎儿细胞代谢,胎儿发育停滞。

（三）原因

弓形虫病感染途径比较多样,如消化道、体肤接触、破损的皮肤黏膜、昆虫或吸血节肢动物以及输血和器官移植等都可传播该寄生虫卵。孕妇由于免疫功能低下,为弓形虫感染的高危人群。有研究显示,妊娠的早、中、晚期,胎儿的感染率逐步上升,晚期非常易感染,但损伤程度却随胎龄逐渐下降,早期的器官形成期损伤程度最大,严重者会出现流产、死胎及多发性结构缺陷。

新近研究发现,许多寄生虫及病毒一旦侵入宿主体内,会释放一些物质,提高宿主的激惹反应,使宿主更易攻击其他动物或人类,力图将虫卵或病毒传播出去。

二、绦虫致残

绦虫或称带绦虫,是一种肠道寄生蠕虫,种类多,如牛绦虫、猪绦虫、亚洲绦虫等。虫卵可穿越肠壁进入血液，到达身体任何部位，对脑组织更具亲和性。总体而言，感染牛绦虫、猪绦虫在中国较为多见，其他绦虫感染较少，女性较男性更易感染，高发区为西部和中部，主要与当地的饮食习惯（如食用生肉或生内脏）和卫生习惯有关。孕妇感染后，可通过胎盘传播给胎儿，在妊娠早期会引起死胎、流产，中晚期则会出现胎儿畸形，导致新生儿残疾。

（一）表现

绦虫成虫寄生宿主所致的疾病为绦虫病，幼虫寄生宿主致病为囊尾蚴病，又因寄生部位分为脑囊虫病、眼囊虫病和皮肌囊虫病。幼虫可侵入眼球引起眼球穿孔而失明，也会侵入皮肤、四肢肌肉、腹壁、胸壁等处，造成相应损伤。若侵入脊髓、脑等中枢系统，后果则更严重，感染者会出现癫痫、颅内高压、间歇性抽搐、肢体麻木或瘫痪以及精神障碍等疾病和残障。

（二）机制

绦虫等内部寄生虫对人体等宿主的损伤机制可能是多方面的。

其一，寄生虫一旦进入人体循环系统，可达肝、肺等脏器或是堵塞血管或淋巴管道，造成脏器营养供应受限。

其二，攻击白细胞，导致机体免疫机能下降，并可进一步扩散。

其三，吸收营养导致周围细胞组织缺乏营养。

其四，占位性病变。它们自身体积的增加和进一步繁殖会压缩正常组织的生存空间，使得神经组织及血管系统受到损害。

（三）原因

人体感染绦虫并致残受多种因素影响。第一，卫生意识弱、卫生习惯差。第二，是机体的免疫机能状况。免疫力强的人可长期携带而不发作，不造成损伤。第三，是寄生虫本身的侵袭能力。有些寄生虫经过恶劣环境的考验，其入侵能力和破坏力更大。第四，与区域的气候特征、饮食习惯、生活条件等因素有关。

❧ 第3节　其他生物因素与残疾

前两节介绍的病毒和寄生虫为确定的致残原，但还有些对人体健康有不良影响的生物因素受到关注，因为这些因素有可能影响胎儿、婴幼儿等发育个体的健康，甚至引发残疾，本节介绍花粉、疫苗对人的健康的影响，以期对更多生物因素进行研究。

一、花粉与残疾

花粉是植物的雄性生殖细胞,可引起过敏性疾病——花粉过敏症,它是一种环境疾病。该疾病是一种对个体身心影响较大,不易治疗的常见病和多发病。随着城市化的加速,城市人口越来越密集,植物种类越来越多,种植面积不断扩大,花粉过敏症的发病率也随之升高。在中国,花粉过敏的发病率为0.5%~1%,高发地区达5%,发病率呈持续上升的趋势。

自然界中花粉种类很多,其中少数花粉能导致特定敏感体质的人过敏发病。在中国,主要的致病花粉有:蒿属植物、向日葵、大麻、梧桐、蓖麻、苋属植物、葫属植物、杨树、榆树的花粉等。

（一）表现

花粉过敏症的临床表现因人而异,主要有流鼻涕、流眼泪、打喷嚏、鼻痒、眼及外耳道奇痒等,常被人误认为患了感冒,严重者会出现过敏性鼻炎、哮喘、皮炎等疾病,以及睡眠不佳、情绪不良等心理健康问题。

对儿童而言,有花粉过敏史的可能会对致敏花粉产生心理畏惧,由此引发的心理障碍值得关注。

（二）机理

花粉过敏症与花粉种类、环境和人体基因等多种因素有关。花粉含有色素、维生素、酶、多糖和蛋白质等多种成分,其中的水溶性蛋白质或分子量较小的糖蛋白可能是致敏原,它们能结合人体的特定免疫细胞并激发其产生组胺分子,产生过敏反应,在眼部、鼻腔等部位首先出现临床症状。

现有科学研究表明,孕期感染花粉症不会直接导致胎儿的异常发展,但本病所引发的耳鼻喉等炎症会间接影响孕妇的睡眠、日常作息和心理状态,持续较长时间或频繁发作会影响孕妇生理机能,使胎儿置于生存发展的不利境地。严重者需药物治疗,可能会殃及胎儿发育,出现药物致残。儿童青少年过敏反应可能与双亲的体质有关,但更多是与不良环境状况以及自身体质健康不佳有关。

（三）原因

花粉症的发生具有季节性、地域性特点,一般春、夏、秋季为发病高峰期,这与致敏花粉的播散期相符。但更主要的是地域特点,不同地域的植物种类差异大,花粉类型也不同,致病原也不同。现代城市绿化需考虑花粉致敏问题,选择低致敏植物。

花粉只是众多致敏原之一,其影响面广,研究较多。其实,还有更多的致敏原需要研究和应对。

二、疫苗与残疾

疫苗属于生物制品特殊药物,是用病原微生物及其代谢产物经人工减毒或灭活制成的、可有效预防或治疗特定疾病的自动免疫制剂。疫苗有活疫苗(如卡介苗)、灭活疫苗(如流行性乙型脑炎疫苗)、重组基因工程疫苗(如乙肝疫苗等)等。目前,中国儿童的计划疫苗有麻疹疫苗、卡介苗、百白破、小儿麻痹糖丸等十多种。

(一)表现

接种疫苗可提高儿童预防疾病的免疫能力,降低了儿童的患病率及死亡率,且具有很高的安全性。但疫苗使用可能伴随一些不良反应甚至致残,且具有显著的个体差异。稍多见的轻度不良反应如疼痛、红肿、发热、烦躁不安等,较少见的严重不良反应如晕厥、中毒性休克、过敏性休克、变态反应性脑炎、脑脊髓炎、臂神经炎、过敏性紫癜等异常生理过程,以及自觉疲惫、不想言谈、厌食等心理反应。

(二)机理及原因

疫苗在正式接种前进行过严格的科学实验,异常反应的发生率非常低。现有研究对疫苗接种异常反应的解释归结为三个方面。

其一,疫苗自身因素。有些人可能对疫苗本身的生物特性不适应,产生不良影响,有些人可能对疫苗其他附加成分产生异常反应。一些疫苗中含有汞、蛋白、明胶和铝盐等附加物。

其二,疫苗制备储运和使用因素。疫苗的不规范制备、储运和使用会导致严重问题。

其三,体质因素。接种疫苗的个体存在巨大的个体差异,一些人的体质可能对疫苗中某些物质非常敏感或本身有免疫缺损,接种后出现异常临床反应。

曾有研究推测,自闭症等的发生可能与接种疫苗有关,有些家长坚持认为子女在接种疫苗后出现过高热、烦躁不安等症状,此后逐步出现自闭症症状。但更多大样本研究结果显示,自闭症的发生与接种疫苗无关,其他残疾也与接种疫苗不直接相关。疫苗接种越来越普遍,种类也在不断增加,故疫苗对儿童发育的影响是非常值得关注的研究领域。

三、生物因素致残知识在特殊教育中的应用

人类生活在充满细菌、病毒、寄生虫等的环境中,有些生物体直接危害人的健康,特别是发育阶段的个体。充分了解生物因素致残对每个人都很重要。

（一）拓宽专业知识

细菌、病毒、寄生虫、花粉、疫苗等生物学科普知识事关每个人的健康,现代公民应该了解相关领域的常识。特殊教育工作者及相关人士如能更广泛了解相关知识,可增加对残疾的认识,更好地理解特殊教育其他学科知识。

（二）评估与干预中的应用

特殊儿童的系统评估需包括生物因素致残,了解残疾与各种生物因素间的直接关系和间接关系。在评估中,首先要了解儿童感染各种生物因素的种类、发生的时间、持续时长、采取的措施及其效果、当下还需采取的措施。一般而言,如果发育个体处于婴幼儿阶段,一些生物因素的伤害可能还在继续,需采取一些措施彻底清除生物因素的影响。其次,详细评估母亲妊娠期间、双亲在生育周期内接触生物因素并发生感染的情况,评估其对子女发育的影响,进一步推测儿童的体质特点。

对于双亲及儿童易感者而言,后续的日常生活特别是干预训练中要充分考虑其体质特点,选择最佳的干预环境,设计合适的训练内容、训练形式及训练强度。

（三）科学研究中的应用

特殊教育机构如果收集了大量儿童残疾与生物因素间关系的信息,就可以归纳总结生物因素致残的特点、规律以及不同地域、不同气候下的特异表现,为医学、生物学等专业机构就生物因素致残机理提供非常有价值的信息。专业机构在生物因素致残方面还需进行如下三方面探索。

1. 研究范围的扩大

当前,有关生物因素致残的研究比较局限,还需跟踪研究更多病毒、细菌和寄生虫等对儿童发育的影响,特别是公共卫生事件发生后的跟踪研究,以及对确有致残性的生物因素的机理以及在不同人群中致残差异性进行更深入的研究。

2. 不同体质状况下的生物因素致残特点研究

孕育龄人士对生物因素的易感性、胎儿在母体感染生物因素后的反应、儿童对不良生物因素的易感染性很大程度上与个体的体质特点有极大的关系,需

进行研究。这样,易感体质的人群可在特定时期、特殊环境下采取相应的措施,甚至可以根据自身体质特点对生育进行设计和安排。

3. 疫苗接种的相关研究

疫苗是一种特殊的生物体,接种后的低概率事件还是要进行研究,确认低概率事件与疫苗本身及疫苗附加成分间的关系,让国民更安心地使用疫苗,让疫苗的研发和使用更有信心。

(四) 宣传教育

根据生物因素致残相关内容对特定人群及社会各方人士进行宣传教育工作是特殊儿童病理学的重要任务之一。就生物因素致残方面需要进行的宣传教育工作主要有如下几方面。

1. 加强孕妇等特殊人群卫生教育

各种病毒、寄生虫等病原体致残都与孕妇、孕育龄人士及发育个体的卫生意识、卫生习惯有直接关系,提高特定人群在特殊时期的卫生水平仍是我国多方机构共同面临的问题。受经济状况、生存条件等因素的制约,中国中西部不少地区的卫生条件非常差,各种人群长期生活其中,受其危害,故这些区域的基本卫生条件亟待改善。在卫生条件不佳的情况下,需加强孕妇等特殊人群卫生意识和卫生习惯的宣传教育,包括对地方特色食物的独特加工中不科学步骤的科普。

2. 公民公共卫生的宣传教育

每个人的公共卫生意识和习惯不仅与自身健康直接有关,还关系着更多人的健康,甚至下代人的健康。为此,需对国民进行多方面的公共卫生教育,提高全社会的卫生水平,如在流行病发生期间每个公民都有责任提高卫生防范意识,日常生活中有效管控不卫生事件(如文明饲养宠物,不污染公共环境等)。

3. 平等对待传染病感染者

在相当长的时期,人们不理解、不接纳梅毒、艾滋病等病原体的感染者,结果这些感染并未减少,而是更多。由此总结经验,孤立、歧视感染者只能使感染更加失控。传染病一旦成为公共卫生事件往往需要全社会协助,宽容和平等地对待感染者是应有的态度,而不是惩罚、隔离或歧视,因为感染者的负责任行为才是控制病原体传染的根本途径。

【本章思考题】

1. 设计问卷,调查人们对梅毒、艾滋病毒传播特点、危害的认知,提出应对策略。

2. 设计问卷,调查不同孕龄期人士群体的卫生知识和卫生习惯。

3. 设计调查问卷或访谈或生态观察提纲,调查宠物饲养者的卫生意识及行为。

4. 参考本章知识,查阅文献,整理更多生物因素致残的研究。

5. 参考本章知识,进一步丰富相关信息,编制系列国民教育宣传册或宣传教育视频。

第八章　营养因素的影响

　　各种无生命的物质相互作用形成了生命体,并确保生命活动的存在、变化,以及体现个体间的差异。这些无生命的物质主要有蛋白质、糖类、脂类、矿物质、维生素、水等。它们是人体生命活动及个体成长必需的营养物质。营养物质可简单分为宏量营养素和微量营养素两大类。前者包括蛋白质、脂类、糖类及常量矿物质等,后者包括微量元素和维生素。这些营养物质的合理摄入对于母体和胎儿、婴幼儿及儿童的正常成长和发育有着重要的作用。"健康与疾病的发育起源学说"认为:胎儿期的营养状况不仅影响胎儿的发育,还会在出生后产生长久的延迟效应,如孕妇营养不良会增加后代成年时罹患Ⅱ型糖尿病、肥胖症、高血压、冠心病、骨质疏松等的概率。

　　营养物质的缺乏、过剩以及比例失衡都会干扰正常的生命活动,严重时会出现身心健康问题,甚至导致残疾或缺陷。在现实情况中,这些特定群体更易出现营养代谢问题,有的营养物质摄入过多,有的摄入比例不均衡,有的处于营养不良境地。中国三种情况都存在,但可能以前两种为主。

　　妊娠是一种特殊的生理过程,孕妇的营养代谢也会出现一些变化。营养物质的缺乏、过量或比例失调会增加胎儿宫内发育迟缓、新生儿先天性残疾、流产、早产、难产、脑发育障碍、围生期死亡等的风险。

　　营养物质致残讨论的是不同营养物质的异常代谢对发育个体的影响,需要将各种营养物质自身的代谢特点与特殊人群(主要是孕妇、婴幼儿及儿童)的生理活动相结合。

🌀 第1节　宏量营养素与儿童健康

　　宏量营养素的分子量大、机体含量大且需求多,是机体物质代谢和能量代谢的主体,主要有蛋白质、糖类和脂肪三大营养素。每类营养素在机体内又有许多种,起着不同的作用,相互协作,共同维持生命的各种活动。三大营养素间存在一定程度的相互转化,每种物质的过量摄入最终都会转化成脂类物质储存起来。

宏量营养素缺乏、过剩或它们之间的比例不恰当都有可能影响到胎儿、婴幼儿及儿童的发育和成长。

一、蛋白质不足对儿童健康的影响

蛋白质是生命的载体，具有多种功能，如构成机体的结构、调节机体生理生化代谢活动、修复受损组织、信息的传递与表达、构成机体的免疫系统以及提供能量等。蛋白质代谢异常会影响发育个体的多个方面，且产生持久的延迟效应，甚至终身难以改变。

（一）蛋白质与人体健康

蛋白质的基本组成单位是氨基酸，构成人体蛋白质的氨基酸有 18 种，多数要从食物中摄入，少数由机体合成。食物蛋白质是人体必需氨基酸的来源。必需氨基酸是人体正常生命活动所需的，但体内又不能合成，必须从食物中摄取。成人必需氨基酸有 8 种，即异亮氨酸、亮氨酸、缬氨酸、赖氨酸、苏氨酸、色氨酸、苯丙氨酸、甲硫氨酸。婴儿较成人多两种必需氨基酸：组氨酸和精氨酸。

食物中不同蛋白质的氨基酸含量不同，必需氨基酸与非必需氨基酸之间的比例以及必需氨基酸间的比例各不相同。食物蛋白质所含必需氨基酸的种类、数量与比例是决定其营养价值的主要因素。乳类和蛋类蛋白质具有非常适合人体代谢特点的必需氨基酸比例，其营养价值非常高，是人体蛋白质的理想来源。其他动植物蛋白质各有优劣，合理搭配，可确保人体蛋白质代谢平衡，如谷类赖氨酸较少，但大豆富含赖氨酸，豆面结合就可实现营养互补。发育个体长期食用单一类型食物会导致蛋白质等营养物质代谢失衡。

（二）蛋白质不足对儿童健康的影响

蛋白质是构成人体结构的主要成分之一，也是实现生命活动各种功能最主要的营养物质。孕妇及儿童蛋白质摄入不足会带来多方面问题，如胎儿宫内生长发育迟缓，体重轻、头围小、脑细胞数目减少、脑重量减轻，并会影响智力。

孕期蛋白质缺乏出现越早，持续时间越长，后果越严重，甚至影响后代成人后的健康。动物实验表明，孕期长期蛋白质不足会影响子代胰岛细胞的基因调控，导致幼子出现 II 型糖尿病，人类可能存在类似情况。

二、糖类不足对儿童健康的影响

糖类也称为碳水化合物，是人体高效的供能物质，也是人类获取能量最经济和最主要的物质。膳食中,约 $40\%\sim80\%$ 属于糖类。糖类在肠道内被消化后,主要以葡萄糖分子的形式吸收入体,经氧化为生命活动供给能量,并具有其他作用。

（一）糖类与人体健康

为机体供能是糖类营养物质的主要功能,它还具有解毒、改善肠道功能、参与人体结构构建等多种作用。它与蛋白质结合后形成的具有生物活性的物质——糖蛋白,调节细胞的多种代谢活动。脂肪氧化、蛋白质代谢都离不开碳水化合物的协助作用。

纤维素是另一种高分子糖类物质,不被人体消化吸收,但却是重要的营养物质,具有促进胃肠蠕动,加快粪便排空,预防便秘的作用,有助于胆固醇、有毒重金属的排出,从而提高机体的免疫功能。特殊儿童广泛存在不愿食素菜的不良习惯,纤维素摄入不足,存在大便周期长、便秘、睡眠不佳、机体免疫机能差等问题。孕妇及各类特殊儿童每日均需进食杂粮和多种蔬菜,确保摄入足够的纤维素。大麦、豆类、燕麦、各种蔬菜等食物都含有丰富的纤维素。

（二）糖类不足对儿童健康的影响

孕妇糖类物质的摄入量直接影响胎儿的生长发育,长期摄入不足会导致一系列问题,如蛋白质、脂肪消耗增多,孕妇身体消瘦、心跳减缓、精神不振、体温偏低、抵抗力减弱,以及胎儿生长迟缓,或出生后低体重等。因此,孕妇应摄入足量的糖类营养素,保持血糖稳定,避免低血糖给胎儿身体及认知发育造成负面影响。

三、脂类不足对儿童健康的影响

脂肪是能量的最终储存形式,糖、蛋白质过剩后都以脂肪形式储存起来,它还具有保护皮肤、神经末梢、血管及脏器的作用,也是细胞膜等结构的主要成分。

（一）脂类与人体健康

脂类是不溶于水、溶于脂溶性溶剂的有机化合物,种类多,化学结构差异大,生理功能多样,可归结为两大类:油脂和类脂。

人体油脂丰富,各组织和器官都有一定数量的油脂。它占体重的 $10\%\sim20\%$ 不等,个体差异较大。油脂最重要的生理功能是贮存能量和供给能量。1 克脂肪在体内完全氧化可产生 38kJ（9.3kcal）的能量,是 1 克糖原或蛋白质所释放能量的两倍以上。此外,它还有减少身体热量损失,维持体温恒定,减少内部器官之间摩擦,以及缓冲外界机械能的作用。

油脂的营养价值是由其中的不饱和脂肪酸和饱和脂肪酸的比例来衡量的。一般而言,不饱和脂肪酸含量高则营养价值大。植物油的不饱和脂肪酸远高于动物油,动物油的饱和脂肪酸远高于植物油。植物油更有利于健康。

机体中还有一类特定的组织——脂肪组织,起到调节油脂的作用。当人体摄入的油脂、糖类或蛋白质等物质过多,就会以脂肪的形式储存在脂肪组织中。当机体能量消耗增加时,就可以分解该组织中储存的脂肪,满足机体能量需要。婴幼儿及儿童过多摄入能量会刺激机体增殖更多脂肪细胞,是成年后肥胖的细胞基础,为终生健康埋下隐患。

人体需要储存一定的脂肪,但过多的脂肪会导致许多健康问题,对儿童青少年生活学习造成广泛影响。故儿童青少年要有效控制能量摄入。

类脂包括磷脂、糖脂、胆固醇及类固醇三大类。这些物质广泛存在机体各种组织器官中,对维持细胞正常的新陈代谢起着重要调节作用。它们是生物膜的基本组成成分,构成疏水性的"屏障",使细胞间成为相对独立的生命单位,又是细胞器及核膜的基本组成成分,区隔细胞内各功能"单位",确保各种代谢活动协调进行互不干扰。磷脂、糖脂是神经细胞结构中非常重要的成分,是脑功能发育及维持正常活动不可缺少的类脂。胆固醇还是脂肪酸盐、维生素 D_3、类固醇激素等的合成原料,用以调节机体脂类物质、脂溶性维生素(A、D、E、K)、钙、磷等的吸收代谢活动。

（二）脂类不足对儿童健康的影响

脂类是孕妇体内不可缺少的营养物质,特别是油脂中的必需不饱和脂肪酸以及类脂。它们是神经细胞重要组成成分,在脑功能发育及神经纤维髓鞘化等方面必不可少。脑组织中脂类占脑重的 $50\%\sim60\%$,量最大。类脂在胎儿机体各种组织器官发育,特别是中枢神经系统发育中有着重要作用。机体需要的脂类非常多,且主要源于食物,故孕妇、婴幼儿及儿童的每日饮食需多样化。

孕妇脂类摄入不足,会导致母体免疫功能降低,食欲不振、体重不增、情绪不宁、皮肤干燥脱屑等,还会出现孕妇维生素、钙等物质缺乏,造成骨质疏松,并可影响胎儿的发育,如体重轻、神经系统发育迟缓等。

四、孕妇宏量营养素过剩对儿童健康的影响

生活条件好的国家和地区普遍存在孕妇宏量营养素摄入过多,引发一系列问题,如孕妇的妊娠期高血压、妊娠糖尿病明显增多,而这些疾病是确定的致残

因素。孕妇宏量营养素过剩还会直接影响胎儿及新生儿健康,如新生儿体重过重,增加分娩的危险,是难产、剖宫产的重要因素。这些新生儿成年后出现高血压、高血脂、高血糖、心脑血管疾病比例更高,发生时间更早,困扰人生大部分时间。所以,一般认为,孕妇孕前体质指数需在 25 以内,孕期控制体重增长,分娩时的体重增加在 15kg 以内。

五、儿童青少年宏量营养素代谢异常的影响

中国残疾儿童饮食与营养的研究非常有限,可整理文献较少。就有限文献及临床观察发现,残疾儿童的宏量营养素代谢既存在摄入过多的情况,也存在摄入不足问题,导致营养物质比例失衡。

（一）营养不足的影响

一些特殊儿童不食肉类或奶蛋类,可能会引起蛋白质、脂类摄入不足,极少数儿童只食肉类,米面摄入不足导致糖类物质摄入不足。还有更多儿童食物种类及数量都不少,但面黄肌瘦,精神不振。

儿童营养摄入不足可能会导致儿童体格生长发育迟缓、体弱多病、烦躁不安、情绪低沉、自信心不足、注意力不集中、冲动、多动、控制力差等。

（二）营养过剩的影响

物极必反,儿童营养过剩也会带来不少负面影响。

其一,肥胖。这是对儿童青少年造成的最直接的负面影响。儿童肥胖者行动迟缓、容易疲劳,体态不佳,往往成为同伴取笑的对象,加重部分肥胖者的心理负担,出现自我封闭、孤独、逃避社交等问题。

其二,营养不良。有些肥胖者偏爱肉食或甜食,其他营养素摄入不足或不利于摄入,导致营养不良,影响身体的机能状态。

其三,儿童性早熟。营养过剩或某些营养物质的过多摄入导致儿童性早熟,影响体格发育。

其四,体质健康的持续影响。肥胖明显增加儿童青少年成年后患糖尿病、高血压、冠心病、胆石症、痛风等疾病的风险。

其五,影响学习。一些肥胖者更易出现生理或心理疲劳,注意力持续时间短,学习效率低下。

肥胖发生的年龄越小、肥胖病史持续越长,各种代谢障碍就越严重,对生存和生活的影响面就越广。故儿童青少年更应该强调合理饮食,有效控制宏量营养素的摄入,而不是造成不良影响或疾病后才给予关注和重视。

🌀 第 2 节　无机盐与儿童健康

人体中除了蛋白质、糖类和脂类等有机物,还有一类重要物质——无机盐,共有 20 种。无机盐根据其在体内的含有量分为常量元素和微量元素。前者超过体重的 0.01%,有钙、镁、钾、钠、磷、氯,共 6 种,需求量大,每日需从膳食中摄入 100mg 以上。后者不超过体重的 0.01%,含量少,有铁、锌、铜、氟、碘、锰、硒、铬、钴、钼、镍、钒、锶和锡,共 14 种,必须从食物中摄取。铅、汞、镉、砷、铝等接触概率较高的无机盐是人体不需要的,摄入体内有害无益。

无机盐在生命活动中有着重要作用。其一,是构成机体的成分,如钙、磷、镁等是骨骼、牙齿中不可缺少的成分,硫、磷以及多种微量元素是蛋白质特别是酶的组成成分。其二,维持细胞内外渗透压及机体的酸碱平衡,如钾、钠、氯与蛋白质一道承担这方面功能。其三,构成体内生物活性物质,维持机体功能的正常表达,如血红蛋白中的铁、甲状腺素中的碘,催化生化反应的多种酶需要的锌、铁、铜、硒等无机盐都是这些活性成分中不可缺少的元素。

普通成人的无机盐的吸收和排泄处于动态平衡,较为稳定,但是孕妇、胎儿以及婴幼儿等特殊人群的矿物质代谢存在阶段性差异,有较大的变化。如常量元素中的钙和微量元素中的铁、锌在妊娠的早中晚各期,需求量不断增大,期间食物中的摄入量也应该相应增多。

人体无机盐摄入过量或不足,或摄入不需要的无机盐都会影响健康,孕妇及儿童的不合理摄入影响更甚,是造成发育个体多种缺陷或致残的重要因素。现有研究关注更多的是无机盐摄入不足导致的健康问题。

一、无机盐不足对儿童健康的影响

孕妇摄入的无机盐既存在摄入不足和摄入不需要物质的问题,也存在摄入过量的情况,但研究较多的是前两者。任何无机盐的代谢异常都可影响神经系统、内脏器官的结构或功能,如钙、磷、锌、铜、碘等摄入不足会影响脑结构生长及脑功能的完善,认知障碍发生的概率大大增加。锌、铁、铜、碘缺乏可导致流产、早产率升高。

(一)锌缺乏的影响

孕妇缺锌可影响核酸、蛋白质、酶的代谢,产生广泛影响,如孕妇消化和吸收功能不良、免疫力下降、习惯性流产、着床失败、胎儿宫内发育畸形、迟缓、死胎等。妊娠早期缺锌会引发胎儿染色体异常,导致多种结构和功能性损伤,新生儿出现头围小、认知缺陷等,如图 8-1 所示。

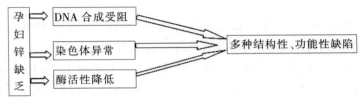

图 8-1　锌缺乏的影响

锌可谓"智慧元素",对胎儿、儿童中枢功能的发育有重要影响,特定人群需有效预防锌缺乏。

（二）钙缺乏的影响

妊娠期间,孕妇对钙需求增加,易缺钙,缺钙可引起多方面后果。

其一,孕妇身心不适,如肌肉痉挛、抽搐、睡眠不佳、情绪不稳等,严重时出现骨质疏松和骨软化症。

其二,会诱发妊娠高血压,继而影响胎儿健康。

其三,影响胎儿生长,主要是骨骼生长,如牙齿畸形、不对称等,重者出现先天性佝偻病。婴幼儿及儿童期缺钙同样会影响体格生长。

钙离子在细胞内有非常广泛而重要的功能,如细胞间信息传递、生物活性物质的表达等都离不开钙的参与。缺钙对人体的影响可能不只是骨骼生长方面。

（三）铁缺乏的影响

铁参与血红蛋白、肌红蛋白、细胞色素、过氧化物酶等多种蛋白和酶的合成,还与多种酶的活性有关,是机体中起广泛作用的矿物质。从妊娠中期开始,孕妇的血容量和血红蛋白含量不断增加,是缺铁性贫血的高危人群。妊娠轻度缺铁性贫血对孕妇及胎儿的影响不明显,但是中度或重度贫血多会引起孕妇心肌缺氧、贫血性心脏病,以及妊娠高血压等。铁从母体经胎盘单向进入胎儿体内,胎儿一般不会缺铁,但孕妇缺铁会导致胎盘缺氧并影响营养物质的摄入,引起胎儿生长受限、早产或死胎。

（四）碘缺乏的影响

碘是合成甲状腺素必需的微量元素,甲状腺素在调节机体代谢,促进脑功能发育方面有重要影响。成人缺碘会出现地方性甲状腺肿、精神萎靡、体力不足等。孕妇碘缺乏会引起多种不良后果。

其一，影响胎儿的总体生长环境。妊娠期间，甲状腺素含量较高，机体保持较高的新陈代谢水平，适应胎儿发育的需要。碘缺乏导致孕妇新陈代谢水平低，不利于胎儿的发育，严重者会导致结构畸形、早产、流产、死胎。

其二，影响胎儿的脑功能及认知能力。促进胎儿发育的甲状腺素主要依赖母体的分泌，特别是早期。如果孕妇碘缺乏，那么胎儿脑发育所必需的甲状腺素就会不足，最终会导致以认知缺陷为核心特征的克汀病。大鼠实验表明，妊娠期碘缺乏会导致仔鼠海马脑源性神经营养因子及早期生长反应因子 1（EGR1）的蛋白水平比对照组明显降低，空间学习记忆能力有所下降。人类的情况与此相似。

中国一些地区土壤和生活用水缺乏碘，导致该地区智力残疾儿童发生率较高，是中国智力残疾的重要因素。为此，中国将每年的 5 月 15 日定为"碘缺乏病宣传日"，增强人们对碘缺乏致残的重视，科学合理用碘，提高国民整体素养。食用盐加碘剂是有效的对策，在一些地方需持续坚持。

（五）锰缺乏的影响

锰广泛存在于各种动植物体内，是调节生物体三大营养素新陈代谢的重要微量元素之一，是细胞内许多酶的激活剂，在蛋白质合成及生殖生育方面有重要作用。

在妊娠期间，孕妇如果缺乏锰元素会出现一系列不良后果。其一，结构畸变。锰缺乏易出现间质合成不良，造成胎儿器官结构畸变，如内耳发育不全等。其二，锰缺乏会导致细胞线粒体功能低下，机体能量生成不足，导致胎儿多方面发育异常，如中枢神经失调、小脑发育不全等。如图 8-2 所示。

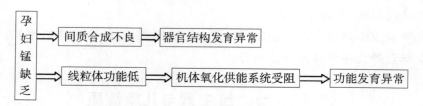

图 8-2　锰缺乏的影响

锰元素在体内的作用可能更广泛，新的研究不断呈现，需要持续关注。

人体中其他无机盐的缺乏也会给胎儿及儿童发育造成不良影响，如孕妇铜元素缺乏会导致胎儿脑组织发育不全、贫血、皮下出血、骨骼发育不良、出生后毛发生长不旺等。孕妇硒元素缺乏可能给胎儿造成多方面影响，因为硒是谷胱甘肽过氧化物酶的活性成分，而这种酶在抗氧化、抗自由基方面有重要作用。

常量元素钠、钾的缺乏也会导致机体功能异常。

二、无机盐过量对儿童健康的影响

　　孕妇摄入的无机盐过多也会造成一系列不利影响,如钙过量会增加内脏结石的危险性,铁过量容易发生色素沉着,且有损内脏,碘过量可引发碘性甲亢,机体代谢发生改变;锌过量会引发锌中毒,出现呕吐、腹痛等反应,长期轻微锌过载可引起贫血和免疫功能下降;硒过量可引起恶心、呕吐、头发脱落、指甲变形、烦躁、乏力和外周神经性疾病等。

三、儿童青少年无机盐代谢异常的相关研究

　　儿童青少年仍处于发育期,无机盐摄入不足或过量都对其身心健康有影响,造成的后果总体与前文介绍的大致相当。但儿童青少年作为营养物质摄入的独立主体,不再受母体的影响,各种矿物质的吸收及代谢有其独特性。

　　铜元素除了参与多种酶及蛋白质的合成外,在铁离子的氧化、运输以及催化合成血红蛋白方面也有重要作用,儿童青少年的铜缺乏会导致铁的运转吸收减少,引起小细胞低色素性贫血。

　　锌是对儿童青少年发育非常重要的微量元素,功能非常多,锌参与细胞DNA、RNA 聚合酶等 90 多种酶的合成,直接影响 200 多种酶的活性,促进核酸、氨基酸、蛋白质的合成,维持细胞膜的稳定性。大脑海马区锌含量高,与儿童青少年的认知、记忆密切相关。表现上,一方面,锌缺乏会使儿童青少年的消化吸收差,食欲降低,注意力降低等;另一方面,锌过载也会对儿童青少年的体质健康造成影响,具体见前文。

　　儿童青少年钙摄入不足会出现盗汗、抽搐、睡眠问题,影响体格生长。长期缺钙会导致骨代谢异常或佝偻病等。

❺ 第 3 节　维生素与儿童健康

　　维生素,也称为维他命(vitamin),是人体内又一类重要的营养物质,体内含量少、需求量少,与微量矿物质元素合称微营养素。它们并不直接参与供能,在构建细胞及机体结构上也没有蛋白质那么重要,但却是人体代谢活动所必需的物质,且人体自身不能合成,需从食物中持续摄取。

　　人体内的维生素有 20 余种,均为小分子有机化合物,生理功能各不同。维生素可分为脂溶性维生素和水溶性维生素。脂溶性维生素能溶于脂肪,包括维生素 A、D、E、K。水溶性维生素易溶于水,主要包括 B 族维生素(维生素 B_1、B_2、B_6、B_{12}、生物素、泛酸、叶酸、烟酸等十多种)与维生素 C。

维生素参与体内的各种代谢过程,如蛋白质、脂肪、糖的合成和利用,是许多酶的辅酶,影响细胞内多种生化反应。如其他营养素一样,各种维生素的过多摄入或摄取不足都会影响机体的代谢活动,对胎儿、儿童的发育影响更大。

妊娠期间,孕妇的维生素需求会发生改变。总体而言,孕妇对大部分维生素的需求量高于非孕妇女,且维生素 A、D、C 等随着孕周增长需求量增加。

一、维生素不足对儿童健康的影响

研究表明,孕妇维生素缺乏与胎儿的先天缺陷密切相关,儿童缺乏维生素也会出现类似问题。不同的维生素对人体所起的作用是不同的,因此,不同的维生素的摄入不足对母体和胎儿的影响也不同。

（一）维生素 A 缺乏的影响

维生素 A,又称为视黄醇,有多种功能,是正常视觉功能所必需的。它还具有其他功能,如维护上皮组织细胞活力、促进免疫球蛋白的合成、维持正常的骨生长、抑制肿瘤细胞生长,且影响细胞增殖以及生殖生育。

孕妇缺乏维生素 A 会引起一系列不良后果,如产后感染增多、胎儿早产和死亡,以及先天性出生缺陷(唇裂、腭裂、小头畸形)等。

儿童缺乏维生素 A 易出现夜盲症、眼角膜或结膜干燥、角膜溃疡或瘢痕等。

（二）B 族维生素缺乏的影响

B 族维生素包括维生素 B_1、维生素 B_2、维生素 B_6、维生素 B_{12}、烟酸、泛酸、叶酸等十多种,可能还会增多,都是水溶性的,大多在体内不储备,需每天从食物中摄取,过多摄入会排出体外。B 族维生素的吸收呈现协同作用,若食物中缺少某种维生素 B,会影响其他维生素 B 的摄取。

B 族维生素种类多,功能也非常强大,是各种酶的辅酶,参与调节糖、脂肪、蛋白质三大营养素生成能量的代谢,影响机体的每个细胞。B 族维生素缺乏会导致细胞能量形成减少,人体困倦痴呆,精神不振,食欲不佳,还会影响到其他生理生化活动。

妊娠后,母体子宫和乳房的发育、胎儿和胎盘的形成及发育均是细胞生长、分裂十分旺盛的时期,对维生素 B 族尤其是叶酸的需要量大大增加,可达到一般人群的 2 倍。孕妇缺乏维生素 B 可导致胎儿宫内发育迟缓、早产、出生体重低、肢体残疾、先天性心脏病、中枢功能异常等,缺陷类型非常多。

B_1 是影响糖能量代谢的主要维生素,缺乏会导致脚气病、肌肉萎缩、神经过敏、动作不协调、疲劳、健忘、学习能力低下甚至性格改变。人体易缺乏该维生素,孕妇、婴幼儿及儿童尤其要重视。

B_2 在红细胞和抗体的形成上有重要作用,协助宏量营养素的能量代谢。孕妇缺乏 B_2,对本人影响小,但对胎儿发育不利,如导致胎儿生长迟缓以及出生后反应迟钝或睡眠异常等。

B_3(烟酰胺、烟酸)是体内一些脱氢酶的辅酶,促成三大营养素的能量代谢,维持良好血液循环,维持皮肤细胞的活力。孕妇及儿童严重缺乏 B_3 时,会引起糙皮病、抑郁、失眠、眩晕、易疲劳、痴呆、肌无力等。

B_6 参与脂肪、蛋白质代谢活动,维持体内钠钾平衡,影响 DNA、RNA 等遗传物质的合成,是多种酶的辅酶,协助 B_{12} 的吸收。该维生素缺乏会导致惊厥、易激惹、厌食、抑郁、贫血、眩晕、疲劳、学习能力及记忆力下降,甚至导致儿童生长迟缓。

B_{12} 在嘌呤、嘧啶等的合成起重要作用,是调节 DNA 合成的重要维生素,并在糖类、脂肪的能量代谢以及蛋白质的消化吸收和合成上,与其他维生素具有协同作用。它还有其他功能,如协助叶酸调节红细胞的生成以及铁的利用,防止贫血,防止神经脱髓鞘,修复受损神经等。因此,B_{12} 的缺乏会导致贫血、消化系统疾病以及神经功能异常等。

叶酸是对人体特别是胎儿发育影响非常广泛的维生素,相关研究也非常深入。它在人体许多代谢上起着重要的调节作用,参与细胞增生、血红素合成以及蛋白质的代谢等,直接影响生殖生育及胎儿和婴幼儿发育。叶酸缺乏会导致多方面缺陷,如胎儿神经管裂、裂脑儿、无脑儿、贫血,以及呼吸系统、消化系统、心血管、泌尿系统等器官的结构性残疾。

(三)维生素 C 缺乏的影响

维生素 C 是体内重要的抗氧化剂,在提高一些酶的活性、维持人体免疫机能、强健骨骼、促进胶原蛋白合成、改善血管弹性等方面有重要作用。维生素 C 缺乏会引起坏血病,孕妇维生素 C 缺乏会影响胎儿生长发育,并有可能影响智力水平。儿童维生素 C 缺乏容易产生疲劳、身体抵抗力差、抑郁、食欲不佳或消化不良等多种不良反应,影响学习、心情及人际交往。

(四)维生素 D 缺乏的影响

维生素 D 属于类固醇激素,有五种化合物,各种维生素 D 均为不同维生素

D 原经紫外照射后的衍生物。与人体健康关系密切的是维生素 D_2 和维生素 D_3。天然食物大多不含有维生素 D。人体皮下储存有一种脱氢胆固醇,受紫外线照射后,可转变为维生素 D_3。故人皮肤适当接受日光照射是机体获得维生素 D 所必需的。

维生素 D 的主要生理功能是提高肠道、肾小管对钙、磷的吸收和再吸收,维持血液钙、磷的水平,确保骨骼生长和强健所需要的矿物质。

孕妇维生素 D 缺乏导致胎儿骨骼发育受到影响,增加先天性佝偻病的概率。儿童维生素 D 缺乏同样会患佝偻病,易怒、烦躁、睡眠不安、夜惊、夜哭、多汗;幼儿前囟迟闭,出牙迟,齿质不坚,排列不整齐,动作整体发育迟缓;严重者还会出现肌张力低下,关节韧带松懈,脊柱及四肢畸形,下肢 O 形腿或 X 形腿。

（五）维生素 E 缺乏的影响

维生素 E 又称生育酚,有四种衍生物,是与生殖生育直接相关的维生素,具有调节性激素分泌的功能,影响精细胞数量和活力,维持雌性激素水平,预防流产。它们还是体内最主要的抗氧化剂之一,清除体内过多的自由基,缓减生物膜脂质过氧化,维持细胞膜等生物膜结构的稳定性,确保细胞正常活动;防止蛋白质变性,确保酶、激素及免疫因子的活性。

孕育龄人士维生素 E 缺乏可导致生育困难,孕妇缺乏该维生素会引发胎儿死亡和流产。儿童维生素 E 缺乏可能影响其整体代谢活动,具体有待研究。

二、维生素过量对儿童健康的影响

维生素是体内的微量营养素,不可缺少,但不能过多摄入。过量摄取维生素会对胎儿及儿童的健康造成伤害。

维生素 A 过量可致慢性中毒,发生肝细胞坏死或引起肝硬化,也会影响垂体、肾上腺、性腺、甲状腺等内分泌器官的功能,一些个体会出现肾小管细胞坏死、肾钙化等。

维生素 B_6 过量不仅不能促进胎儿的生长发育,还会使胎儿对其产生依赖性,医学上称之为"维生素 B_6 依赖症"。

维生素 C 摄入过多后经肾脏排出体外,并导致维生素 A 缺乏,一些个体会出现依赖性坏血病——机体不适应停止大量摄入维生素 C。婴幼儿维生素 C 过量,会出现体倦乏力、睡眠不安、皮疹、血小板增多、消化异常和荨麻疹等。

维生素 D 过量摄入会引起低热、烦躁不安、哭闹、厌食、营养不良和体重下降等,导致胎儿大动脉和牙齿发育异常、脑硬膜裂,出生后血钙过高、食欲缺乏、便秘、智力低下。

维生素 E 过量会引起性早熟、发育过度及性征改变等不良反应。

维生素 K 过量可引起新生儿腹泻、腹痛和乏力等症状。

三、营养因素与儿童健康关系的相关知识在特殊教育中的应用

特殊儿童往往存在营养摄取及体内代谢问题,是影响特殊儿童发展以及教育干预成效的因素之一,将营养学知识应用于特殊儿童(特别是低龄特殊儿童)的干预是儿童综合干预的重要组成部分。

（一）评估及干预中的应用

不少特殊儿童存在营养代谢问题,既有宏量营养素代谢问题,如偏食、肥胖、营养不良等,也存在微营养素代谢、无机盐代谢异常问题,特别是微量元素摄入不足,而有害无机盐在体内含量偏高或超出正常范围等。所以,特殊儿童需系统评估儿童的营养状况,包括母亲妊娠前的饮食习惯、妊娠期间的饮食营养状况、婴幼儿饮食营养情况、儿童饮食习惯、儿童在整个成长周期中与儿童食品公共事件的关系等,还需从本章述及的营养物质种类详细评估儿童的营养状况,必要时需进行营养代谢的医学检查。

在特殊儿童的教育与训练中,饮食营养仍然是非常重要的基础营养因素,改善儿童不良的营养状况对发挥儿童自身的成长潜能、提高教育训练效果都有重要作用,需为营养问题突出的儿童制订专门的营养干预计划,包括医学治疗。

（二）研究

有关儿童营养代谢的研究非常发达,但针对各类特殊儿童的营养代谢特点、问题及其有效干预研究非常薄弱,我国在普通儿童和特殊儿童营养方面的研究更是缺乏系统性和针对性,没有充分考虑我国人种的基因及饮食特点。实践中,特殊儿童家长和特殊教育教师普遍反映特殊儿童存在饮食上的独特性,可能对其营养代谢有影响,进而影响身心健康以及其心理行为的表达。特殊教育工作者可会同儿童营养学研究者在调查各类特殊儿童饮食营养代谢特点的基础上,研究各类营养素摄入不足或过剩对其发育的影响,研究有效的干预策略。特殊儿童饮食营养是非常需要研究的课题,也是有可能取得有价值研究成果的领域。

（三）宣传教育

营养物质的有机组合构建了生命,并维持生命活动,但它们的比例不合理会影响身心健康,甚至导致残疾。特殊教育工作者需向更广人群普及相关

知识。

1. 向各类人群宣传教育，提高营养知识普及面

营养物质摄入不当会导致残疾或缺陷，故普通人群特别是孕育龄人士需掌握一些营养学常识，避免营养物质摄入不当影响子代的健康。特殊儿童伴随有饮食营养问题，故特殊教育教师、特殊儿童家长需掌握相关知识，从营养角度促进特殊儿童的发展。

各类人群都应该密切关注儿童的饮食营养特点及其变化，及时发现身心出现的与营养有关的问题，以便科学应对。特殊儿童家长及教师还需关注营养干预的效能，选择合适的营养干预策略。

2. 提高人们对营养物质价值的选择性

营养物质的选择不是自身价值高才好，而是胎儿或儿童实际需要的才是最好。现实中，一些孕妇、儿童家长不具备相关知识，轻信不法商家或缺乏职业道德医生的蛊惑，食用了具有"神奇功效"的保健品，其结果不仅不利于胎儿或儿童发展，甚至给发育个体造成终生伤害。另一方面，一些发育个体明显出现营养代谢异常，需要进行干预，而家长却不以为然，任其"顺其自然"，结果造成难以弥补的遗憾。

【本章思考题】

1. 查阅相关文献，整理本章未讨论的类固醇与儿童健康的研究。

2. 参考本章知识，查阅相关文献，设计问卷调查孕妇三大宏量营养素摄入情况。

3. 参考本章知识，查阅相关文献，设计问卷调查或参与性观察提纲，调查特殊学生、普通学生的饮食特点，并加以比较。

4. 依据可靠研究结论，编制"儿童健康饮食"宣传册或视频文件。

第九章　不良生活习惯致残

　　不良生活习惯是指本可避免的有害生活方式或行为。孕育龄人士特别是孕妇的不良生活习惯会直接导致残疾,也可能诱发形成其他不利因素,间接与儿童的残疾有关系。这些不良习惯研究较多的是吸烟、饮酒、吸毒以及睡眠不佳等。吸烟、饮酒和吸毒是较为肯定的致残因素,受到广泛关注,相关机理研究较为深入。睡眠不佳影响儿童的发展,但其致残程度有待深入研究,可谓疑似致残因素。睡眠问题有的属于不良习惯,有的由身心疾病导致,并非不良习惯。本书对此并未区分对待,详见本章第4节。

🌀 第1节　饮酒与残疾

　　自古以来,酒在人们的生活中扮演着重要的角色。中国是最早酿酒的民族,酒文化历史悠久,渗透到人们生活的方方面面,祭祀、人际沟通、休闲娱乐、疾病治疗和养生保健等都有酒的身影,与酒有关的产业在中国国民经济中扮演重要角色。

　　过量饮酒有害健康,孕育龄人士、妊娠孕妇、儿童青少年等特定人群饮酒会造成多方面持久的不利影响。

一、酒与人类生活

　　饮酒对人的身心健康有利有弊,很多情况下利大于弊。一般而言,适量或少量饮酒可能对一些人的健康是有益的,如缓解心理紧张焦虑和抑郁、醒神减乏、增加能量代谢、抗寒祛湿、缓解关节肌肉疼痛、增加中药材有效成分吸收等。但是在很多情况下,饮酒很难做到适可而止,酗酒及酒精成瘾者大有人在。长期过量饮酒会严重影响身体健康,造成蛋白质、维生素及矿物质吸收严重不足,出现营养和代谢失调,严重损害肝、胃、中枢神经功能,影响个体的认知、学习效率以及作业安全,引发交通肇事、工伤以及人际冲突和伤害等事件。

二、酒精致残

目前研究表明,孕育龄人士不当用酒或孕妇酗酒可能导致严重的酒精致残。一是因为酒精可直接损害精细胞和卵细胞,导致妊娠困难或受精卵质量下降,从根本上影响发育个体的健康。二是酒精可透过胎盘直接毒害胎儿发育,甚至造成流产、早产和死胎等严重问题。

孕妇饮酒会导致胎儿酒精综合征(fetal alcohol syndrome,FAS),表现为子代在身体结构、心理和行为多方面异常,缺陷程度与妊娠期的饮酒剂量呈正相关,符合剂量效应原理,并与妊娠时段有关,妊娠早期饮酒危害大。酒精致残表现多样,美国医学会将此分为典型的 FAS、部分 FAS、酒精相关的出生缺陷(ARBD)和酒精相关的神经系统发育异常(ARND)。通常情况,用 FAS 表示各种因酒精引起的发育异常,不细究不同表现。

FAS 的发生率可能受到多种因素的影响,如人种、地区文化、孕育龄人士的社会经济地位和文化程度、妊娠阶段等。有研究显示,女性慢性饮酒者的 FAS 发生率为 2.5%,活婴中 FAS 的发生率为 0.1%～0.7%不等。

(一)表现

FAS 在胎儿期及产后的表现不同,随着年龄增长,身体特征变得不明显。胎儿期表现为胎盘发育不良、流产、死胎等,幼儿及儿童期的表现有如下几个方面。

其一,面部异常。如额窄、睑裂小、鼻唇沟长平、上唇薄等,这些异常随着年龄增长会变得越来越不明显。

其二,中枢神经系统异常。表现为不同程度的认知障碍,如精神萎靡、注意缺陷、记忆差、思维能力差,甚至可诊断为轻度或中度智力残疾。他们的脑功能异常在儿童早期可能不明显,早发现有一定难度。FAS 多有中枢异常,且后天干预难度大,关键在预防。

其三,运动异常。如行走晚、动作不协调、动作精细水平较差,训练难度大等。

其四,听力语言异常。可能受颜面发育异常的影响,FAS 儿童易患中耳炎,导致渗出性及传导性耳聋,并影响到言语语言发育,出现构音障碍、言语不连贯和表达障碍。

其五,社会适应能力异常。FAS 个体情绪波动大、易激惹、不合群或胆小怕事,有的有攻击行为等。

其六，其他异常。FAS 还可能伴有其他障碍或疾病，如喂养困难、遗尿、大便失禁、睡眠障碍、先天性心血管疾病、免疫功能紊乱等。

弓形体病、单纯疱疹病毒感染儿童和孕期服用抗癫痫药所致的胎儿表现与 FAS 相似，诊断评估需加以鉴别。

（二）机制

酒精产生作用的有效成分除了乙醇外，还有代谢产物乙醛，它们均可直接影响细胞增殖，导致细胞死亡或酶、受体等活性成分的改变。

1. 体格发育异常机制——营养物质代谢失调说

长期饮酒会导致机体整体出现一系列营养代谢问题，如缺氧/缺血、低血糖、钙平衡失调、胎盘糖脂蛋白质等营养物质代谢降低、细胞分裂和生长受阻、抗氧化剂过度消耗和自由基增多、神经营养因子失活等。

2. 中枢功能失调——神经毒性说

有研究者重点关注 FAS 中酒精对中枢神经系统的损伤，认为酒精会给中枢神经系统的结构和功能带来广泛影响。

其一，导致细胞死亡。中枢神经细胞对酒精及乙醛非常敏感，过量的酒精及其代谢产物会阻断未成熟脑细胞发育或使得成熟脑细胞死亡，对皮质发育造成永久的结构性损伤。

其二，酒精会导致连接大脑两半球的胼胝体神经纤维减少。

其三，可能阻碍胶质细胞或趋化因子的形成，神经细胞的迁移和突触的建立受到影响。

其四，损害内耳前体细胞和前庭神经，导致共济失调、平衡控制异常。

3. 酶结构改变

孕期前三个月是胎儿大脑生长发育最快的时期，也是机体重要的神经生理功能形成的时期。高血浓度的酒精会损害胎儿机体细胞膜及组织酶的结构，特别是中枢神经系统细胞。酒精所致的损害主要在妊娠早期，随着胎龄增加，酒精对其发育的影响逐渐减轻，但大剂量的酒精及其代谢产物还是可以造成严重损伤。孕妇停止大量饮酒后，胎儿的生长发育将继续进行。

关于酒精在机体内的代谢及作用机制有许多研究，对致残等负面影响的解释也有很多。随着研究的深入，还会提出更多的解释，值得关注。

（三）原因

酒精致残的根本原因是乙醇及其体内代谢产物乙醛较易穿越胎盘，进入胚胎组织。而胚胎组织是细胞增殖、代谢活动非常活跃的生命体，任何不良因素都可能干扰其发育过程。

现有研究认为,饮酒特别是酗酒或妊娠饮酒会增加 FAS 及相关异常的风险,并不是必然结果。酒精致残与孕妇的体质、生育年龄、饮酒剂量、胎儿发育阶段等多种因素有关。

1. 妊娠阶段

胚胎发育不同阶段对酒精的敏感性及清除能力不同。在胚胎发育早期,特别是最初的三个月,胚胎对各种不利因素都很敏感。该阶段小剂量饮酒都可能造成永久残疾。有研究发现,生产前 2 周也是酒精致残的敏感时期。

2. 饮酒剂量

酒精致残总体符合剂量效应原理。有研究总结,妊娠期间持续低剂量饮酒(折合纯酒精 4.5mL/天),婴儿中出现生长发育迟滞和中枢神经系统异常的比例就会增加。若孕妇摄入 360mL 啤酒/天或 48mL 葡萄酒/天(相当于 15mL/纯酒精),婴儿中视觉可见的结构性残疾就会增加。纯酒精量 35mL/天可能是酒精致残的阈剂量,该剂量与后代的低体重高度相关。女性长期大量饮酒可明显增加自动流产的比例。在妊娠期先饮后止的样本中,婴儿的异常发育减少和减轻。这表明酒精的作用是即时性的,延迟效应不明显。

3. 与其他因素的协同作用

不良因素间往往存在协同效应,导致危害扩增。饮酒与妊娠年龄、空气质量等存在明显的协同作用。有研究显示,30 岁以上孕妇饮酒其子代的 FAS 率较年轻孕妇显著升高。空气污染(尤其是铅等重金属)、吸烟、吸毒等会增加饮酒的风险,胎盘血流减少更明显,缺氧更甚,对胎儿的危害更大。

育龄男士饮酒或酗酒对子代的影响一直有争议,这多与个体体质有关。有的人肝脏解毒功能强,可有效清除酒精及其代谢产物的影响。一般而言,长期大剂量饮酒会影响精细胞的质量,可能会殃及后代。

🐾 第 2 节　吸烟与残疾

就人的健康而言,烟草百害无一利,但是全球范围内烟民数量不断增加,与此同时与烟草有关的疾病及死亡也在增加。世界卫生组织权威人士报告,全世界每年死于烟草的人数将由 1998 年的 400 万人上升到 2030 年的 1000 万人。到那时,因烟草死亡的人数将超过因疟疾、母婴疾病和结核病造成死亡的总和,其中 70% 的死亡发生在发展中国家。1990 年,与烟草有关的死亡人数占总死亡人数的 1/6；到 2020 年，这个比例可能上升到 1/3 左右。至于烟草引起的其他非致死性疾病和残疾的比例就更高。

吸烟危害性的知晓率不低，但是吸烟者数量还是有增无减，烟草及其相关产业还是世界经济的重要组成部分，各国很难采取一致行动取缔这些危害人类健康的产业。伤害还在延续，研究还需进行。

一、烟草与人类生活

烟草最早可能是由美洲印第安人引入人类生活，经燃烧可丰富环境气味或用于祭祀（似寺庙烧香），逐步变成可抽吸的材料。烟草于明万历年间经欧洲传入中国，中国由于人口多，自然是吸烟大国，同样也是烟草生产和销售大国。烟草除了使吸烟者成瘾产生依赖外，还在人际交流等方面扮演特定的价值，在现代人类生活中有一定的影响力。

但是，烟草几无益处，对健康损害更大。吸烟引发呼吸系统疾病或不适，主动吸烟者多有咽喉及呼吸系统疾患。婴幼儿及儿童被动吸烟同样会影响其呼吸系统功能，发生呼吸道感染、哮喘等的概率大大增加。孕妇吸烟不仅导致胎儿发育异常，还会增加出生后患其他疾病的概率。吸烟可导致儿童先天残疾、恶性肿瘤，且与婴儿猝死综合征的发生有关。肺癌等许多癌症与吸烟有关，无论是主动吸烟者还是被动吸烟者都会受到伤害。

二、烟草致残

孕妇吸烟对胎儿发育造成了不良影响，如出生低体重、支气管和肺发育不良、呼吸道感染、肺功能减低、哮喘以及中耳的各种疾病，还会增加流产、死胎的比例（为非吸烟孕妇流产率的 2 倍以上）。

被动吸烟问题同样不可小视。WHO 等许多权威机构报告，被动吸烟在全球非常普遍，长期被动吸烟会导致一系列严重乃至致命的问题。研究估计，全世界大约有 1/3 的成年人和 7 亿儿童长期生活在二手烟环境中。中国有研究显示，被动吸烟学龄前儿童的智力低于对照组。母亲吸烟可导致儿童更易出现行为问题，如孤僻、忧虑、多动、冲动、胆怯等。长期生活在二手烟环境下的儿童青少年更易由被动吸烟转变成主动吸烟者，戒断更加困难。

（一）表现

本学科关注较多的是胎儿烟草综合征（fetal tobacco syndrome，FTS），是指孕妇吸烟导致的儿童异常发展。FTS 的临床诊断指标包括四个方面：妊娠吸烟 5 支/天以上、妊娠期无高血压、足月分娩(37 周以上)但存在生长迟缓(如出生体重不到 2500 克者)和无其他明确原因的宫内生长迟缓。

胎儿烟草综合征在胎儿期及产后的各个阶段表现不同,具体如下。

其一,胚胎发育异常。在胚胎发育上,FTS 表现为宫内生长迟缓(IUGR)、胎动减少、呼吸率减少、体格发育指标低于正常胎儿等。

其二,出生缺陷。FTS 表现为出生后的低体重、生长发育迟缓、体质差、先天性心脏病、智力障碍、行为问题等缺陷。

(二) 机制

烟草中含有多种有害物质,对吸烟者特别是胎儿危害非常大。烟草的主要有毒物质及其作用见表 9-1。

表 9-1　烟草的主要有毒物质及其作用

名　称	毒副作用
尼古丁	使中枢神经系统先兴奋后抑制,导致胃病、血压升高、心跳加快甚至心律不齐,诱发心脏病,损害支气管黏膜,引发气管炎、毒害脑细胞、致癌。
一氧化碳	显著降低血液运氧能力,导致组织器官缺氧。
苯并芘	强致癌物,导致多种细胞癌变。
放射性物质	铝、钋等放射性同位素,每天吸一包烟的电离辐射量相当于拍一次 X 光片。
烟焦油	易附于气管、支气管和肺泡表面,损害呼吸系统功能,导致多种细胞癌变。
有害金属和非金属	烟草中含有砷、汞、镉、镍等有害金属,危害生殖细胞,加重骨骼钙流失,导致中枢细胞受损、视器受损等。
其他有毒有机物	二甲基亚硝胺、甲基乙基亚硝胺、二乙基亚硝胺、亚硝基吡咯烷、联氨、氯乙烯、尿烷等。

烟草中的尼古丁、一氧化碳等物质致残研究比较充分,其他物质导致出生缺陷的研究还需深入。

1. 尼古丁致残机制

尼古丁较易通过胎盘进入胎儿体内或羊水中,直接影响胎儿的内外生长环境,使胎盘血管收缩,肾上腺素升高,从而造成血管变细,引起血流下降,胚胎组织供血不足,如图 9-2 所示。

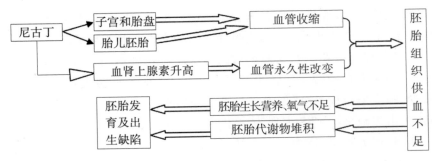

图 9-1 尼古丁致残机理

哺乳期母亲吸烟也会影响婴幼儿健康。母乳中的尼古丁浓度与母亲吸烟量有关,婴儿的血液、尿液中均可测到尼古丁和可铁宁,并可使婴儿发生呕吐、腹泻、心率增快、烦躁不安甚至休克等,还可使母亲乳汁分泌减少。人体血浆中尼古丁的半衰期小于 2 小时,而可铁宁的半衰期将近 20 小时。因此,母亲在哺乳期应戒烟,以免对婴幼儿造成伤害。

2. 一氧化碳致残

其与血红蛋白(Hb)的结合力远远高于氧气或二氧化碳与血红蛋白的结合力。不吸烟的正常人体内碳合血红蛋白(HbCO)浓度大约为 0.5%,而吸烟严重者体内的碳合血红蛋白高达 15%～20%。经过胎盘后,胚胎组织的 HbCO 的浓度还要提高 1～8 倍,具体如图 9-2 所示。

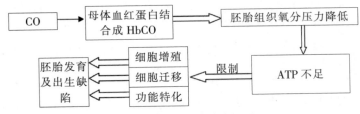

图 9-2 一氧化碳致残机理

此外,还有研究从免疫学角度解释吸烟的负面影响。无论是主动吸烟还是被动吸烟都会导致婴幼儿及儿童免疫机能下降,如细胞免疫的 CD3、CD4、CD8 及 CD4/CD8 等指标以及体液免疫的 IgG、IgA、IgM 等指标均明显低于健康对照组。

(三)原因

吸烟致残的原因非常清楚,直接原因主要有妊娠吸烟、哺乳期吸烟以及婴幼儿的被动吸烟,且存在显著的剂量效应。同时,孕妇年龄、饮酒、睡眠不规律等是吸烟致残的主要协同因素,可谓间接原因。研究证实,胎儿宫内发育不良率

(IUGR)及出生低体重存在显著的吸烟与年龄的协同效应。17～35 岁的年轻孕妇的 IUGR 是不吸烟的 2 倍左右,35 岁以上者该比例是不吸烟者的 5 倍左右。

第 3 节　吸毒与残疾

毒品是指使人形成瘾癖和依赖的药物或化学品,常见的如鸦片、海洛因、冰毒等,还包括可使人产生依赖的天然植物、烟草、酒等。国际上通常把毒品分成八大类:阿片类、可卡因类、大麻类、中枢神经兴奋剂、酒及镇静催眠剂、致幻剂、挥发性有机溶剂和烟草类。这些物品中有许多具有医学治疗价值,如麻醉药和精神药物等。毒品多通过调节中枢神经功能产生兴奋、愉悦、放松或镇静等作用。

毒品严重危害吸食者的身心健康,对孕妇危害更大,殃及后代。作为人类的共同问题,多个学科需就其危害、成因及致残致病机理等多方面进行研究。

一、毒品与人类生活

毒品生产、销售和使用是全球性问题,吸毒人口遍及全球,这不仅是人身健康问题,也是一个社会问题。烟草、毒品也是舶来品,危害由来已久,历史上的鸦片战争让国人刻骨铭心,难以忘却。而今,中国吸毒人口遍及全国且不断上升。有调查表明,中国吸毒者多为孕育龄人士,85%左右的女性吸毒者年龄在17～35 岁之间,是主要的孕龄人群,情况非常严峻。为减轻毒品的危害,政府乃至全社会投入了大量的人力和物力,长期承受沉重负担。毒品已经成为突出的社会问题,严重危害个人健康、家庭和谐以及社会的稳定和发展。

二、毒品致残

毒品除了损害吸毒者本人的身心健康外,还会影响其后代的健康,是导致出生缺陷的致残因素。孕妇吸毒,则胎儿被动吸毒,影响发育,出生后出现新生儿戒断综合征(neonatal abstinence syndrome,NAS),且负面影响一直持续。成人吸毒行为具有示范效应,使更多儿童青少年成为潜在的吸毒者。

（一）表现

毒品首先危害吸毒者的健康,导致短暂兴奋后的长期萎靡。男性吸毒者的生育能力降低,血清睾丸素含量降低、精细胞数量减少、活力不足等;女性吸毒的负面影响也非常严重,如停经、闭经、痛经、停止排卵、受孕难、性欲减退等。

孕妇吸毒导致胚胎发育异常,引发多种出生缺陷。

其一,围产期事故多发,早产、患病和死亡比例较高。其二,新生儿生长迟缓,体重、头围和身长等体格发育指标明显低于正常婴儿。其三,脑结构功能异常,脑积水、脑血管梗死、脑功能发育缓慢的发生率高。其四,呼吸功能异常,肺发育不全,易发生窒息等不良症状。其五,吮吸不力,喂食困难。其六,情绪行为异常,焦虑不安、易激惹、昏沉冷漠,对声音敏感、睡眠异常等新生儿戒断反应。其七,社会适应能力差,有的活泼过度,有的痴呆木讷,与人难相处以及学习能力差等。

孕妇吸毒,胎儿被动吸毒,新生儿会出现程度不等的戒断综合征,影响其生长发育及照料和喂养。

新生儿戒断综合征是指新生儿因孕妇长期服用镇静剂、麻醉药、止痛剂或致幻剂等毒品或药物,而形成了对毒品或药物的依赖或成瘾,出生后表现出一系列全身性不适症状。

其一,神经系统功能异常,如肌肉紧张震颤、腱反射亢进及莫罗氏反射(婴儿紧抱反射)亢进、吮吸异常、惊厥、打哈欠、打喷嚏、流泪、出汗、高热、烦躁易怒、哭闹等。其二,消化系统功能异常,如进食差、腹泻和呕吐,继而出现脱水和电解质紊乱等。其三,呼吸系统功能异常,如呼吸急促、呼吸暂停和间断以及呼吸性碱中毒等。其四,行为异常,新生儿常吮吸拳头和拇指等,影响进食。

(二) 机制

毒品、麻醉品以及很多精神类药物多是中枢神经调节物品,具有水溶性和脂溶性的双重特性,易穿过胎/＊－＋盘,也易通过胎儿的血脑屏障进入胎儿体内。故孕妇吸毒会导致孕妇及胎儿双方短时间兴奋,身体活动增加,母体及胎儿缺氧。如吸毒女性于妊娠后戒毒,又会出现戒断反应,情绪行为异常,身体活动大,消耗也大,胎儿同样会缺氧,且胎儿的生长环境受到严重干扰。在分娩期间,子宫收缩会进一步影响子宫内血液供应,如此时戒断吸毒,则胎儿的缺氧更严重甚至导致死亡。见图 9-3,孕妇吸毒导致后代出生缺陷"缺氧"说。

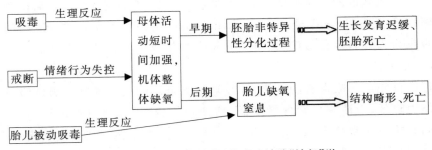

图 9-3　孕妇吸毒导致后代出生缺陷"缺氧"说

同时,毒品本身会在孕育龄人士体内进行生化反应,长期滥用可能导致化学性损伤,有研究认为,毒品增加机体染色体受损的风险,会直接影响胎儿正常发育以及损伤修复。毒品种类越来越多,它们的化学结构及其在人体内的代谢过程多存在巨大差异,有待持续深入研究。

（三）原因

毒品导致的儿童发育异常或残疾主要是孕妇吸毒以及婴幼儿戒断反应。美国有调查显示,孕期吸毒或滥用精神类药物者比例较高,受累新生儿在3%以上。中国相关学术研究较少,详细信息不多。据公安部门报告,中国吸毒人群遍及全国各地,尤以云南、贵州、兰州、西安、新疆、内蒙古等地为甚,且具人群特征,如25岁以下青少年、无职业低收入、未婚或不幸婚姻、低文化水平、家庭或父母感情紧张、从小溺爱、卖淫或乱性行为等,吸食的毒品以海洛因为主,还有杜冷丁、冰毒、摇头丸等。近十多年来因滥用药物成瘾的妇女有增加趋势。

新生儿戒断综合征与母亲吸毒剂量、持续时间（特别是分娩前最后一次吸食的剂量与时间）和方式有关。孕期用药剂量愈大、用药时间愈长、用药愈早,对胎儿的危害也愈大,可导致新生儿胎粪吸入、宫内窘迫、窒息、猝死。吸毒孕妇分娩的婴儿中大约有60%～90%会出现戒断反应症状。新生儿戒断反应的发生时间、异常反应方式和程度存在个体差异。一般而言,戒断症状会在出生后72小时之内发生,有的则在出生后6天～8周才出现症状,反应持续3～4个月不等,对婴儿早期的发展和喂养有非常大的影响。

第4节 睡眠不佳与儿童发展

睡眠是恢复精力的主要方式,对每个人都非常重要。专业研究机构及社会各界对此非常重视,世界卫生组织将每年三月第三个周五定为"睡眠日",每年都有不同的主题,向人们传播睡眠的常识及改善睡眠的方法,增强人们对睡眠的重视。

孕妇的睡眠不仅影响自身的身心健康,还对胎儿发育有直接影响。孕妇持续睡眠不佳可能存在延迟效应,是影响胎儿及儿童健康发展的不良因素。儿童青少年如出现睡眠问题不仅影响身心发育,还会影响学业、情绪控制及人际交流。如果睡眠问题发生在儿童发育早期或长期存在睡眠问题,会导致认知、行为等方面的缺陷。

一、孕妇睡眠与胎儿的发展

女性在计划妊娠前的一段时间及整个妊娠期都应该保持良好的睡眠,为胎儿的健康发展创造良好的成长环境。这似乎是不争的事实,但孕妇睡眠不良对胎儿发育影响的机理却研究不深。将睡眠问题视为儿童致残的可疑因素具有一定的意义。

(一)孕妇睡眠问题突出

1. 睡眠不佳是很多人都存在的问题

有报道称,世界有睡眠问题的人口约为 27%,中国更为突出,达 38%。因此睡眠问题是一国乃至全球的共同问题。

2. 影响睡眠的因素越来越多

现代生活中有许多因素影响孕妇的睡眠,如工作压力大、居住及工作环境人口密集、家庭不稳定因素多、环境噪声、游戏娱乐方式多样且不受时间限制等(如通过智能手机、电视、电脑等途径随时随地可以进行游戏活动)。

3. 孕妇更易出现睡眠问题

受妊娠期激素变化以及胎儿活动等的影响,孕妇更易出现睡眠问题,如嗜睡、易醒、入睡困难、多梦、惊醒等。

(二)孕妇睡眠不佳影响胎儿发展

有限研究显示,儿童先天出现缺陷可能与孕妇的不良睡眠有关系。

1. 影响内分泌系统

研究表明,孕妇良好的睡眠是确保其内分泌系统稳定的基础。胚胎早期发育需要的激素主要源于孕妇的内分泌系统,孕妇睡眠不佳会导致下丘脑等促激素释放系统不能正常工作,影响生长激素等的分泌,导致胎儿发育缺乏必要的激素。

2. 引发其他疾病,因病致残

孕妇长期睡眠不佳会引发妊高征、抑郁症、焦虑症、免疫机能低下等,这些疾病直接影响胎儿发育,导致出生缺陷。

二、特殊儿童的睡眠问题

良好的睡眠是胎儿及儿童生长发育的重要条件,对全身各系统特别是中枢神经系统的发育尤为重要。受睡眠环境及自身生理状态等多种因素的影响,现代儿童睡眠问题突出,是影响其发展的重要因素之一。

（一）睡眠不佳影响儿童发展

有研究表明，睡眠障碍直接影响儿童的学习活动、学业水平以及行为表达，久之会导致认知、情感及整体健康问题。阻塞性睡眠呼吸暂停影响睡眠质量，患此症的儿童经手术治疗后，不仅睡眠得到改善，他们的认知测试成绩也会提高。

婴幼儿也存在睡眠问题。新生儿睡眠时长在 20 小时左右，婴儿期多需 16 小时左右，此后维持在 10～12 小时左右。但现代社会不少婴幼儿存在睡眠问题，如昼夜颠倒、每天睡眠总时长以及单次睡眠时长短、易醒、抱着睡眠等。婴幼儿睡眠不佳可能给其体格发育、情绪表达乃至认知发展等方面带来持续影响。

（二）特殊儿童多伴有睡眠问题

有研究表明，特殊儿童广泛存在睡眠问题，主要有入睡困难、睡眠总时长短、单次睡眠时长短、入睡后肢体过动、开灯睡觉、深夜苏醒后哭闹或游玩、连续多日不睡、学龄前阶段的午休入睡难或不午休等问题。儿童父母、教师及其照料者深受其苦，身心备受煎熬。

智力残疾儿童、注意缺陷多动症儿童存在不同程度的睡眠问题，自闭症谱系儿童的睡眠问题更突出。研究显示，40％～80％的自闭症谱系儿童有一种以上的睡眠问题。

特殊儿童的睡眠问题与其自身的残障相互作用，共同影响儿童的身心发展，也给教育、康复训练和生活照料带来很大的麻烦。特殊儿童的诊断评估及各方面干预需充分考虑其睡眠问题。

三、不良生活习惯致残知识在特殊教育中的应用

吸烟、饮酒、吸毒等各种不良习惯会危害健康，也会直接或间接影响胎儿、婴幼儿等发育个体的发展。学习并掌握不良生活习惯致残知识可以帮助人们更深刻地认识烟酒和毒品的危害，更全面了解儿童致残的成因和机理，更好地研究相关问题。

（一）在特殊儿童评估及干预中的应用

儿童残疾往往是多方面因素导致的，孕育龄人士特别是孕妇的不良生活习惯是其中的因素之一，特殊儿童评估应该了解孕育龄人士在妊娠前以及孕妇妊娠期间的吸烟、饮酒、吸毒史，包括吸食剂量、持续时长、身体反应、戒断情况、被动吸烟情况（生活工作环境中存在二手烟），还应该了解婴幼儿或儿童的被动吸

烟等情况,以及相关人士在不同阶段的睡眠情况。

通过评估,相关人士可了解自身的不良生活习惯及其危害程度,及时改变不健康的生活方式和行为,为发育个体的发展及有效干预创造良好环境,也有助于降低再生育中的致残风险。同时,评估结果也为判断障碍的严重性和可改变性提供了可靠的依据。

不良生活习惯的评估涉及个人隐私问题,信息的有效获取有一定的难度,评估人员需设计好评估策略,做到在尊重个人隐私的前提下又能获得对儿童教育非常重要的相关信息。

(二)在科学研究中的应用

不良生活习惯对发育个体的影响是多方面的,需要研究的问题也很多。

1. 不良生活习惯者构成特点的动态研究

随着时代的变迁,吸烟、饮酒及吸毒人员的构成也会发生变化,需要在性别、年龄、文化程度、地域及文化特点方面及时进行跟踪研究,为有针对性地宣传教育及其他干预提供可靠信息。

2. 相关法规制定及执行方面的研究

不良习惯多可改变,但往往需要创造良好的大环境,如中国一些大城市根据《世界卫生组织烟草控制框架公约》,制定地方法规要求"所有室内工作场所和公共场所都要完全无烟化",吸烟人数逐步减少,个人吸烟剂量不同程度降低。制定法规需要研究,法规的有效执行更需要研究,如毒品泛滥主要是法规执行的问题。

3. 宣传教育有效性的研究

"吸烟酗酒吸毒有害健康,危害家庭和社会"之类的宣教内容虽不是人人皆知,但知晓率绝对不低,然而这些不良习惯却有增无减。这表明,宣传教育并未深入人心,人们对宣传教育的感受并不深刻,没有转化成实实在在的行动。为此,相关机构及专业研究人员需探索更为有效的宣传教育策略。

4. 加强对特定人群睡眠问题的研究

当前,有关睡眠与人体免疫机能、情绪控制等方面研究较多,但是睡眠与生殖生育、婴幼儿睡眠质量与其发展等问题研究仍有待更加全面深入,不能仅让信息停留在总结经验上。

(三)宣传教育

需要加强不良生活习惯致残知识的宣传教育,且注重宣传教育的针对性和有效性。

1. 宣传教育更为文明、健康的交往方式

烟酒与人际交往关系密切，不健康不文明的交往方式往往会增加吸烟饮酒的频率和吸食量，诱导更多人士参与其中。在中国，朋友聚会、红白喜事、关系疏通等各种交往多离不开烟酒，烟酒产业在国民经济中占有重要地位，是纳税大户，扮演着"支柱产业"的角色，这是以人的健康和国民素养为代价的不良习惯。然而此习惯由来已久，已成为所谓的"烟文化"和"酒文化"，改变的难度会很大。为此，需在国家层面设计更有效的宣传教育策略及管控措施。

2. 有针对性的宣传教育

不良习惯致残知识的传播除了电视报纸等公益宣传教育外，还要进行有针对性的工作。首先，要针对特定人群，如孕育龄人士、儿童青少年、烟酒经营者、执法人员等。其次，要选择合适的时段，如妊娠前后、哺乳期等。第三，选择特定场所，如酒店、公共吸烟场所、妇幼保健医院。第四，选择使人感受更深刻的宣传内容，如将致残后果及其更为沉重的负担以简洁的文字和图片的形式呈现出来。

此外，还需要加强被动吸烟、因好奇而尝试吸烟饮酒吸毒以及影响睡眠的各种因素等方面的宣传教育，养成良好的睡眠习惯。

【本章思考题】

1. 设计调查问卷，了解孕育龄人士对酒精、烟草、毒品等因素致残知识的知晓度。

2. 致残因素科普知识普及的问题及对策的调查研究。

3. 法律"禁止向未成年人销售烟酒"之规定的执行情况调查研究。

4. 关于烟酒毒品带来的社会问题的思考。

5. 孕妇、孕育龄人士、儿童等特殊人群被动吸烟状况的调查。

6. 孕育龄人士、孕妇、婴幼儿等特殊人群睡眠状况研究。

7. 中国学龄前、学龄期儿童睡眠问题的调查研究。

第十章 脑性瘫痪的研究进展

脑性瘫痪简称脑瘫，是指一组运动和姿势发育异常障碍症候群，源于发育中胎儿或婴儿脑部的非进行性功能紊乱。脑瘫诊断的要点有：脑损伤为非进行性的，运动障碍的病变部位在脑部及婴儿期出现异常症状。还可以参考其他伴随障碍，如智力障碍、癫痫、感知觉障碍及其他功能异常。诊断时，需排除进行性疾病所致的中枢性运动障碍及正常儿童暂时性的运动发育迟缓。

在临床上，脑瘫根据不同标准分为不同类型，有的分为五种类型。

其一，痉挛型。肌张力过高，以锥体系受损为主，在脑瘫中占大多数。

其二，手足徐动型，或不随意运动型。主要是锥体外系受损，不随意运动多，如手足徐动，舞蹈样动作，肌张力不全，震颤等。

其三，共济失调型。以小脑受损为主，平衡控制差，动作稳定性差。

其四，肌张力低下型。肌张力低，体软无力型，多属脑瘫的早期表现，后发展为其他类型。

其五，混合型。前四种类型中某些症状的组合，如肌肉痉挛并不随意运动等。

脑瘫发生率约为 2‰，且在地域、文化、经济水平、城乡等方面存在较大差异，男童显著多于女童。中国脑瘫的发生率较高，是特殊儿童的重要群体，占据相当的比例。

脑瘫的研究历史长，研究领域广泛，研究文献非常丰富。近年来，随着研究技术的更新，以核磁共振为代表的影像学研究、生理生化研究和中医研究都有一些新的成果。

◎ 第 1 节 脑瘫的影像学研究

利用现代先进的医学检测技术可以对脑性瘫痪者的脑结构和功能进行更为精确的研究，研究手段主要有：计算机断层扫描（computed tomagraphy，CT）、磁共振成像（magnetic resonance imaging，MRI）、单光子发射计算机断层扫描（single photon emission computed tomography，SPECT）、正电子发射断层扫描（positron emission tomography，PET）等。

一、计算机断层扫描研究

计算机断层扫描（CT）可在较短时间内完成对颅脑结构及其变化的成像。研究发现，脑瘫的 CT 异常率达 64%，痉挛性瘫痪 CT 异常最常见，高达 80% 左右。脑瘫类型不同，CT 异常率不同，异常表现也不同。

痉挛型偏瘫 CT 异常率最高，达 100%，其次为痉挛型四肢瘫及痉挛型双侧瘫。

（一）痉挛型脑瘫的研究

痉挛型偏瘫 CT 异常率最高，达 100%，主要显示为单侧大脑半球萎缩、大脑运动区皮质脊髓束异常、蛛网膜囊肿、局限性脑软化等。四肢瘫的 CT 异常率为 80% 左右，CT 显示为脑室周萎缩、弥漫性脑萎缩、双侧大脑皮质与皮质下软化灶。痉挛型双侧瘫多见中心性脑萎缩。

（二）手足徐动型脑瘫的研究

陈烨等人的研究显示，手足徐动型脑瘫的 CT 结果为基底核受损、第三脑室扩大和鞍上池增宽。还有研究报告，该型 CT 显示有皮质萎缩、脑室扩大。也有报告，该型脑瘫无 CT 改变。研究结果的不一致可能与受检测儿童脑瘫的严重程度有关。

（三）共济失调型脑瘫的研究

陈烨的 CT 研究显示，共济失调型脑瘫的第四脑室扩大，小脑沟增多 3 条或更多。

（四）混合型脑瘫的研究

混合型脑瘫多显示 CT 异常，如脑萎缩与皮质下软化灶，但个体差异较大，不同个体的 CT 结果有很大的差异。

二、磁共振成像研究

磁共振成像（MRI）是目前研究脑部结构及功能非常重要的技术，研究精度不断提高。该研究手段的灵敏度显著高于 CT，且无 CT 的放射性损伤，但成本较 CT 高，呈现报告的时间较长。脑瘫儿童检查首选核磁共振成像。

脑瘫 MRI 异常结果较 CT 显著提高，痉挛型偏瘫、四肢瘫的 MRI 异常率为100%，痉挛型双瘫和共济失调型脑瘫的 MRI 异常近 90%，而徐动型的 MRI 异常约为 50%。陈丽英和周陶成的研究显示,脑瘫儿童 MRI 的异常表现为:皮层下及脑室旁白质软化(PVL)、脑萎缩、基底节病变等。其中,PVL 是早产脑瘫的特征性表现,这一点有助于判断脑瘫成因。

不同类型脑瘫的 MRI 异常表现不同,痉挛型四肢瘫的异常表现广泛,两侧大脑有弥漫损伤,痉挛型双瘫以脑室周围白质软化为主,不随意运动型多有基底节区异常,共济失调型脑瘫多显示小脑发育不良,偏瘫型多为单侧脑损伤。

三、单光子发射计算机断层扫描研究

单光子发射计算机断层扫描技术(SPECT)借助同位素来检测脑血流量,显示脑及其他生物组织的结构和功能状态,是安全、无创伤的研究和临床检查技术,已得到广泛应用。

四肢瘫儿童脑的 SPECT 结果显示为双侧大脑局限性或弥散性放射性降低区,相应区域血流减少。其中,顶叶血流减少最为常见,部分伴有双侧额叶、颞叶、枕叶和基底核的血流减少。偏瘫儿童脑 SPECT 显示为患肢对侧顶叶供血不足,部分伴有患肢对侧额叶、颞叶和基底核血流减少。

四、正电子发射断层扫描研究

正电子发射断层扫描(PET)可以研究组织细胞的代谢水平,是当前研究人体机能状态非常先进的技术,可以显示组织机能的细微变化。脑瘫儿童 PET 的氟代脱氧葡萄糖(18F-FDG,葡萄糖的同分异构体,反应组织葡萄糖代谢水平)的水平普遍较低,个别代谢水平正常。异常代谢中,多局灶异常较多,也有大脑弥漫性低代谢水平或单局灶低代谢水平。PET 结果在儿童干预中有重要价值,各种教育和训练中要充分考虑脑的能量代谢水平。

◎ 第 2 节　脑瘫的生物学研究

生物学研究脑瘫的成果比较丰富,已是脑瘫基础研究中的重要分支,有脑电图研究、血清生物活性物质和营养素的生化研究,以及遗传学研究等。

一、脑电图研究

脑电图研究技术在快速发展,不仅常规脑电图的灵敏度在提高,动态脑电图和视频脑电图等新技术也服务于更广泛的研究领域。脑瘫的脑电图研究显

示大脑不同区域呈现异常脑电活动,以痫样波出现频率较高,因为脑瘫合并痫样波比例较高。现实中,大多数脑瘫儿童接受脑电图检查,检查结果对判断脑瘫性质及程度、教育安置、生活照料以及康复训练有重要价值。

(一)常规脑电图研究

脑电图(electroencephalography,EEG)是一项评定大脑功能状态的神经电生理技术,对判断脑瘫儿童预后、指导训练有重要价值。现有常规脑电报告显示,脑瘫脑电图异常率在 40% 左右,比较高。不同研究报告的结果不相同,甚至有较大差异,这与研究被试的年龄、类型、脑电记录方法以及脑电异常的判断标准有关。如有报道显示部分性发作的脑电图表现为高幅棘慢波,部分性发作泛化为全身发作的 EEG 为单侧全导/部分导联的棘慢波;也有报道称强直-阵挛拳发作间歇期的 EEG 为多棘慢复合波,而强直型在发作间歇期的 EEG 为节律性尖慢波,肌阵挛脑电图为弥散、不规则的阵发性棘慢复合波和多棘慢复合波;更有报道称痉挛症婴儿的 EEG 为高波幅棘慢波、尖慢波和多棘慢波。

(二)动态脑电图研究

动态脑电图(ambulatory electroencephalography,AEEG)对患者脑电进行 24 小时持续检测,了解其清醒状态、睡眠状态以及病理状态的脑功能状况及变化。儿童脑瘫合并癫痫的比例较高,癫痫发作期的脑电波与不发作期的脑电波有明显差异,但癫痫发作的随机性大,常规脑电图难以用于癫痫发作期脑瘫个体的检查。AEEG 不仅可以检测脑瘫儿童癫痫不发作期的脑电波,也有可能检测到发作期的脑电波。使用 AEEG 全面评估脑瘫儿童的脑功能状态非常重要,特别是对婴幼儿脑瘫或脑瘫发现早期的评估。

谭春英等人的报告显示,脑瘫 AEEG 的异常率为 82.2%,还有报告检出率为 90%。其中,痉挛型脑瘫的 AEEG 异常率和痫样波检出率最高,手足徐动型脑瘫的 AEEG 异常率最低,脑瘫合并其他疾病或障碍越多(如癫痫、智力障碍、小头畸形),其 AEEG 的异常率也越高。

总之,AEEG 检出痫样波等异常脑电活动的比例明显高于 EEG,是评估儿童脑功能状态更灵敏的手段。但 AEEG 用于大龄化脑功能异常者受到制约,主要与受检者的认知能力、行为控制能力以及检查的配合度等有直接关系。

(三)视频脑电图研究

视频脑电图(video electroencephalography,VEEG)是将脑电活动信息与其同步的外显动作行为视频信息加以对应分析的新型脑电波检测、分析技术。该技术借助电脑及软件将动态脑电图检测设备与动作行为监视的视频设备联系起来,可以实现脑电波与外在动作行为的一一对应,更容易剔除脑电检测中的伪差(体外电活动)干扰。患者在睡眠时的脑电波及外在行为参数也可正常记录。该技术主要用于癫痫患者的临床检测和治疗。

脑瘫合并癫痫的 VEEG 检测结果显示:不同类型的脑瘫合并癫痫,脑电波异常与行为异常之间存在多种对应关系,此为其一。其二是发作间歇期癫痫(包括伴有癫痫的脑瘫)的脑电波显示为局灶或多灶痫样波。其三,脑瘫合并癫痫的儿童总体脑发育水平迟缓。

该技术可用于更小年龄患者脑电异常活动的检查,如可用于 1 岁以内婴儿的癫痫波及其发作行为的分析,但用于大龄患者脑功能检测会有一定困难,难以承受大量电极长时间留在体肤。

（四）脑干听觉诱发电位研究

脑干听觉诱发电位(brainstem auditory evoked potontial,BAEP)是听觉系统功能状态检测的先进技术,用于儿童早期听觉功能及其障碍的评定,也可用于脑干功能的发育状态及受损情况的评估。张慧佳等人在对 340 例脑瘫病例进行 BAEP 检查后发现,脑瘫患儿 BAEP 异常主要是周围性质的,而非中枢性质的,表现为 I 波缺失、潜伏期延长和听阈值增高,且在不同类型中的异常率不同,异常率由低到高依次为肌张力低下型、混合型、手足徐动型和痉挛型。

二、生化研究

通过对神经递质、细胞因子和营养物质等的生化研究,发现脑瘫儿童在这些物质的含量上与普通儿童多有差异。一些变化可能参与了脑瘫的脑损伤,可解释脑瘫发生机理,一些变化则反映了损伤后的修复情况。

（一）矿物质及血管调节因子研究

1. 无机盐

根据袁海斌的研究,脑瘫儿童血钙、铁、铜、镁含量均低于正常儿童。该类个体的干预中可尝试补充这些物质。

2. 血管调节因子

许晶莉、陈秀洁等报告,脑瘫儿童的一氧化氮(NO)、血浆内皮素(ET)等血管调节因子可能参与了脑瘫的脑损伤,降钙素基因相关肽(CGPR)在脑损伤后起到修复作用。NO、ET、CGPR 在不同类型脑瘫中无显著差异。

（二）神经递质研究

神经递质是体内细胞间进行信息交流的重要生物活性分子,对机体各种功能的表达起着基础性作用,决定着生命体正常活动的水平。

1. 乙酰胆碱

乙酰胆碱(Ach)是胆碱能神经元释放的一种重要神经递质,用以调节肌肉运动、认知记忆等活动。脊髓前角运动神经元的轴突发出侧支释放 Ach,支配闰绍(Renshaw)细胞,后者激活后释放抑制性神经递质,再作用于该运动神经元(回返抑制),使兴奋减少或停止。痉挛型脑瘫的肌痉挛可能与脊髓胆碱能中间神经元的回返抑制功能下降有关。

2. 谷氨酸

谷氨酸(Glu)是体内含量最多的一种氨基酸类神经递质,它对神经元的发育、分化、迁移和调节其他神经递质起着重要作用,但 Glu 过高可导致兴奋性神经毒性作用。相关研究显示,脑瘫儿童的 Glu 水平显著高于普通儿童。

3. γ-氨基丁酸

γ-氨基丁酸(GABA)是体内重要的抑制性神经递质,主要抑制 γ 运动神经元活性,使肌梭对单突触和多突触脊髓反射的敏感性降低,脊髓前角 α 运动神经元活性降低。痉挛型脑瘫的 GABA 显著低于普通儿童。

4. 单胺类

李晓捷等报告,高胆红素脑瘫仔兔的基底神经核区的多巴胺(DA)、5-羟色胺(5-HT)含量降低,脑干区的去甲肾上腺素(NE)含量显著降低。研究表明,胆红素可能选择性地损伤基底神经核和脑干有关区域的特定神经元。

(三)生长因子等研究

当机体组织发生损伤时,细胞中生长因子、酶等生物活性物质会出现异常变化,及时反映损伤及其程度。体内的生物活性物质非常多,在研究中可作为脑瘫早期检测的指标,理想的目标还在探索中,举例如下。

1. 胰岛素样生长因子-1(IGF-1)

该因子是具有促进细胞分化、增殖、个体生长发育作用的调节因子,在各种组织中都存在。有研究报告,脑瘫的 IGF-1 水平显著低于正常儿童,痉挛性脑瘫与徐动型脑瘫间无显著差异。在脑瘫儿童的早期检查可关注 IGF-1。

2. 转化生长因子 β1(FGF-β1)

该因子是具有多种生物学效应的细胞因子,对保护中枢神经有着重要作用。陶维元等研究报告,新生儿脑瘫血清 FGF-β1 水平高于对照组,新生儿脑瘫的脑损伤呈现急性应激反应。该因子血清浓度与脑损伤严重程度相关,可作为早期干预及预后等的参考指标,其临床价值有待深入研究。

3. 神经元特异性烯醇化酶（NSE）

它是糖酵解的关键酶之一,在脑细胞中的活性最高,外周神经细胞和神经分泌组织的活性次之。当神经元坏死时,该酶外漏经过脑脊液穿过血脑屏障,进入血液。脑瘫或缺氧缺血性脑病等的血清 NSE 水平明显高于无脑损伤者。NSE 可作为高危新生儿脑损伤程度的早期检测指标,在早期干预中具有重要参考价值。

三、遗传学研究

据兰格 Lang 等报道,亚洲脑瘫儿童的致残因素中,遗传因素可占到 40%。因此重视遗传因素在脑瘫发病中的作用对当前脑瘫儿童的防治有重要意义。

（一）遗传性血栓形成的基因多态性研究

有报道称,因子 Leiden 突变、亚甲基四氢叶酸还原酶、纤溶酶原激活剂抑制物的基因易感性是导致痉挛性偏瘫、单瘫、部分四肢瘫（重复偏瘫）的重要因素。因子 Leiden 突变等是血栓形成的遗传因素。

（二）细胞因子基因多态性与脑性瘫痪发生的相关性研究

1. 细胞因子 IL-6 的基因多态性

许多研究都认为细胞因子 IL-6 基因多态性与脑性瘫痪密切相关。IL-6 的过度表达导致新生儿脑损伤,出现脑室管膜下白质软化或新生儿缺氧缺血性脑病等。而 IL-6 水平是由相关基因决定的。更为确定的是 IL-6 水平的升高增加了痉挛型四肢瘫的发生。

2. 载脂蛋白 E 基因

有研究报道,携带载脂蛋白 ApoE4 的等位基因使痉挛型脑瘫的风险提高6.253 倍,提示 ApoE4 的等位基因可能是痉挛型脑瘫遗传易感因子。李晓捷的研究显示,脑瘫儿童携带 ApoE4 基因是正常儿童的 3.4 倍,尤其是四肢瘫或三肢瘫的儿童,且该基因很可能与脑瘫严重程度密切相关。

还有研究着眼于肿瘤坏死因子 TNFa、尿苷二磷酸葡萄糖醛酸基转移酶（UGT1A1）基因与脑瘫的关系,不过尚无可靠的一致性结论。

四、其他研究

脑损伤一旦发生,会在解剖结构、血液流变、分子生物、体液免疫复合物等多方面表现出异常。不同研究者从不同专业技术角度进行相关研究,极大丰富了脑瘫的病理研究。

（一）神经纤维显微结构研究

有研究报告，痉挛型脑瘫的有髓神经纤维存在原发性脱髓鞘情况，出现雪旺氏细胞和束膜内血管改变，这可能是由于 IgG 免疫复合物在神经组织中的沉积，以及补体的激活。

（二）脑血流研究

陈洪国等人借助脑彩超（TCD）发现，脑瘫儿童脑血流呈低流速高阻抗改变，明显存在供血不足问题，脑瘫程度越重，供血不足越严重。1 岁以内脑瘫婴儿情况更明显。故改善脑微循环对脑瘫儿童康复有重要意义。

（三）神经干细胞研究

成年哺乳动物、人的海马及脑室下带（SVZ）都存在着神经干细胞或神经细胞的前体细胞。由于 SVZ 与室周白质的形成有关，故破坏 SVZ 细胞就可能导致室周白质再生困难，出现脑室周围白质软化（PVL）和囊泡，并影响神经元的增生、分化以及神经纤维的髓鞘化。

（四）干细胞移植修复损伤研究

骨髓至少含有两种干细胞：造血干细胞和间质干细胞。间质干细胞维持机体正常造血的微环境，在正常的体内环境中可长期生长。这类干细胞移植入体可以替代受损的组织，还可以刺激相应组织增生，实现损伤的自身修复。有研究将自体骨髓间质干细胞回输脑瘫儿童，可以改善其粗大运动功能。

干细胞移植的自我修复以及其他的自我修复机制是非常值得研究的领域。

第3节　脑瘫的中医研究

中国传统医学——中医对脑瘫的成因、分型等有独特的认识，采用以针灸、推拿和中药为主的治疗，取得公认的效果。中医研究脑瘫历史悠久、名家辈出、成果丰富。在此综述部分研究成果，为相关人士的进一步研究和学习做铺垫。

一、中医病理

中医对脑瘫成因的解释总体上因人而异，不可一概而论。但是，各家在对该类群异常症状归纳总结的基础上，形成了相应的解释。如王勇认为，脑瘫主要是先天精血亏损、后天气血不足导致脾肾亏虚、肝风内动。病久兼痰瘀阻窍、经络不通。上不能充养于脑，致髓海不足，脑部空虚，出现表情呆滞、反应迟钝、智力低下、痴呆、行动迟缓；下不能充养于骨，致骨骼脆弱无力，见立迟、行迟、语迟等小儿生长发育落后的"五迟"。又如雷延风认为,脑瘫多因先天不足,窍道不通,气血不能上承,肾气亏损不能生髓,造成骨软,命门火衰,造成气血运行无力,脾虚气弱,脑失所养。

每个从事脑瘫诊治的中医医师都有自己的脑瘫理论。综述多家理论笔者发现,关于脑瘫及其他障碍,他们虽有一些大的共识,如先天禀赋不足、后天发展不力之类,但在面对具体脑瘫个体或不同类型的脑瘫时,医家各抒己见,各有千秋。这可归结为中医的个别化,既有中医诊疗理论与实践的个别化,也有针对不同患者有不同解释与治疗的个别化。

二、中医分型

不同的中医研究者在总结诊治实践的基础上,将脑瘫分为不同的类型。如马丙祥将脑瘫分为:肾虚髓亏、痰瘀阻窍、脾肾亏虚、肝风内动四种类型,据此分辨证施治。刘焕荣等分为:肝肾不足、脾肾两亏、心血不足、肝风内动和风痰阻络五种类型,且分别对应西医的手足徐动型、肌张力低下型、共济失调型、震颤型及痉挛型。李鸿超将其分为:精血不足、肝强脾虚、脾肾虚弱和肝肾亏损四种类型。

各家研究者的总体看法是:痉挛型脑瘫主要是肝强脾弱或血虚风动;不随意运动型(手足徐动型)脑瘫侧重于阴虚风动;强直型脑瘫多由于痰瘀内阻或风痰阻络;共济失调型多为精血虚损、筋肉失养。肌张力低下型(迟缓型)更多是脾气亏虚或肾精不足。

脑瘫的分型、理论解释以及治疗等非常需要研究者持续关注,应该在一定周期内进行文献计量学研究,总结中医研究中形成的规律性认识。

三、中医治疗

中医是因个体差异以及症状在时间上的变化而变化的治疗技术。这是该医学的长处,非常强调针对性,也是这个学科的难点或不足,医师的成长非常不易,治疗效果不稳定。中医对脑瘫采取针灸、推拿、中药或气功等治疗,多为几种治疗技术综合应用。

(一)针灸治疗

脑瘫的针灸治疗是根据中医的整体观念、辨证论治,从经络脏腑及其经络腧穴入手,施行循经、远道及邻近取穴。针灸取穴有头皮针、体针,采取针刺或留针的手法等。多数研究表明,脑瘫的针灸治疗确有效果。洪丽妃的研究结果表明,针灸治疗不仅明显改善儿童的上下肢肌力(下肢肌力改善更明显),还能提高其日常生活活动能力。针灸疗法安全、经济、方便,多无明显不良反应。刘振寰认为,针灸可增加儿童的脑血流量,改善脑细胞代谢环境,促进脑功能的部分代偿或完全代偿,对脑组织的修复及功能的恢复有一定的促进作用。袁海斌报道采用靳三针治疗儿童脑瘫,效果显著。

（二）推拿治疗

推拿俗称按摩,推拿师通过特定手法施力作用于经络的穴位,疏通经络,调节卫气营血,驱邪扶正,使气血通常;或直接作用于肌肉、骨骼组织和关节等部位,恢复肌组织弹性、调整肌组织异常的肌张力、改善骨和关节的活动性和稳定性。推拿治疗脑瘫在中国历史悠久,现在仍然是众多脑瘫儿童康复的重要技术之一。

刘振寰施行推拿治疗儿童脑瘫,取得显著效果。其推拿技术可归结为:循经点穴按摩、健脾益气按摩、捏脊、足底按摩、阶段性按摩、促肌力恢复按摩及关节活动度按摩七种按摩方法的综合。刘成的研究则进一步证明推拿治疗脑瘫是有效的。

（三）中药治疗

中药是中医的主体,是根据辨证论治原则,结合脑瘫儿童的具体情况施行个别化治疗,且在治疗期间还进行药物配伍的调整。

中药治疗因医家不同而存在巨大差异,方剂更是不计其数。例如针对肝肾不足型脑瘫,有医家采取滋补肝肾、强壮筋骨的治疗方案,方剂以六味地黄丸为基础,根据儿童身体状况及其变化加减。对于脾肾亏虚者,则补益脾气益肾壮骨。不同类型的脑瘫及其不同表现有不同的施治方剂。

（四）中西医结合治疗

而今,脑瘫的康复以现代康复技术为主,中医治疗为辅,两者结合形成颇具中国特色的脑瘫康复方案——中西医结合,是中国儿童脑瘫的基本康复方案,许多脑瘫儿童按此方案接受康复治疗和训练。各种类型的脑瘫儿童主要接受物理疗法、作业疗法、言语语言治疗等现代康复技术的干预,以达到抑制异常姿势与异常运动模式、促进大运动、精细动作、言语语言能力等基础能力的发展的目的,同时也接受中医针灸、推拿和中药治疗。经过多年的实践,中国脑瘫康复工作者在中西医结合的脑瘫康复上取得一些成就,许多研究表明中西医结合的脑瘫康复是有效的。

此外,气功是颇具争议的独特领域,认同者往往夸大效果,反对者则嗤之以鼻。作为一种古老的养生手段,气功在中国有着强大的生命力,不仅继承者大有人在,也有医家将其用于脑瘫的康复,但严谨的研究设计非常困难,故效果很难得到普遍认同。

【本章思考题】

1. 收集并细读多例脑瘫儿童的医学检查报告,熟悉脑瘫医学检查项目及其意义。

2. 为了便于识记和理解,设计图或表将本章知识分类整理。

3. 选择本章的一个知识点,通过查阅近五年文献,丰富更新本章讨论的知识。

第十一章　自闭症的研究进展

自闭症(autism)又称为孤独症,是以社会交往障碍为核心特征的广泛性发展障碍,具有言语沟通异常、重复行为、兴趣范围狭窄等问题,多在 3 岁左右发现。(美国的《精神疾病诊断与统计手册》第五版)DSM-Ⅴ 将 DSM-Ⅳ 中的三大诊断标准概括为两方面:持久性的社交障碍和局限刻板的兴趣或活动。简言之:不懂规则,兴趣狭窄。

自闭症在 DSM-Ⅲ 中开始单列为一种独立的障碍,在 DSM-Ⅳ 中隶属"广泛性发育障碍"。广泛性发育障碍除了典型自闭症(autism)外,还包括艾斯伯格综合征(Asperger's)、雷特综合征(Rett's)、童年瓦解性障碍(disintegration disorder)、非特异性广泛性发育障碍(PDD-NOS)。在 DSM-Ⅴ 中,将雷特综合征之外的各种障碍统称为自闭症谱系障碍。国际疾病分类(ICD-10)将广泛性发展障碍归入心理发育障碍,包括自闭症、雷特综合征、其他童年瓦解性精神障碍、伴有精神阻滞和刻板运动的过度活跃障碍、艾斯伯格综合征。

自闭症发生率在 0.1%～1% 之间,男女比例在 1.6∶1～19∶1 间,不同研究者的报告差异非常大。发生率不断提高是基本态势,这可能与诊断标准的变化、公众意识提高和诊断能力提高有关系,更可能是因为儿童中自闭症的实际发生率在增加。自闭症的发生率在地域、文化背景、父母文化水平、城乡等因素上可能有一定的差异。

自闭症是当今特殊教育、医学、生物学、政策法律等多领域研究和关注的热点,相关研究不断深化,研究报告纷呈繁杂。

◎ 第1节　自闭症的影像学研究

随着影像技术的快速发展和广泛应用,研究者借助磁共振成像(magnetic resonance imaging,MRI)和功能性磁共振成像(functional magnetic resonance imaging,fMRI)、单光子发射计算机断层扫描(single photon emission computed tomography, SPECT)、磁共振波谱分析(magnetic resonance spectroscopy，MRS）、正电子发射断层扫描（positron emission tomography，PET）、弥散张量成像（diffusion tensor imaging，DTI）等技术探索自闭症人士的脑结构、功能及其代谢的特点及变化。

一、磁共振成像研究

磁共振成像是一种无创伤性质的在体成像技术，不仅能够观察人体器官组织的结构，还能研究大脑等组织在代谢和功能方面的特点。该技术可在被试有任务、无任务刺激或睡眠状态检测相应的脑活动，现广泛用于自闭症谱系儿童的临床检查及其基础研究中，取得不少有价值的成果。磁共振成像包括常规磁共振成像（MRI）和功能性磁共振成像（fMRI）等。

MRI 研究发现，大部分自闭症儿童的脑出现异常生长。

其一，脑体积显著大于普通儿童。在出生后早期，自闭症个体的脑体积与普通婴儿无显著差异，但在 6～14 个月间逐步出现脑的过度生长，2～4 岁间的脑过度生长越来越明显。随着年龄的增大，其脑生长的速度又显著下降，最终脑体积接近正常水平。除了枕叶无明显变化之外，自闭症儿童的额叶、颞叶和顶叶的体积均显著增大，但额叶体积变化的偏差最大。

其二，胼胝体总面积小且主要集中在前部，也有不少报道发现后部异常也非常显著。

其三，杏仁体、海马体积异常。多数研究发现右侧杏仁核及双侧海马体积显著增大，但也有发现双侧杏仁核及海马体积减小的。自闭症儿童的脑结构在 MRI 检查中存在较大的差异，不少儿童并无 MRI 结果的异常。

fMRI 研究结果显示，自闭症儿童的右侧额叶和顶叶更为活跃，前额叶、左侧颞上回脑活动增强，这些变化可能与他们持续重复行为的刺激相关。多个研究报告，自闭症儿童在进行面部识别时，其杏仁核、海马功能表现异常。

二、磁共振波谱分析研究

磁共振波谱分析（MRS）是一种可检测活体组织代谢物化学成分和含量的检查方法。在自闭症脑功能研究中，该技术通过检查脑内 N-乙酰天门冬氨酸（NAA）、胆碱（Cho）、肌酸（Cr）等物质的变化情况，了解脑的代谢及其功能状况。

研究发现，自闭症儿童双侧颞叶、双侧杏仁核-海马区、额叶、枕叶、左小脑半球 NAA 浓度均较正常组降低，也有研究报告 MRS 结果与正常对照组无差别。

脑组织代谢的研究是从本质上探索脑功能问题,故磁共振波谱分析技术是研究自闭症问题非常重要的手段,研究进展值得期待。如今,该技术尚在进一步完善中,不同研究者的结论有较大差异。随着技术的成熟,自闭症脑组织代谢问题可能会有一致性结论。

三、弥散张量成像研究

弥散张量成像(DTI)研究报告,自闭症儿童的前额叶腹内侧、扣带回前部、颞顶交界处区域的神经纤维减少,双侧颞上回、近杏仁核区域的双侧颞叶、胼胝体的纤维也有减少。

四、单光子发射计算机断层扫描研究

单光子发射计算机断层扫描(SPECT)既能反映局部脑血流量,又能显示局部神经细胞的功能状态,在研究脑功能上具有独特的优势,在自闭症儿童的临床诊断、预后评估及相关研究中发挥着重要的作用。

国内外学者利用该技术对自闭症儿童的脑功能状态进行一系列研究,结果显示:自闭症儿童在额叶、颞叶区域的局部脑血流量(rCBF)降低,且功能低下,左侧(或双侧)额叶前部、左侧 Broca 区和左侧 Wernicke 区的血流变化更明显。也有报告称脑的其他部位血流减少,如小脑半球、丘脑、尾状核、壳核、岛叶、海马、枕叶等。

五、正电子发射断层扫描研究

正电子发射断层扫描技术(PET)研究显示,自闭症的儿童或成年人在任务刺激下(如观看动画),其左内侧前额皮质及前扣带回皮质、近杏仁核的前颞叶区、颞顶交界的颞上沟等区域激活较弱,纹状体皮层激活明显。

六、光学成像研究

光成像技术是 20 世纪末发展起来的新技术,其中的近红外光谱技术(near infrared spectroscopy, NIRS)和光学相干断层扫描(optical coherence tomography, OCT)已较为成熟,均能对脑皮质的功能柱进行高分辨检测,在认知神经科学、脑结构及功能等研究上起到独特作用,在自闭症等各类障碍儿童的脑功能研究方面有其独特优势,是 fMRI、PET 等影像技术的有效补充,将在未来与脑功能有关的研究中发挥更大作用。

它们通过检测脑特定部位的氧合血红蛋白（HbO_2）、脱氧血红蛋白（Hb）、细胞色素氧化酶等物质含量的变化以及血液浓度等参数信息，直接判断相应脑组织的结构特点及功能状态。光成像技术有多方面特点，如无损伤、实时长时间在体测试、大量被试反复测试、可进行认知任务负荷下脑功能检测，对被试配合测试的要求低，很适合对各类特殊儿童、低年龄儿童脑功能及认知活动进行研究。

在大脑皮层中，具有相同特征和相同感受位置的众多神经细胞以垂直于大脑表面的方式排列成柱状结构的功能柱。功能柱是脑皮层的在结构和生理上的基本单元，共有六层。同一个功能柱内由不同形态的神经细胞组成，但所有神经细胞都编码相同的信息。

光学成像研究显示，自闭症儿童脑功能柱的分布结构和正常人存在明显的不同，他们的功能柱数量较常人更多，而单个功能柱内的神经细胞数量则较常人更少，功能柱之间的水平距离较常人也更小。但自闭症大脑皮层中的神经细胞的平均密度与正常人并无差异。到目前为止，研究者提出三种假说——丘脑的神经支配说、抑制障碍说和局部-整体加工学说，试图解释自闭症脑功能柱的异常。

随着光学成像技术分辨率的进一步提高和测试要求进一步降低，更多更好的研究成果也会越来越多，相关成果需要持续跟踪、及时关注。

第 2 节　自闭症的生物学研究

脑电生理、生物化学、遗传学研究等现代生物学分子学科也对自闭症进行了广泛持续的研究，报告了不少有价值的研究结果。

一、脑电图研究

20 世纪 90 年代的脑电研究报告显示，自闭症儿童的脑电图检查异常率在 10%～83% 之间，主要是慢波多于同龄儿童的平均水平，且波率、波幅调节不佳，大部分为尖波、棘波、棘慢综合波等突发性脑电异常活动，出现部位不固定。近年来的脑电研究结果总体与前期的研究结果基本一致，即脑电波以慢波为主，可出现在脑的每个区域，且无规律。

二、脑干听觉诱发电位研究

脑干听觉诱发电位（brainstern auditory evoked potential，BAEP）与脑电图（electroencephalography，EEG）的对比研究报告显示，30 例自闭症儿童的 BAEP 异常率为 63%，主要是 III 波的潜伏期（PL），I-III 波和 III-V 波的峰间期（IPL）的延长，而 EEG 异常率为 23%，为脑部广泛区域的异常，无特异性，BAEP 检出率高于 EEG。

三、生化研究

通过对神经递质、细胞因子和营养物质等进行生化研究，发现自闭症儿童在这些物质的含量上与普通儿童多有差异。一些变化可能与自闭症的脑损伤有关，可解释自闭症发生机理。

（一）微量元素研究

血微量元素含量是儿童异常代谢的较为敏感的指标，自闭症儿童做微量元素检测较为普遍。有研究报告，自闭症儿童的血镁、锌离子含量较低，血铜离子含量增高，其余血微量元素含量与普通儿童无显著差异。随着检测技术灵敏度提高以及检测范围的扩展，自闭症儿童的微量元素及整个矿物质的代谢特点会有一些新的发现，可持续关注。

（二）神经递质研究

有研究认为自闭症儿童的去甲肾上腺素（NE）、5-羟色胺（5-HT）存在异常。与正常儿童对比，多动症儿童的血 NE 显著升高、5-HT 显著下降；而自闭症儿童的血 NE 显著下降、5-HT 显著升高。

药物治疗研究推断，自闭症的行为问题可能与多巴胺异常有关，增加脑多巴胺水平的药物会增加部分自闭症儿童的刻板行为，相反阻断多巴胺受体功能的药物可减少自闭症儿童的刻板和多动行为。但脑脊液检测表明，自闭症儿童的多巴胺、去甲肾上腺素及其代谢产物并未发现异常。

四、遗传学研究

近年来的遗传学研究表明，自闭症受遗传因素的影响非常大，遗传度大约在 90% 以上，可能是遗传度最高的神经心理障碍。自闭症的基因研究是当今遗传学及其他学科研究的热门领域。

（一）家系及双生子研究

同卵双生子同时是 ASD 的比率是 36%～95%，异卵双生子同时是 ASD 儿童的比率则为 0％～23％。由于同卵双生子与异卵双生子拥有同样的环境因素，而同卵双生子同时出现 ASD 儿童的比率较高，表明 ASD 的发生受遗传因素影响非常大。

在现有各类调查中，自闭症儿童的父母几乎不存在该障碍。但对 ASD 儿童家族成员进行调查发现，ASD 可能有着较高的家族复现率。如果家庭中已有一名自闭症孩子，那么再次生育自闭症儿童的可能性约为 15％，如果家中有 2 名自闭症孩子，那么再生后代中出现自闭症的比率将增加至 25％～50％。丹麦学者对该国 1978 至 1999 年确诊的 698 例自闭症的研究结果发现，ASD 儿童的父母有精神病史的占 17％。2005 年美国疾病防治中心的研究显示，有精神分裂症样障碍的人士生育 ASD 儿童的概率是普通父母的 3.41 倍，有抑郁症的父母生育 ASD 儿童的概率是普通父母的 2.91 倍。

（二）基因研究

迄今为止的研究发现，与 ASD 有关的基因有 130 多个。除 14 号、20 号染色体尚未发现明确的自闭症易感基因外，其他染色体上均存在与自闭症发生有关的异常基因。7q21-23，2q24-34，17q21，15q11-13 等处的异常基因高度可疑，但还不能确认。进一步研究表明，这些异常基因表达的异常蛋白质产生多方面影响，如对神经元迁移、细胞内信号传导、神经细胞离子转运、神经递质合成释放及回收、突触结构形成及其功能表达产生不利影响。ASD 在行为上有其共同的或相似的症候群，但在基因上可能差异非常大，大部分是多基因异常表达的结果。

五、免疫学研究

也有不少关于自闭症免疫研究报道，如病毒感染，该类儿童的抗体水平异常，接种疫苗有异常反应、母亲妊娠期合成抗体等。

1964 年，有学者指出风疹病毒、梅毒、水痘脑炎、宫内巨细胞病毒、单纯疱疹病毒能够引起自闭症，提出自闭症发生的慢性病毒感染学说，即感染的病毒潜伏于宿主体内多年，致免疫细胞克隆缺乏，不能产生抗体病毒免疫应答，损伤了中枢神经系统的发育。

1998 年，韦克菲尔德（Wakefield）等报道 12 例接种过麻疹、流行性腮腺炎、风疹（MMR）疫苗的儿童中的 8 例（67％）出现一系列异常行为问题，MMR 疫苗成为诱发自闭症的可疑对象，研究者开始从免疫角度考虑自闭症问题。虽然随后大量流行病学的研究不支持各种疫苗在自闭症发生中的作用，但还是不断有家长及研究者对疫苗的安全性持怀疑态度。

尸解研究有一些新发现。有报道称,约 1/6 自闭症人士大脑组织存在免疫细胞浸润。瓦格斯(Vargas)等证实 24 例该群体的大脑皮层、白质和小脑存在明显的神经炎症反应,小胶质细胞和大神经胶质显著激活。后续研究报道,一些自闭症人士的额部、顶部和小脑皮质神经胶质纤维酸性蛋白升高,并证实其存在小神经胶质和大神经胶质激活。

沃伦(Warren)等发现 58％ 的自闭症人士血中存在抗脑蛋白的抗体,而对照组仅为 9％,自闭症儿童母亲血浆中有抗患儿淋巴细胞的抗体的占 54％,推断自闭症可能由针对一种或多种脑蛋白的抗体引起。2008 年辛格(Singer)等对自闭症母亲和健康对照组的血清抗体比较,发现自闭症母亲血清存在抗产前表达的脑抗原决定簇的抗体。

弗登伯(Fudenber)和助之内(Jyonouchi)等发现自闭症人士存在抗髓磷脂碱性蛋白抗体增强,也有研究报道抗神经元轴突丝蛋白、神经胶质纤维酸性蛋白神经生长因子、脑衍生的神经生长因子、细胞核和脑内皮组织小脑普肯野氏细胞和脑组织提取物的抗体比率增加。

自闭症的免疫遗传学研究已有二十余年历史。C4b 结合蛋白涉及多种免疫功能,包括病原体的标记和溶解,这样便于免疫细胞清除病原体。1991 年沃伦等就曾报道,与对照组相比,自闭症儿童补体 C4b 基因的无效等位基因频率显著增加。2006 年托里斯(Torres)等对 129 例自闭症家属进行对照研究,发现自闭症人士 HLA-A2 等位基因的表达显著性增加,推测该蛋白质与自闭症神经发育异常有关。

沃伊丹尼(Vojdani)发现大部分自闭症儿童体内存在抗链激酶、麸朊、酪蛋白、乙基汞及抗 CD26 和 CD69 的自身抗体,且多种神经特异性抗原以及 IgG、IgM 和 IgA 存在异常。这些抗体可与脑组织抗原结合形成免疫复合物损害血脑屏障,儿童脑发育中缺少必要保护,毒性物质更易通过血脑屏障,对脑组织产生持续损伤。

阿什伍德(Ashwood)等对有胃肠异常症状的自闭症儿童的十二指肠、回肠末端和横结肠进行结肠镜活检,发现所有部位的 CD3＋、上皮内淋巴细胞(IEL)、固有层淋巴细胞(LPL)、CD3＋TNF-α＋、CD3＋IL-2＋、CD3＋IFN-γ＋和 CD3＋IL-4＋细胞水平与炎性肠病患者非常相似,较健康对照组明显增加,而 CD3＋IL-10＋细胞的数量则较对照组要少。

自闭症细胞因子 IFN-g、IL-12 水平是否升高的研究存在差异,但自闭症组

IFN-g 的血浆含量确实与血浆氧化亚氮（nitrix oxide）存在着正相关。切兹（Chez）等发现所有自闭症人士脑脊液 TNT-α 的含量明显高于血清含量。

也有报道，自闭症可能与母亲妊娠期间的免疫系统异常有关。一些儿童的母亲在妊娠期间合成抗体，穿过胎盘后进入胎儿体内，出现母亲抗体对胎儿的脑损伤，这与自闭症儿童的母亲再生自闭症比例较高的结论相印证。故有人称自闭症为"母亲的无心伤害"。

而今，一些研究者在血液中寻找免疫标记物用于自闭症的早期或超早期诊断，IgG1 是重点关注目标。为提高诊断的准确性，研究者可考虑合并检测促甲状腺素等多个生物标记物。

在免疫治疗方面，转移因子（TF）是健康人白细胞中提取的一种多核苷酸肽。斯塔布斯（Stubbs）首先尝试用 TF 治疗一例先天巨细胞病毒（CMV）感染的自闭症男童，其异常行为迅速改善。其他学者也尝试 TF 治疗，儿童的睡眠、注意力等改善明显，但停止治疗后会出现倒退现象。除此之外，还有用丙球（IVIG）、人免疫球蛋白、泼尼松、阿片样物质拮抗剂、万古霉素等药物进行治疗，研究者的报告显示治疗有效，如胃肠功能、人际沟通、行为问题等部分领域得到改善。但各种治疗都不是普适性的治疗方案，难以使多数自闭症儿童及人士受益。

🌑 第3节　自闭症的中医研究

中国传统医学——中医也持续关注各类特殊儿童，从脑功能异常入手进行理论探索和干预研究，取得了一些成就。在各类儿童的中医研究中，自闭症的中医治疗和研究更受关注，在中医理论、中药治疗、针灸推拿等各方面都进行积极探索，取得一些积极成果。但是受学科本身属性的影响，研究的成果及干预措施的推广受到较大的制约，不少研究的规范设计及研究成果的可重复性有待进一步提升。因此，在中国的现代医学体现中，中医虽是其组成部分，但只是现代医学的有益补充，并不处于主导地位，针对特殊儿童的研究和干预也是如此。

一、中医病理

各类特殊儿童多是脑发育问题，但影响脑发育的因素不仅是脑组织的结构和功能状态，也受其他系统及器官发育状况的影响。中医作为一种系统科学，从整体与局部相互作用关系出发，全面系统分析儿童脑的异常发展，这是中医的优势,也是中医准确把握问题的难点。

就优势而言,中医认为:十二经脉、三百六十五络,其经气皆上于面而走空窍,空窍即脑和髓。这说明,中医很早就认识到影响人脑发育不只是脑本身,身体任何器官的异常状态都可能影响到脑的发展,从而导致残疾的发生。故各种残疾的干预需要综合考虑心、肝、肾、脾等脏器的气血运行状况。如此,中医医家依据自身的实践经验,提出各自对自闭症等特殊儿童"特殊性"的中医解释,依此进行相应的干预。

中医也在积极探索儿童自闭症的发生机理,如刘刚等认为此症疾患在脑,同心、肝、肾三脏密切相关,机理为先天不足、肾精亏虚,神失所养、心窍不通,肝失条达、升发不利等。张建明认为该症根本原因在于"胎毒闭心",以心肝火旺,阳亢风动为基本症机。

尽管不同的学者从不同角度阐述了儿童自闭症的病因病机,也有一些相对一致的看法,如大多关注心、肝两脏。当然,随着中医自闭症研究经验的不断积累,自闭症的中医解释和干预也会出现新变化,期望出现更有价值的成果。

二、中医分型

袁青等在治疗基础上总结了自闭症的中医分型,包括肝郁气滞、心肝火旺、痰迷心窍、肾精亏虚。其中,肝郁气滞型与心肝火旺型最常见,多与"肝"功能的活动障碍相关。

三、中医治疗

中医根据"百脉皆归于头,脑为髓之海,头为诸阳之气"等理论,对自闭症儿童进行治疗,以期达到开窍、益智等功效。多年来,中医已在针刺、推拿、中药等方面进行了创新性的探索,积累了一些经验,丰富了儿童自闭症的治疗方法,拓宽了人们对自闭症的认识。

（一）综合治疗

不少医家将针刺、按摩、中药相结合,对自闭症儿童进行综合治疗。

吴晖等探讨了以"五迟"为核心理论的"三位一体"中医疗法,即针灸和穴位封闭（注射人胎盘组织液、维生素 B_6）、口服中药、推拿等,辨证对肝肾亏虚、心脾两虚、阴虚火旺不同分型的自闭症进行治疗。报告显示,治疗超过 1 个疗程（3 个月）的有效率为 90%,3 个疗程以上的儿童中有 34% 可入正常小学,约 10% 儿童无效,主要是重度智力障碍或年龄较大的人士,已失去最佳治疗时机。

琚玮等采用以针灸、推拿为主，辅以中药治疗的方法，取得一定效果，患儿的认知、人际应变以及社会适应能力有所提高。

严愉芬等将中医、语言训练和行为干预技术相结合，类似中西医结合，取得一定效果。25例自闭症儿童经过持续1个月的综合干预，状况有一定的改善，比单纯采用 ABA 行为训练法或引导式教育更有效。

（二）单一技术治疗

有的研究者采取单一治疗技术对自闭症进行治疗，研究更规范，成效与干预技术间的因果关系更明确。

贾少微等对34例自闭症儿童进行电针治疗，采用 SPECT 评价治疗效果。结果显示，自闭症儿童的脑血有显著改善。该研究提供了针刺治疗自闭症儿童的有效的分子影像学依据，表明的针刺治疗确有疗效。也有单纯用药物（如三七、丹参、人胎盘等中药提取液，或维生素 B_6、维生素 B_{12}）进行穴位封闭治疗的报告，可有效改善自闭症儿童的睡眠、异常行为、言语表达动机等。

张学君等采用 Wistar（一种广泛使用的实验用鼠）孕鼠腹腔注射丙戊酸钠（VPA）的方法建立自闭症大鼠模型，结果显示单独电针长强穴或百会穴均可改善模型鼠的学习和记忆能力。

也有从补肾益智角度进行单纯中药的治疗，以提高患儿注意力以及在人际互动中的主动性和规范性，但是中药配伍因人而异，因医家治疗理论不同而不同。

儿童障碍的动物模型研究是新近发展起来的研究手段，可有效解决人群样本短缺及个体差异大的问题，丰富了研究视角，但动物模型研究结果用于解释人的缺陷问题还是有非常大的差异，至于将干预技术用于人体更要慎之又慎。

中医的优势也是中医对特殊儿童进行干预的难点。因为中医诊断时需要考虑五脏六腑、众多经络、精气血等多方面因素，医家首先需要多年的积累，其次还要面对儿童个体间的巨大差异，最后还不得不考虑医家在诊断时的精神状态和认知取向等因素。

【本章思考题】

1. 设计问卷，了解中国自闭症儿童接受评估诊断和检查的类型及其特点。

2. 为了便于识记和理解，设计图或表将本章知识简化整理。

3. 选择本章的一个知识点，通过查阅近五年文献，丰富更新本章现有知识。

第十二章　注意力缺陷多动症的研究进展

注意力缺陷多动症（attention-deficit/hyperactivity disorder，ADHD）是指与年龄不相符的持续的注意力缺陷、活动过度和行为冲动，是儿童青少年时期最常见的神经行为障碍之一，影响个体的生活、学习以及人际交往，也给父母、教师以及同伴带来压力或负担。该障碍发生在童年或更早，有的随年龄成长而减轻或自愈，有的会成为永久性障碍伴随个体终生。

根据儿童的行为表现，ADHD有三种代表性的分型：注意缺陷型、多动冲动型和混合型。混合型同时具有其他两种类型的行为特征，在三种分型中更为普遍。

ADHD儿童所表现出的异常症状在各类特殊儿童中广泛存在，如智力障碍儿童、广泛性发育障碍儿童、脑瘫儿童以及情绪障碍儿童等都不同程度伴有注意缺陷以及多动、冲动问题。它们发生的原因多不相同，但形成的机制可能有共性，如多为脑干上行激动系统、额叶的执行抑制机制发生了异常。

因环境污染以及早期养育方式失当等多种不良因素的影响，儿童ADHD可能存在实质性上升趋势，但受诊断筛查标准和技术影响，不同地域、文化、经济水平和城乡间存在较大差异。中国无全国性的ADHD儿童发生率跟踪调查，估计在10%左右或更高，男童的发生率显著高于女童。而今，家长及社会对该群体越来越关注，接受诊断、干预的人数越来越多，教师、同伴对其宽容度也越来越高。

自20世纪初乔治斯蒂尔（George Still）首次报告ADHD以来，该问题的研究已持续百年以上的历史，成果非常丰富。近半个世纪以来，ADHD的研究技术越来越多，如影像学、生物学以及中医学都在关注该领域，且取得不少有价值的成果。

第1节　注意力缺陷多动症的影像学研究

当前，用于ADHD儿童影像学研究的技术有很多，主要包括计算机断层扫描（computed tomography，CT）、结构性磁共振成像（structural magnetic resonance imaging，sMRI）、单光子发射计算机断层扫描（single photon emission computed tomography，SPECT）、正电子发射断层扫描（positron emission tomography，PET）、脑电图（electroencephalography，EEG）和功能性磁共振成像（functional magnetic resonance imaging，fMRI）。采用以上研究技术，可对 ADHD 儿童的脑解剖结构和脑功能进行检查。

一、计算机断层扫描研究

CT 是有损伤检查，ADHD 儿童不宜做该检查，但他们在临床上接受 CT 检查还是较为普遍。相关检查及研究报告显示，ADHD 儿童的脑 CT 存在一定程度的异常改变，如脑萎缩、脑室不对称、脑室增大和脑沟轻度增宽等，且存在较大的个体差异，各研究者的报告也多不一致。所以，CT 用于 ADHD 等障碍儿童的脑结构检查并不是理想的选择。

二、磁共振成像研究

磁共振（MRI）主要包括结构性磁共振（sMRI）、功能性磁共振（fMRI）和弥散张量成像（DTI）等，可快速、有效诊断 ADHD 颅脑结构和功能改变。有研究报告，ADHD 多存在脑部体积缩小、功能异常现象。

（一）脑结构研究

sMRI 研究显示，ADHD 儿童脑体积显著小于同龄普通儿童及其兄弟姐妹，包括大脑额叶、顶叶、枕叶、颞叶两侧灰质和白质，小脑缩小更明显。左右脑相比，右侧脑相对偏小。另有研究显示，ADHD 儿童胼胝体较小，特别是连接颞叶和顶叶皮质的胼胝体后部。基底神经节缩小，尤其是右侧，主要表现在尾状核显著小于正常儿童，但随着年龄增长，ADHD 儿童和正常儿童间尾状核大小差异逐渐缩小。

（二）脑功能研究

fMRI 研究显示，ADHD 脑部功能障碍主要表现为"功能低下"及（或）"连接环路或网络功能失调"。在认知活动中，ADHD 儿童额叶、左侧小脑后叶和前扣带回激活水平低、代谢活动少，但在以感觉和动作为主的区域内脑细胞的代谢活动却比正常儿童更活跃。

三、单光子发射计算机断层扫描研究

关于 ADHD 的单光子发射断层扫描（SPECT）研究主要集中在脑血流灌注

与神经递质异常方面。脑血流灌注研究显示，ADHD 的右侧额前皮质区血流灌注降低，功能低下，而其他区域会出现代偿性增多。卢（Lou）、金（Kim）、朗本（Langleben）等相继报道 ADHD 儿童右侧额前区、双侧壳核以及小脑血流灌注低下，而左侧额前皮质区代偿增加。其他相关研究显示，除以上脑区活动异常外，ADHD 颞叶、顶叶、枕叶以及小脑也存在血流灌注与功能异常。神经递质异常的研究多聚焦于多巴胺（DA）系统，结果一致显示，ADHD 纹状体多巴胺转运体（DAT）摄取增高，扣带回、额叶区、颞叶区、小脑血流灌注降低，这可能与 DA 调节血流灌注有关。

四、正电子发射断层扫描研究

正电子发射断层扫描（PET）通过测定组织葡萄糖代谢、脑血流灌注以及递质等的变化研究 ADHD 脑代谢及其功能状态。PET 检测技术灵敏度高，研究结果精确度高，但研究成本高，具有损伤性。故 ADHD 的 PET 研究主要针对成年人，儿童相关数据比较少。

研究显示，在脑内葡萄糖代谢方面，ADHD 成年人大多存在脑内葡萄糖代谢不足，涉及的脑区域较为广泛，如右垂体、右尾状核、右海马以及扣带回等部位，其中 ADHD 女童代谢率低于对照组，且低于 ADHD 男童。

脑血流灌注研究显示，ADHD 成年人的中脑、小脑蚓部及额中回的局部血流灌注与 SPECT 血流灌注研究结果基本一致。

斯宾塞（Spencer）、富萨波里（Fusar-Poli）、卢多尔夫（Ludolph）、沃尔科（Volkow）等相继报道，纹状体 DA 功能异常是 ADHD 的基本病理学解释。其中，右侧纹状体 DAT 密度增加导致突触间多巴胺水平降低，可能是 ADHD 发生的主要机制。

第 2 节　注意力缺陷多动症的生物学研究

目前，有关注意力缺陷多动症的生物学研究数量多覆盖面广，技术先进，成果丰硕，为相关工作者进行有效治疗与预防奠定了理论基础。本节简述生理学、生化学和遗传学对 ADHD 的研究。

一、生理学研究

研究者借助脑电图（electroencephalography，EEG）和事件相关电位

(event-related potential，ERP)等技术检测 ADHD 脑区的电活动,了解其脑功能状态。

（一）脑电图研究

脑电图(EEG)研究显示,45％～90％的 ADHD 儿童存在脑电波异常,表现为基本节律及波形不整、左右半球不对称,异常波增多(棘波、棘慢波、尖波)。其中,α 波慢化、β 波的频度及波幅降低,θ 或 δ 慢波增加,且呈阵发性或弥漫性,即表明 ADHD 儿童觉醒不足、大脑皮质抑制功能降低,皮层下中枢活动不受制约,出现冲动行为及注意缺陷。据此,临床上采取脑电生物反馈治疗,积累了一些经验,如多动-冲动为主型的 ADHD 治疗效果最好,混合型治疗效果较差。ADHD 的脑电生理机制需要进一步研究。

（二）事件相关电位研究

事件相关电位(ERP)是检测大脑在进行认知、分析、判断等高级思维活动时的电位变化,是认知神经科学研究的基本手段之一,主要指标有 P1、N1、P50 等(外源性成分)和 P2、N2、P3(内源性成分)。现 ADHD 的 ERP 研究集中于 N2 和 P3,前者反映大脑抑制激活的程度,后者揭示大脑在信息加工时有效调动资源的情况。

多数研究报告,ADHD 儿童 N2、P3 波幅降低,潜伏期延长。如萨特菲尔德(Satterfield)等研究报告,ADHD 儿童的 N2 潜伏期延长,识别有效刺激的功能受到损害,抑制反应变慢。刘丽等研究报告 ADHD 儿童的 P3 波幅显著下降,潜伏期明显延长,任务辨别加工时间长,注意力涣散,同时显示注意力缺陷程度与 P3 波幅成反比,与潜伏期成正比。

二、生化研究

生化学从矿物质、不饱和脂肪酸、血浆氨基酸代谢以及神经递质等方面对 ADHD 的病理进行探究。

（一）无机盐研究

许多研究证实,ADHD 儿童普遍缺乏镁、锌、铁等无机盐。早在 1997 年科齐埃尔克(Kozielec)等的研究就报告,大多 ADHD 儿童缺镁。后续研究进一步发现,ADHD 儿童血及头发中的镁、铜、锌、钙及铁等无机盐明显不足,补镁之后,儿童的镁、锌及钙水平都会得到提高,多动症状显著缓解。

（二）不饱和脂肪酸研究

目前许多研究报告,ADHD 儿童普遍缺乏多不饱和脂肪酸(PUFA),主要表现为血浆 EPA、DHA、AA 以及红细胞膜上的 LA、DHA、AA 及 ω-3PUFA 浓度显著降低。

陈（Chen）等检测 ADHD 儿童、对照组儿童的红细胞膜脂肪酸水平，结果显示 ADHD 儿童红细胞膜上 LA、DHA 及 AA 水平显著低于对照组。安塔利斯（Antalis）等报道，ADHD 儿童的血浆磷脂及红细胞膜的 ω-3PUFA 比例显著低于对照组。乔希（Joshi）等研究指出，儿童体内不饱和脂肪酸（USFA）的严重缺乏或比例失调会影响儿童的发育，甚至导致发育障碍，如 ADHD 。

总结现有研究发现，体内 PUFA（血清、血浆或红细胞膜中）偏低与 ADHD 有较明显的关联性，PUFA 降低是否是 ADHD 发生的根本原因还不确定。当然，也有研究报告，ADHD 儿童的多不饱和脂肪酸（PUFA）并未出现异常。

（三）氨基酸研究

有些氨基酸不仅是体内的构成蛋白质的营养素，还具有神经递质的作用，参与生命活动的调节，抑制或兴奋神经传递通路。人体内氨基酸比例失调影响儿童的生长发育，可能是儿童 ADHD 发生的病理机制之一。有研究报告，ADHD 儿童的苯丙氨酸、色氨酸、酪氨酸、组氨酸及异亮氨酸显著低于对照组，表明氨基酸代谢异常可能诱发儿童的异常行为，或其他组织器官的代谢异常影响到该类儿童的氨基酸代谢。ADHD 儿童氨基酸代谢异常的详细机制并不清楚，需要进一步研究。

（四）神经递质研究

研究者就 ADHD 儿童及成人的神经递质进行研究，结果显示，该群体中枢神经递质多存在异常变化。

儿茶酚胺（catecholamine，CA）是一种含有儿茶酚和氨基的神经类物质，通常包括多巴胺（dopamine，DA）和去甲肾上腺素（norepinephrine，NE），是个体神经活动重要的调节因素，影响面非常广。ADHD 与儿茶酚胺间的关系研究呈现不一致的结论。

杜亚松等测定 ADHD 儿童血清儿茶酚胺（CA）及其代谢物，研究报告显示，ADHD 儿童的 NE 水平、NE/MHPG（羟苯乙二醇）比值均低于正常儿童，多巴胺能递质系统和去甲肾上腺素递质系统的失调或失衡与 ADHD 的发生有关。但约内斯科（Ionescu）研究报告，12 例多动症儿童血浆 NE、DA 和肾上腺素均高于对照组，因此不支持 ADHD 的 NE 功能不足假说，认为 ADHD 可能由于儿茶酚胺代谢的其他过程出现问题。朱舜丽的研究得出了与约内斯科（Ionescu）相似的研究结果，认为儿童体内的 NE 和 DA 含量显著升高很可能是导致 ADHD 儿童动作、活动过多的原因。

罗丽茹等对 ADHD 儿童血中单胺类神经递质 NE、5-HT 的含量变化做了分析研究,结果发现 ADHD 儿童血中 NE 含量显著高于正常儿童,很可能是导致儿童活动过度的原因,5-HT 含量显著低于正常儿童,可能正是该类儿童注意力不集中、多动、易冲动的原因之一。

总之,ADHD 神经递质研究的倾向性观点是他们的递质系统存在异常。现在,在递质系统异常的基础上,研究者进一步探索影响递质系统的基因多态性,以及有效药物干预等。可见,神经递质研究在 ADHD 的研究中非常受重视,相关研究值得关注。

三、遗传学研究

目前,一些研究者通过家系及双生子调查研究、分子生物学的实验研究发现,一些 ADHD 患者存在遗传物质改变。

(一)家系及双生子研究

双胞胎研究显示,ADHD 儿童同胞中有 65% 存在异常行为问题,而正常儿童同胞的异常问题发生率较低,仅为 9%。同卵双胞胎 ADHD 的一致率为51%,而异卵双胞胎儿童的一致率为 33%,遗传度为 61%。国外也有研究显示,ADHD 儿童双胞胎的平均遗传度为 76%。

班纳吉(Banerjee)等通过家系研究发现,ADHD 儿童的父母与同胞发生ADHD 的风险较正常儿童高 2～8 倍。

家系及双生子调查表明,遗传因素是 ADHD 发生的重要因素之一。

(二)分子遗传学研究

随着基因检测技术以及分子生物学研究水平的快速发展,研究者可以从DNA、RNA、蛋白质等分子水平探索 ADHD 的基因多态性及其表达上的问题。英国科研人员研究发现,ADHD 儿童存在且更易出现(DNA)的某些片段缺失或异常复制,这表明一些 ADHD 儿童确实存在基因改变。多年来,5-羟色胺(5-HT)、多巴胺(DA)等神经递质系统的基因多态性与儿童的 ADHD 之间的关系非常受关注。

单胺类神经递质影响个体行为,并与社会环境一起调节人的活动,ADHD个体的行为改变与这些递质系统的基因异常有关系。

目前,多巴胺的研究主要集中在多巴胺受体基因和多巴胺转运体基因(DAT)上。多巴胺受体基因中关于 DRD4 受体基因的研究较为深入,且结果基本一致。

其一，多项研究认为 DRD4 基因的 7 次重复等位基因（DRD4-7r）是 ADHD 的危险因子。有研究表明，无论是白种人还是非白种人，DRD4-7r 等位基因都是 ADHD 的危险因子。需要进一步研究的是该等位基因影响的是行为还是认知。

其二，DRD5 基因与 ADHD 的直接关系并不明确，但是通过与 G 蛋白耦联后刺激腺苷环化酶作用则十分显著。DAT1 的相关研究结论较为一致，即 DAT1 与 ADHD 有关。该基因第 15 号外显子的 3'末端非编码区上有一个 40bp 的可变串联重复序列，这个重复序列具有多态性，可以重复 3～13 次，正常儿童的重复少于 9 次。故该重复序列重复次数在 9 次以上可能是 ADHD 发生的遗传因素。

ADHD 儿童与 5-HT 能递质基因的研究也有不少成果。研究主要目标有 5-HTT 基因多肽连锁区（5-HTTLPR）、HTR1B、HTR1E、TPH2、TPH1 等，5-HTTLPR 是研究的热点，但研究结果并不一致。佐罗格卢（Zoroglu）等研究报告，土耳其儿童 5-HTTLPR S/S 基因型频率较对照组明显减少。有研究认为 L 等位基因可能是 ADHD 的危险因素，S 等位基因可能引起 ADHD 儿童的一些症状，如情绪失控、破坏性行为、持续性冲突、情绪混乱。同时，有研究者发现，5-HTT 基因第二内含子的一个多态性可能会对 ADHD 儿童产生影响。我国学者的研究认为 5-HTTLPR 与 ADHD 之间无关联。如赵爱玲报告，中国儿童的 5-HTTLPR 基因多态性与 ADHD 不存在关联。此外，还有研究者探讨了 ADHD 与 5-HT2A 受体基因 T102C 多态性之间的关联性，提示 T 等位基因可能与 ADHD 存在关联，TT 基因型可能是 ADHD 危险因素。

中国研究者报告，儿茶酚氧位甲基转移酶（COMT）基因 Val108/158Met（rs4680）多态性与 ADHD 儿童认知功能中的记忆力、反应抑制能力和注意力相关。

ADHD 受遗传因素影响逐渐成为肯定的结论，这意味着一些 ADHD 儿童在现有水平下很难得到有效干预，这与当前 ADHD 的教育训练成效总体一致，即长期有效的教育训练对一些 ADHD 儿童是有效的，但对一些 ADHD 儿童却没有效果，甚至药物干预也疗效甚微。

ADHD 的遗传学研究尚处于初级阶段，还没有肯定的遗传学结论来解释 ADHD 的基因突变或基因的异常表达。但该领域的研究将会越来越受重视，成果将越来越多。

❂ 第3节 注意力缺陷多动症的中医研究

中医学以整体观念为主导思想,以脏腑经络的生理和病理为基础,以辨证论治为诊疗特点,研究人的生命规律以及疾病的发生、发展和防治规律。现代中医学从中医病理、辨证分型与治疗等方面对 ADHD 儿童进行探究,有其道理,可受启发。

一、中医病理

中医对 ADHD 的病理解释总体一致,细处各异。其总体上认为小儿多动系先天禀赋不足,或后天养护不当、外伤、病后、情志失调等,致使阴阳动静变化失调,阴精不足,阴不制阳,引发心、肝、脾、肾四脏功能失常。

总体看来,关于 ADHD 的中医病理研究已趋于成熟,利于有效开展后续 ADHD 中医治疗。

二、中医分型

不同临床专家与专业研究者有不同的辨证分型。张亚军认为,ADHD 儿童主要有心肾不足、肾虚肝亢、心脾不足、痰热上扰、瘀血内阻五型;相修平将之分为心肺阴虚、火扰心神型,肾阴不足、肝阳偏亢型,湿热内蕴、痰火扰心型,瘀血内阻、神智失养型;李晓东将本病辨证分为肝肾阴虚、肝阳上亢型,心阴亏虚、热扰心神型,心脾两虚、心神失养型,湿热内蕴、痰火扰心型,肝气郁结、肝失疏泄型。

根据上述分类,可有如下总结:多动-冲动型常见于痰火扰心证,肝气郁,心火旺,心神失常;注意缺陷型常见于心脾两虚证,气阴不足,心神失养,虚阳外浮,上扰心神;混合型多见于脾虚痰蒙,心肝火旺证,脾气不足,生湿生痰,痰浊上阻脑窍、心肝之火上扰,心神不定、肝魂失守。

三、中医治疗

中医辨证施治,采取中药、针灸、推拿及综合干预技术等对 ADHD 进行干预和研究,积累了一些经验。

(一)中药治疗

中药治疗 ADHD 的案例基本呈现如下特点:方剂因型而异,因医家而异。

前者即所谓的"对型下药"，根据 ADHD 儿童具体类型及症状酌情用药，如肾阴不足、肝阳偏旺型，施以三甲复脉汤加减，而心脾气虚、神失所养型，施以归脾汤加减。后者意为各医家治疗立足点不同，所出方剂便各不相同。如肾阴不足、肝阳偏旺型，有医家采用镇肝息风汤加减，有医家采用知母地黄汤加减。

（二）针灸推拿治疗

针灸，分为针法和灸法，以针刺艾灸达到温通经脉、营卫气血的目的。推拿指用推、拿、提、捏、揉等手法在人体上按经络、穴位，以达到疏通经络、调和阴阳之疗效。目前，ADHD 治疗以针灸为主，兼顾推拿。

针灸治疗中，又以针刺为主，如靳三针、头部矩阵针法、体针及梅花针等，刺入穴位包括大椎、长强、鸠尾、神阙等。如许学兵研究报告，针刺大椎、神阙治疗 ADHD 具有良好的及时和延时疗效。有关推拿治疗的研究报告偏少。黄玲等采用循经按压足太阳膀胱经、手厥阴心包经及经外奇穴，总体疗效显著。

（三）综合治疗

中医综合应用中药、针刺、推拿手段，并辅以心理治疗、家庭干预等措施，对儿童的 ADHD 进行干预。研究报告，综合治疗疗效显著。如刘桂康以止动散为主方，配合心理治疗和家庭治疗，总有效率为 93.15%。王文莉以中药滋阴化痰配合耳穴埋压、心理治疗施治，总体疗效显著。

【本章思考题】

1. 设计问卷，了解中国 ADHD 儿童评估、诊断和检查的内容及其特点。

2. 为了便于识记和理解，设计图或表将本章知识简化整理。

3. 选择本章某个知识点，查阅近五年国内外文献，更新相关知识。

第十三章　学习障碍的研究进展

　　学习障碍是指个体在听、说、读、写、推理、数学能力的习得和运用方面有显著困难。美国精神障碍诊断和统计手册(DSM-V)将学习障碍界定为一种神经发育障碍,主要从个体内在发展角度而非外在环境因素方面进行讨论。在中国,学习障碍与学习困难、学业不良混用,区分多不严格。其实,学习障碍和学习困难、学业不良还是有较大差异的,后两者与学校教育、家庭教育等外在因素有很大关系。

　　学习障碍分为多种类型,柯克(Kirk)和加利赫(Gallagher)按照能力与学习技能将其分为发展性学习障碍和学业性学习障碍。发展性学习障碍包括注意障碍、记忆障碍、知觉和动作障碍、思维异常、语言异常。学业性学习障碍包括阅读障碍、书写障碍和数学障碍。

　　据美国学习障碍研究中心(NRJCLD)估计,学习障碍儿童约占 6%,在美国接受特殊教育服务的儿童中,约一半以上为学习障碍儿童。国内流行病学调查显示,中国小学生学习障碍的发生率为 8.7%～13.4%,是中国基础教育中不可忽视的群体。

　　近年来,影像学、生理生化以及中医研究从不同角度探究学习障碍的病理机制,为学习障碍研究提供了大量有意义的证据,推动了学习障碍研究的发展。本章从影像学、生物学以及中医学研究角度介绍学习障碍研究的进展,以期为未来研究提供借鉴。

🌀 第1节　学习障碍的影像学研究

　　一般认为,学习障碍者主要是脑功能异常。故研究者采用计算机断层扫描(computed tomography, CT)、磁共振成像(magnetic resonance imaging, MRI)、单光子发射计算机断层扫描(single photon emission computed tomography, SPECT)、正电子发射断层扫描(positron emission tomography, PET)和近红外光谱(near-infrared spectroscopy, NIRS)等技术对学习障碍者

的中枢进行研究。

一、计算机断层扫描研究

在我国,学习障碍儿童及其他残疾儿童或问题儿童接受计算机断层扫描(CT)检查的比例较高,以快速了解其脑结构状况,但是 CT 会导致损伤,因此将其用于儿童检查是不合适的。CT 研究报告,阅读障碍儿童的大脑半球、小脑、颞-顶叶交界的角回、颞-枕-顶交界区的 MT/V5 区以及区域间协调上多与常人有差异,存在两侧半球对称性差、第三脑室扩大、左右脑室不对称、左右额叶对称性差等结构性问题。也有研究报道,阅读障碍者的右侧间脑灰质、大脑言语中枢、双侧尾状核等区域的体积有所缩小。

二、磁共振成像研究

磁共振成像能安全、快速、灵敏地对人体的多种组织的结构和功能进行检查。功能性磁共振成像(fMRI)研究显示,阅读障碍者在进行语言加工时,左侧颞叶-顶叶交界处,特别是角回的活动异常。有的研究还发现,该类群的小脑存功能失调、角回活动异常、某些脑区激活不足或过度等问题。

三、单光子发射计算机断层扫描研究

大脑血流量反映大脑皮质细胞的活力状况。吴小刚等的 SPECT 报告显示,学习困难儿童全脑血流量显著低于正常儿童,局部脑血流量在额叶、枕叶、顶枕交界区、颞叶、顶叶、丘脑、其他区域上依次显著降低。表明学习障碍儿童这些区域的皮层细胞活动力较常人低,代谢功能差。

另有研究者采用 SPECT 对汉语阅读障碍儿童进行研究,发现被试的额叶、颞叶、枕叶、顶部交界区、小脑、丘脑、脑干等脑区血流量降低,且不仅局限于左半球。此研究结果旨在说明学习障碍者左右半脑各区域及区域间协调可能存在异常。

四、正电子发射断层扫描研究

尼科尔森(Nicolson)等人用 PET 技术直接探测了阅读障碍者在进行已经习得和新习得的手指顺序运动过程中小脑的激活情况。结果发现,阅读障碍者在上述两种任务中小脑右半球的激活水平都低于对照组。

霍维茨(Horwitz)等以阅读单词为任务对阅读障碍者实施 PET 检测,发现学习障碍者脑区间的协调和整合存在问题。正常人中,左侧角回与枕叶纹外区和颞叶的血流存在显著相关,表明了它们之间功能的联结性,而阅读障碍者不存在此相关,表明角回在功能上已与其他脑区断绝了联系。

五、近红外光谱

近红外光谱(NIRS)是近年发展起来的一项非介入在体检测技术,可研究脑在认知任务刺激下或自然状态下的功能状态,是认知神经科学中的重要研究手段。

宋然然、吴汉荣以此技术研究发现,在汉字初级加工及再加工过程中,阅读障碍的左前额叶脑血氧含量显著低于对照组。

⚙ 第2节 学习障碍的生物学研究

生物学研究为探究个体机体功能及病理机制提供了重要信息。在学习障碍的研究中,生物学从神经生理、神经递质、激素、人体营养物等方面进行研究,取得丰富成果,为治疗、教育干预以及后续研究提供有价值的信息。

一、脑电图研究

大脑可检测到 α 波、β 波、θ 波、δ 波等多种脑电活动。α 波是在大脑处于清醒且"放松"状态下的脑电活动,β 波反映的是人在日常清醒状态下认知思维的脑活动情况,θ 波在睡眠初期阶段出现,而 δ 波是人深度睡眠的脑电表现。

脑电波既可评估大脑整体功能状态,也可检测局部问题之所在。目前,有多种脑电检测技术被用来研究脑电功能状态,如脑电图(electroencephalography,EEG)、动态脑电图(ambulatory electroencephalography,AEEG)、脑诱发电位(brain evoked potential,BEP)等。

有些报告显示,学习障碍的 EEG 存在异常,发生脑电异常的比例高于正常儿童。阿马多尔(Amador)等的研究发现,学习障碍儿童较正常儿童有更明显的 θ 波、α 波。

BEP 一般检测平均诱发电位的波幅和成分的潜伏期,可反映脑的觉醒及认知活动状况。该技术也用于学习障碍儿童的脑电研究,但研究结果差异较大,期待未来有较为肯定的研究信息。

二、生化研究

在学习障碍的研究中,有不少研究是从神经递质、维生素、矿物质等角度进行探索,且不断有新的研究报告呈现,一些研究成果对治疗及教育干预有重要参考价值。

(一)中枢神经递质研究

有关学习障碍儿童神经递质异常的结论尚未得到证实,但研究发现,乙酰胆碱、单胺类神经递质、氨基酸类神经递质以及中枢组胺与学习记忆有密切关系。新近研究也在向此方向深入。

(二)甲状腺激素研究

甲状腺激素对神经系统特别是脑的发育和成熟极为重要。儿童脑发育期间甲状腺激素缺乏,会造成一系列生长发育障碍,如智力低下、学习障碍、运动失调以及瘫痪等临床症状。有证据表明,甲状腺皮质激素分泌过多,也会引起注意力障碍,反之,则会造成儿童神经功能低下低落,影响学习动机,是学习障碍发生的可疑因素之一。

(三)营养素研究

人体正常活动有赖于各种营养物质的有效组织,营养物质缺乏或比例失当都会影响儿童的发育。儿童各类障碍的研究都关注营养物质,学习障碍的研究也不例外。

1. 维生素

早在 1905 年,人们就发现维生素 B_{12} 缺乏可引起贫血性的精神异常和记忆障碍。奇尔金(Cherkin)发现,同义词学习试验中,71% 的恶性贫血病人的记忆力明显减退;经维生素 B_{12} 治疗后,75% 的患者在 10～27 天内逐渐恢复正常。

维生素对人体健康非常重要。其中,B 族维生素和维生素 C 与学习关系密切,研究较多。有研究认为,部分学习障碍儿童的维生素摄取不足,这可能是导致学习障碍的根本原因,也可能只是影响因素。

维生素 B_1 是体内代谢反应的辅酶,缺乏时可使丙酮酸合成乙酰辅酶 A 减少,从而抑制脑乙酰胆碱(Ach)合成,影响学习记忆功能,常导致学习障碍者的记忆功能缺陷。

维生素 B_6 作为参与多种氨基酸的氨基转移、氨基氧化和脱羧作用的辅酶,缺乏时兴奋性增强,出现惊厥、发育异常以及行为失调,长期缺乏可致脑功能不可逆性损伤与智力发育迟缓,导致学习障碍。

维生素 C 是一种水溶性维生素。姚英民等分别调查 50 位学习障碍儿童和正常儿童的三日膳食状况,发现学习障碍组膳食中的维生素 C 含量低于对照组,但并未导致显著差异,表明维生素缺乏影响学习活动,甚至引发学习障碍。

2. 无机盐

人体健康和正常的生命活动离不开无机盐的参与,其中又以微量元素研究更受关注。

锌与细胞膜上的类脂质中的磷酸根和蛋白质中的巯基结合,维持细胞膜尤其是脑细胞膜的稳定性,对脑的发展有重要作用。

大量动物实验证明,大脑中海马区锌含量高,为了保持与学习能力密不可分的神经元核 DNA 含量和突触小泡数量,海马区贮存足量锌是非常必要的。学习障碍者的血锌水平多低于正常儿童,或处于临界状态。

铁是人体内含量最大的微量元素,主要以血红素的形式存在,与贫血及氧的运输有关。它也是多种酶的辅酶,对酶的活性有较大影响。缺铁除可引起贫血外,还对发育中的个体产生多方面影响,如注意集中性、注意广度差,缺乏完成认知任务的积极心理动机,久之会导致认知障碍。有研究报告,学龄前儿童的缺铁性贫血会导致明显的认知问题,如注意力不能集中,经常出现无目的活动,鉴别、复述能力降低,长时记忆下降等。

铜是人体健康不可缺少的微量营养素,对于血液、中枢神经和免疫系统以及身体各器官的功能有重要影响。

铜直接参与细胞色素酶、多巴胺-B 羟化酶、过氧物歧化酶等的合成,它们是脑发育中不可缺少的酶,直接影响脑组织结构及脑细胞的神经电活动。当细胞色素合成受损,酶的活性降低,细胞分裂受影响,灰质和白质发生病变,表现为大脑皮层分子层及颗粒层变薄、神经元减少,从而造成学习障碍。

铅是人体不需要的矿物质,但人体对其无有效屏蔽,铅可通过婴幼儿的血脑屏障对脑的发育造成持续影响。铅毒性对儿童智力发育的影响可延续相当长时间,短期内难以逆转。铅的神经毒性主要影响大脑皮层、轴突、树突的形成,这种改变在控制学习和记忆的中枢——海马回特别明显。曹维钦等许多研究发现,5～6 岁儿童血铅水平过高会引起学习障碍。中国正处于加速工业化时代,金属铅等物质的污染非常严重,也非常广泛,许多研究证实,铅是影响中国儿童脑发育及学习能力的重要因素。

3. 多不饱和脂肪酸

磷脂中的多不饱和脂肪酸(PUFA)是构成人脑神经细胞的主要成分。其中,多不饱和脂肪酸 DHA、EPA、AA 与人的智力发育直接相关,非常受人关注。如 EPA 可激活神经递质,决定大脑的反应能力,而学习障碍可能与 PUFA 含量不足有关。

4. 葡萄糖

脑的代谢需要葡萄糖提供能量。低血糖会危及大脑的发育,尤其在出生早期,常导致新生儿智力低下、动作发育迟滞及母亲肾功能失调等不良后果。低血糖情况发生得越早,越频繁,大脑受损伤的可能性就越大。

另有研究表明,血糖过高也会影响学习和记忆功能,特别是糖尿病会对机体的脑功能产生损害,可能引发学习障碍。

5. 氨基酸

氨基酸作为神经递质或神经递质的前体,直接参与神经活动,影响学习记忆功能。其与学习活动密切相关,是导致学习障碍的危险因素。

（四）学习障碍与骨龄研究

骨龄可反映个体在骨骼及全身发育方面的成熟程度。徐勇等人对学业不良小学生的骨龄进行测定,结果显示,一至五年级 103 名学业不良（期末考试成绩在本年级后 5%）儿童的骨龄显著低于 103 名对照组儿童（期末考试成绩在本年级前 50%）。该研究结果推断,学习障碍儿童可能存在整体发育相对落后问题。

三、遗传学研究

遗传学从家系研究、双生子研究和分子遗传学等角度探索学习障碍的遗传因素问题,不断有研究报告呈现。

（一）家系及双生子研究

遗传学家族系研究发现,阅读困难及其相关表现存在家族聚集现象,这表明学习障碍可能受遗传因素的影响。西尔维娅（Sylvia）发现,阅读困难儿童的一级亲属中有 45% 以上的人存在类似问题。

双生子包括同卵双生子和异卵双生子,前者基因完全相同,后者平均 50% 的多态基因相同。双生子研究发现,同卵双生子的学习障碍发生率高于异卵双生子,前者为 33%～100%,后者为 29%～52%。该类研究同样证明学习障碍可能有遗传物质异常的问题。

（二）分子遗传学研究

目前研究发现,1 号、2 号、3 号、4 号、6 号、7 号、8、号、9 号、11 号、13 号、15

号、18 号以及 X 染色体上存在与阅读障碍相关的基因。其中较多研究认为,6号、15 号染色体的相关基因与学习障碍的关系更大。其余染色体的基因与学习障碍间的关系证据不足,需进一步研究。

（三）皮纹学研究

皮纹学是遗传学的一个分支,对各类发育障碍都有关注,但人们似乎较少关注该分支的研究信息。

相关研究显示,学习障碍者存在皮纹特征异常,一定程度上可反映神经发育状况或与其他研究相印证。贾米森（Jamison）研究发现,阅读障碍儿童多表现双手掌 atd 角增大、轴三叉上移,双侧不对称等。中国研究也进一步发现,阅读障碍者皮纹特征存在性别差异,表现为男童在近侧掌线断开、鱼际花样和槲箕（双手）等指标上高于女童;男性以左手 atd 角异常为主,两手不对称,女童无此现象。

⚛ 第 3 节　学习障碍的中医研究

中国传统医学也对儿童学习障碍进行治疗,并在实践中总结理论解释和类型区分。总结相关治疗及研究,中医对学习障碍有多方面的理论解释,治疗方法也因人而异或存在医家上的较大差异。

一、中医病理

中医以心肝肾阴阳气血的虚实变化为基础,多角度解释学习障碍,并将其分为虚证和实证。徐荣华等对 78 例年龄在 7.5～14 岁的学业不良儿童进行调查,其中心脾气虚 24 例,肝肾阴虚 22 例,实证 32 例,其中心肝阳亢 23 例,心脾积热 9 例。中医研究者综合考虑遗传、养育、疾病等多重因素,将学习障碍的发生机理归结为三个方面。

（一）先天不足

孕育龄人士身体素质欠佳或有基础疾病,心、脾、肾气不足或妊娠期间调养失宜,可直接或间接致使子代先天发育不足、身体素质低下甚至机体缺陷,为后天生存发展埋下隐患,影响学习与生活。

（二）后天失养

后天养育是个体身心发展的重要条件和保证,儿童出生后及早期喂养不当,进食不足或无节制、无规律,偏食零食或荤腥肥腻之物,易伤脾胃,不利于气血调节和营养吸收,致使心失所养,机体不佳。除却喂养问题,社会心理因素也会影响儿童心智涵养,如儿童难以承受的超负荷学业压力,伤及心脑,且多影响体质健康。另有家庭教养不当,致使儿童心智受损,影响学业。

（三）脏腑气血失调

中医学认为,心肝肾等脏腑功能与人的体质健康及思维活动密切相关,学习困难儿童可能因脏腑气血机能失调引起机体疾病,影响学习与生活。此类型儿童既可能出现心脾气虚、肝肾阴虚、心肾不足等虚证,也可能出现心肝阳亢、心脾积热、痰瘀阻窍、气滞血瘀等实证。中医调查显示,学习障碍儿童中虚证例数比实证例数多,但实证更常伴有异常行为问题。

二、中医分型

中医根据学习障碍儿童的不同表现将其分为不同类型。

（一）心脑不和型

这种类型临床表现多样,轻重有别,轻者学业能力较同龄儿童低,但无明显智力区别。重者多表现为学业适应困难及学校适应能力不佳,在学习中多表现为心浮气躁、头昏脑涨,且常见躯体不适,如心慌气短、周身酸痛等,或有儿童有心无力,事倍功半,易挫败。该类型儿童常有厌学倾向,他们多舌质红、苔薄、脉虚数等。

（二）心脾气虚型

该型儿童受心脾功能不足的影响,常出现生理问题,如形体消瘦或虚胖,体软无力,精神不振,易困倦,多偏食少食,面黄肌瘦,或伴有睡眠和饮食消化问题。在学习中,通常注意力和记忆力低下,学业理解困难,或做事马虎,缺乏坚持,影响学校适应。在中医诊断中,此型儿童苔少或薄白、舌质淡胖、脉虚缓。

（三）痰瘀阻窍型

该型儿童常感头脑昏沉、头晕头疼甚至神志不清,或肠胃不适,心慌气短,失眠健忘,肢体麻木等,不利于长时间学习和坚持性活动,这主要由体内瘀血与痰湿共同阻滞气血经络所致。他们多面色暗沉,舌质青紫或有瘀点,苔薄、脉涩。

三、中医治疗

学习障碍的中医治疗有中药治疗和针灸等。治疗通常根据儿童的实际情况辨证施治。

心脑不和型学习障碍的中医治疗宜调和心脑,有采用双参散(人参、丹参、茯神、菖蒲、远志)加减进行治疗。心脾气虚型儿童需健脾益气,养心安神,有选用归脾汤加减进行治疗。痰瘀阻窍型学习障碍治疗须祛痰通窍、活血化瘀、提神醒脑,有用菖蒲丸(菖蒲、人参、麦冬、远志、川芎、当归、乳香等)、蒲金丹、涤痰汤和通窍活血汤加减等的治疗。

台湾有医家尝试针灸治疗学习障碍,报告 8~10 次左右可取得的效果;中国大陆针灸推拿治疗学习障碍报道较少,但学习障碍的针灸治疗较多。这些治疗多见于 ADHD 的针灸治疗研究报告中,因为 ADHD 儿童本身多伴有学业不良问题或学习障碍同时也伴随 ADHD 的症状。故学习障碍的针灸等中医治疗完全可参考 ADHD 的治疗。

总之,中医学对学习障碍的机理尚无完整、系统和统一的认识,也没有公认的分型及其诊断标准。这可能是中医学科自身特点决定的,给儿童家长及相关人士的关注带来一定的困难。故家长选择中医治疗、研究人员解读有关研究报告需深究研究设计的规范性,并与相关研究对比,或多方求证有经验的医家。

【本章思考题】

1. 广泛收集学习障碍儿童临床检查及评估信息,归纳总结评估诊断特点,提出自己的建议。

2. 为了便于识记和理解,设计图或表将本章知识简化整理。

3. 选择本章的一个知识点,通过查阅近五年文献,丰富更新现有知识。

第十四章　抑郁症和强迫症的研究进展

抑郁症、强迫症及其相关症状是儿童青少年较为常见的心理健康问题，给个体的生活学习、人际交往、环境适应等方面带来不同程度的困难，是家长和社会持续关注的问题之一。随着现代多学科技术的快速发展，神经影像学、遗传学、脑电生理学、分子生物以及中医等多学科从自身的角度对儿童青少年抑郁症、强迫症的发生机制进行多角度、全方位的研究，取得不少有价值的成果，需要及时归纳总结。而且，这些领域研究发展都非常快，新的研究成果不断呈现，值得持续关注。

第1节　抑郁症的研究进展

抑郁症是长时间无理由情绪低落的一种情绪障碍，有的仅表现为情绪低落，有的混合表现极端的情绪沮丧和极端的情绪亢奋。儿童抑郁症以情绪低落为主，是儿童期常见的心理卫生问题之一。

流行病学调查发现，中国9~19岁儿童青少年抑郁症检出率为14.81%，男女生分别为15.35%和14.43%，几无差异。农村地区儿童青少年该症状检出率为16.41%，略高于城市的13.23%。受研究工具及被试各方面因素的影响，不同研究者报告儿童青少年抑郁症的发生率存在一定的差异，但儿童青少年普遍存在抑郁症状却是事实，这种不良的情绪给自身的发展、学校教育及家庭生活造成不同程度的困扰。

儿童抑郁症表现为情绪、行为、身体不适等多方面异常，如厌倦、孤独、违拗、自怨自艾、自我责备、易激惹、好发脾气等情绪异常；认为自己笨拙、愚蠢、丑陋以及体会到无价值感等自我认知异常；对周围环境不感兴趣、退缩、缺乏愉快感，或自暴自弃或感到愤懑，甚至离家出走、自残、自杀等。有的还伴有多动、攻击性、逃学、违法犯罪等社会行为问题。同时，抑郁症儿童还可能出现多种身体生理异常，如睡眠障碍、食欲低下、疲乏无力、胸闷气短、心悸肉跳、头疼、胃痛等。

现代多学科采取先进检测手段对抑郁症进行研究，本节综述神经影像学、生物学以及中医等学科的相关研究。

一、影像学研究

现代多种先进影像检查研究技术对抑郁症的病理机制进行持续研究，取得不少有价值的成果。这些技术主要有计算机断层扫描（computed tomography，CT）、磁共振成像（magnetic resonance imaging，MRI）、单光子发射计算机断层扫描（single photon emission computed tomography，SPECT）、正电子发射断层扫描（positron emission tomography，PET）和磁共振波谱分析（magnetic resonance spectroscopy，MRS）等，它们的研究结果如下。

（一）计算机断层扫描研究

夏从羊等报告，首发抑郁症患者的脑 CT 灌注存在异常，双侧额叶脑血容量（CBV）、脑血流量（CBF）值显著低于对照组，平均通过时间 MTT 和到达峰值时间 TTP 明显大于对照组，额叶脑皮质灌注明显低于对照组，大脑半球之间的脑血流灌注未见明显差异，大脑侧化可能存在问题。

（二）磁共振波谱成像研究

磁共振波谱成像（MRS）是一项可检测机体活组织代谢水平的现代影像学研究技术，基本无损伤。国内外相关研究显示，抑郁症患者的波普成像在前额叶、双侧海马等区域的胆碱和肌酸代谢呈现异常，晚发抑郁症患者的前额叶和左侧海马神经元活力下降。

（三）单光子发射计算机断层扫描研究

SPECT 研究结果显示，抑郁症患者的大脑各区域存在异常，如大脑的额叶、颞叶和边缘系统存在血流灌注减少，且两侧大脑灌注不对称。在接受有效治疗后，患者的 SPECT 结果有明显改善。

（四）正电子发射断层扫描研究

有研究者对首发抑郁症患者的大脑进行 PET 检测，结果发现前额叶、扣带回皮质的局部脑葡萄糖代谢率降低，显示前额叶、前扣带回皮质、丘脑、双侧尾状核、双侧壳核的 5-羟色胺转运体（5-HTT）异常与抑郁症的有关。

（五）经颅多普勒研究

经颅多普勒（transcranial Doppler，TCD）是利用超声多普勒效应来检测颅内脑底主要动脉的血流力学及血流生理参数的无创伤技术，俗称脑彩超。该技术可实时在体检查个体的脑供血状态，是当前检测人颅大血管结构完整性及血液流动状况的非常成熟的方法，在临床诊断上广泛使用。

TCD 检测显示,抑郁症患者大脑的主要动脉血流频谱、血流速度存在异常,异常率在 70% 以上,不少患者的大脑前、中动脉血流速度明显加快,部分患者的两侧血流速度不对称、流速时快时慢,还有部分患者血流速度减慢,大脑供血不足等。

二、生物学研究

抑郁症的遗传学、电生理、矿物质及神经递质的研究取得一些成果,进一步丰富了人们对该症发生机理的认识,为开展有效的治疗和教育干预提供有价值信息。

(一)电生理研究

电生理研究主要通过检测生物电来了解神经元的活动情况,根据检测技术的不同可以分为诱发电位研究与自发脑电波研究两大类,前者收集在一定刺激条件下的生物电信号,后者则检测没有外部刺激情况下脑组织的生物电信号。

1. 诱发电位

诱发电位(evoked potential,EP)是指对神经系统从感受器到大脑皮层的某一特定部位给予适宜的刺激或使大脑对正性或负性的刺激信息进行加工,在该系统和脑的相应部位产生可以检测出的、与刺激有相对固定时间间隔和特定位相的生物电反应。

目前,EP 就抑郁症患者的高级认知功能进行探索,是该领域研究的热点之一。研究者普遍认为,抑郁症对大脑的认知功能有损害,主要表现在处理新事物的能力较差,如前额叶相关的执行功能、选择策略、抑制错误反应等出现异常。但对于其认知功能损害的程度与广度则意见不一。

2. 自发脑电波

常规脑电图(electroencephalography,EEG)研究显示,抑郁症患者的自发脑电较正常人有慢波增多、α 波减少的现象。采用多导睡眠图研究抑郁症比 EEG 更有优势。

多导睡眠图(polysomnography,PSG),又称睡眠脑电图,该技术除了检测个体不同睡眠脑电活动外,还可选择性对心电、肌电、眼动、胸式和腹式呼吸张力、鼻及口通气量、体位体动、血氧饱和度等生理指标进行连续检测,是研究抑郁症、睡眠以及呼吸暂停综合征的有效技术。

PSG 研究显示,抑郁症具有睡眠潜伏期延长、总睡眠时间减少、觉醒增多、早醒、睡眠效率下降、睡眠减少和睡眠时相转换增多等特点。严重抑郁症患者的 PSG 检测显示,他们的快波睡眠(REM)潜伏期缩短、REM 密度增加、慢波睡眠(SWS)减少,这些改变预示着预后不良。在闭目觉醒静息态下,重度抑郁患者的 α 波几乎消失,而正常人在此状态下的 α 波非常活跃。

(二) 神经递质研究

相关研究指出,抑郁症患者的去甲肾上腺素(NE)、多巴胺(DA)、5-羟色胺(5-HT)、γ-氨基丁酸(GABA)以及神经肽等神经递质的代谢存在异常。

1. 去甲肾上腺素

去甲肾上腺素(NE)既是一种神经递质又是一种激素。作为递质的 NE 源于去甲肾上腺素能神经元和肾上腺素能神经元。去甲肾上腺素能神经元胞体主要聚集在脑干的蓝斑核(locus coeruleus)和外侧被盖核(lateral tegmental nuclei)。蓝斑核重要功能是参与应激反应,保持脑的唤醒和警觉。它直接或间接地与脑的各个部位有联系。

去甲肾上腺素能神经元的异常或 NE 的异常会导致抑郁症。一般认为,压力会刺激蓝斑核,起初会导致蓝斑核的过度兴奋,此后长时间出现去甲肾上能神经元功能低下,NE 释放不足,导致抑郁。

2. 多巴胺

多巴胺(DA)是人体必不可缺的一种神经递质,主要在大脑内传递兴奋和愉快的信号,其特点是使人情绪高涨,精力十足,行为主动,心里感到愉快和满足,反之,多巴胺缺少或降低会使人出现心情郁闷、情绪低落等现象。

研究发现,抑郁症童年期受虐组血清 DA 水平与未受虐组相比,虽无统计学差异,但均呈偏低倾向,尤其是情感被忽视组血清 DA 水平明显低于未受虐组,显示儿童期受虐可能会导致 DA 系统功能障碍,继而引发抑郁症。抑郁症动物模型研究发现,模型鼠血清中神经递质 DA 的含量显著降低,而有效治疗后的 DA 代谢产物高香草酸(HVA)的含量则显著提高。还有研究报告称,抑郁症经过有效治疗后,血清 DA 的含量也会显著增加。

3. 5-羟色胺

5-羟色胺(5-HT)在人体组织中广泛存在,在大脑皮层质及神经突触内含量更高,是一种重要的抑制性神经递质,能够稳定大脑额叶的信号加工和控制行为情绪反应。

5-HT 神经功能低下是构成抑郁症的病理生理基础之一,因此目前选择性 5-HT 再摄取抑郁剂(SSRI)已成为普遍运用的抗抑郁药物。临床研究表明,抑郁症患者经文拉法辛(是 5-HT 和 NE 再摄取抑制剂)治疗后,血浆中 NE 和 5-

HT 浓度均显著提高。郭秉荣等研究者认为可以将 NE 和 5-HT 作为抑郁症诊断评定的重要的潜在生物指标。

4. γ-氨基丁酸

γ-氨基丁酸（GABA）一种天然存在的非蛋白组成的氨基酸。在人体内,它只存在于神经组织中,又以脑组织的含量最大,黑质中的浓度最高。GABA 是一种抑制性神经递质,具有极其重要的生理功能,可引起交感神经节前神经元抑制,降低神经元活性、减慢神经传导速度,使脑干网状结构的突触联系减弱。它在脑的活化、健脑益智、抗癫痫、调节睡眠、学习和记忆、视觉形成等多方面起着重要作用。

有研究者利用磁共振质子波谱（MRS）检测抑郁症患者脑内的 GABA 浓度值,结果显示,抑郁症患者枕叶皮质 GABA 浓度比正常人偏低,而谷氨酸浓度均值则明显偏高,经过抗抑郁治疗后,枕叶皮质 GABA 浓度明显上升,抑郁症状得到改善。

此外,神经肽等生物活性物质在抑郁症的发生发展中起到的作用也有持续的研究,值得深入了解和持续期待。因为,神经肽是一类可以清除受损及死亡神经元、促进新神经元快速再生的活性物质,负责神经元的新陈代谢。

（三）遗传学研究

多数疾病或残疾的发生与遗传因素有直接或间接关系,抑郁症也不例外。在抑郁症的研究中,遗传学持续就此进行探索,已取得大量研究结果。

1. 家系研究

抑郁症的家系研究涵盖于情感障碍的流行病学调查中,研究结果显示情感障碍患者与一级亲属同病率高于二级亲属,血缘关系越近,患病率越高,符合多基因遗传方式,如严重抑郁症患者的一级亲属患病率为 15％,而普通人群仅为 5％。中国 13 省市情感性障碍遗传研究协作组报道,高发家系情感障碍的遗传方式为多基因遗传,加权平均遗传率为 151.05％,大于 100％,可能存在一个显性的主基因。儿童青少年抑郁症的家系研究发现抑郁症儿童青少年一级亲属抑郁症患病率为正常对照组的两倍。

2. 双生子、寄养子研究

国外研究显示,单相抑郁症（无狂躁发作）在双生子中的遗传度（遗传因素对表型所起作用大小）约为 40％～50％。国外研究对比寄养亲子两代和有血缘关系的亲子两代重症抑郁终身患病率的差别,结果显示:抑郁症患者领养子女患抑郁症的风险比健康父母领养子女罹患抑郁症的风险高（$OR=2.19$）,抑郁症患者的亲生子女罹患抑郁症的 *OR* 值为 2.96,和未患抑郁症者亲生子女罹患抑郁症的风险无显著差异。

3. 基因研究

抑郁症的发生与基因有关,这些基因可能有多个,如五羟色胺转运体基因、去甲肾上腺素转运体(NET)基因、促肾上腺皮质激素释放激素受体(CRH)基因、儿茶酚氧位甲基转移酶(COMT)基因等。这些基因的作用机制是单独作用还是协同作用以及新基因的发现等都是后续研究中需要解决的问题。

三、中医研究

中医将抑郁症归属为郁病的范畴,是由于情志不畅、肝气不舒、气机郁滞所引起的一种疾病。中医上以心情抑郁、情绪不宁、胁肋胀痛、易怒善哭、失眠及咽中如有异物梗阻等为表现特征。

中医将郁分为郁病与郁症两种,郁病是对由于情志不舒、气机郁滞而引起的疾病的总称。郁症是一个综合病症,郁病包括中医的郁症、失眠、健忘、脏燥等。中医对郁病与郁症的认识过程体现了对疾病完整性的认识。

（一）中医病理

中医认为抑郁症的病变涉及肝、胆、心、脾、肾等多个脏腑,多因七情内伤、肝失疏泄、肝气郁结、情志不遂、脾气亏虚、脾失健运、痰浊内生,气郁日久化火,下劫肾阴,上扰心神,导致血气、脏腑、阴阳失调,同时又产生瘀血、痰浊等一系列病理产物。而现代中医则认为抑郁症的发病机理多是在人体先天禀赋易感性的基础上,由于情志过敏、肝气不舒、气机郁滞,累及其他脏腑,影响气血津液运化而发病。

（二）中医分型

目前抑郁症的辨证分型主要分为肝郁脾虚型、肝郁气滞型、肝郁痰阻型、心脾两虚型、肝肾阴虚型五种。

肝郁脾虚型的表现一般是多疑善忧、胸胁胀满、胸闷、善叹息、面色萎黄、胃脘胀满、腹痛、腹胀、恶心、肠鸣、大便溏、咽有异物感、舌质淡、舌苔白、脉弦细或弦滑。肝郁气滞型常以情绪抑郁、悲观厌世、表情沮丧、烦躁、善叹息、胸胁乳房胀满、脉弦为主要表现。肝郁痰阻型的症状主要是烦躁、失眠易惊、腹胸胁胀满、头晕耳鸣、头胀、口苦,咽有异物感、似有物梗阻,咯之不出、咽之不下、恶心、小便短赤、舌质红、舌苔黄腻、脉弦数或滑数。心脾两虚型则以多思善虑、心悸、多梦、面色萎黄、手足麻木、头晕、气短、自汗、腹胀、大便溏、月经不调、舌质淡嫩、舌苔白、脉细弱等症状为主。肝肾阴虚型的症状表现是面色潮红、两目红赤、头晕耳鸣、失眠多梦、目涩畏光、视物昏花、急躁易怒、喜怒无常、头痛且胀、胸胁作痛、肢体麻木、筋惕肉或手足蠕动、舌红少苔、脉弦细数。

（三）中医治疗

抑郁症涉及面广，症变复杂，病种多，因此，中医因个体差异以及症状在时间上的变化而采取的治疗措施，主要是针灸治疗和中药治疗。

1. 针灸治疗

目前针灸治疗抑郁症的疗效是确切的，可以通经调络、调和气血，从而达到抗抑郁的效果。而经络中肝经在治疗抑郁症中具有重要的意义。针刺肝经穴位及腧穴，能疏肝解郁、健脾和胃，起到治疗气郁、血郁、痰郁、食郁和湿郁的作用。

中医经络电子检测系统（telediagrosis system，TDS）是根据中医脏腑经络学理论，结合现代电子技术，利用感应器测定人体 12 条经络在体表 24 个原穴电能量值，量化评估人体健康状况的中医经络检测设备。结果发现，抑郁症肝郁气滞型患者的胃经、脾经、肾经、胆经、肝经与正常对照组差异均较为显著，其中胃经、脾经的能量偏低，而肝经、胆经的能量偏高，这与中医治疗的思路基本一致：疏肝健脾。

有 fMRI 的影像学研究报告，针刺肝经的太冲穴，可诱发小脑、前额叶、颞叶、前扣带回中后部等区域的激活，有利于抑郁症患者的康复。

2. 中药治疗

中药是中医的主体，是根据辨证论治原则，结合抑郁症儿童的具体情况施行的个别化治疗，且在治疗期间还进行药物配伍的调整。中药治疗因医家不同而存在巨大差异，方剂更是不计其数。例如，根据抑郁症儿童的病理机制，有研究者总结中医治疗的方法：疏肝解郁法、疏肝补脾法、疏肝益肾法以及解郁活血或活血化瘀法等方法。每个儿童的情况不同，根据儿童身体状况及其治疗过程中出现的变化对中药方剂进行调整。抑郁症的中医治疗遵循其根本原则——辨证施治。

儿童抑郁症已经成为儿童期主要的心理健康问题之一，降低儿童抑郁症发病率，提高患儿的生存质量，这是当代医务工作者及教育工作者应该完成的任务和责任。现代医学、中医学对于抑郁症的研究及成果为一线工作者提供了借鉴。临床上应该更加关注儿童抑郁症，争取做到早期发现，早期治疗，采用中西医综合的治疗方法，减轻患者的痛苦，提高其生活质量。

第 2 节　强迫症研究进展

强迫症(obsessive compulsive disorder，OCD)是指反复出现令人痛苦的强迫思维或强迫行为，是异质性很大的疾病，表现多种多样，也是一种常见的慢性精神障碍。强迫症往往合并其他症状，单纯的症状并不普遍，通常伴有抑郁、恐惧、回避或过度忧虑等。该症发病率高，致残缓慢持久，轻则不易发现，不受重视，重则明显影响个体的工作和生活能力，并给相关人士的生活带来负面影响。

有研究报告，强迫症是仅次于抑郁症、酒精依赖和恐惧症的常见精神疾病，全球约 1%～3% 人口受此症困扰。该症多始发于青少年晚期或成人早期，儿童期、成人晚期人士较少发生，女性发病率可能略高于男性。大规模的跨国流行病学调查研究报道，除慕尼黑外，其余地区女性发病率均高于男性，男女患病率之比为 1.0∶1.2～1.8。

随着多学科研究的不断深入，人们对强迫症的认识也更加深入，也在不断改变对强迫症患者的态度和言行。

一、影像学研究

强迫症属于中枢神经系统活动发生异常的疾病，用以研究中枢神经的影像学技术大都对该症进行研究，如计算机断层扫描(computed tomography，CT)、磁共振成像(magnetic resonance imaging，MRI)、正电子发射断层扫描(postron emission tomography，PET)、单光子发射计算机断层扫描(single photon emission computed tomography，SPECT)和磁共振波谱分析(magnetic resonance spectroscopy，MRS)等。有的侧重脑结构异常的研究，但更多聚焦脑功能研究。

（一）计算机断层扫描研究

CT 研究发现，强迫症患者与正常对照组相比较，可能存在脑室增大或尾状核体积的异常变化。但另有研究显示，脑室及脑的其他结构并无大的异常，推测强迫症的问题主要是脑功能问题而不是结构问题。至于更细小的显微结构的变化还需其他研究技术的介入和进一步研究探索。

（二）弥散张量成像研究

弥散张量成像(DTI)作为一种无创的影像学新技术，其各向异性分数(FA值)能反映脑组织白质纤维束的髓鞘状况、方向一致性及神经纤维束密度的变化。孟席斯（Menzies）等发现强迫症患者及其未发病的一级亲属右侧顶区 FA降低和右侧内侧额皮质区 FA 值增加。也有发现，强迫症的胼胝体压部、两侧扣带束、上纵束、视辐射和下额枕束的 FA 值降低。FA 值的降低与强迫症的严重程度相关，表明强迫症患者存在脑白质的特异性改变。强迫症的不同表现意味着脑白质改变的部位不同，故强迫症属于异质性缺陷。

（三）磁共振成像研究

在有认知任务刺激的 fMRI 研究中发现，强迫症患者的前额叶-纹状体环路的功能异常，可能存在认知可变性和反应抑制性损害。在 Stroop 和 Switch（脑任务切换的一种研究）任务中，强迫症患者出现了短暂的顶叶区域的激活以及眶额区激活不足。张伯伦（Chamberlain）等用反转范式研究发现，强迫症患者及其一级亲属外侧眶额皮质、外侧前额叶皮质和顶叶皮质激活降低。科贾克（Kocak）等的认知控制实验中，fMRI 结果显示，右侧顶下叶、右侧扣带回后部、右侧额上回活性降低，表明强迫症患者在需要认知控制的任务中出现额-顶环路难以激活的情况，导致了闯入性思维的产生，推测后顶区功能异常可能与闯入性思维的频率有关。

（四）单光子发射计算机断层扫描研究

单光子发射计算机断层扫描（SPECT）借助同位素来检测脑血流量，直接反映脑及其他生物组织的结构和功能状态。该技术安全、无创伤，应用前景广阔。

对未服药的强迫症患者于静息及症状诱发状态下进行局部脑血流（RCBF）动态显像研究，SPECT 检测结果显示，他们的顶叶、额叶、颞叶存在异常，表明脑特定区域的功能异常与强迫症及药物治疗反应有关。还有 SPECT 研究显示，强迫症患者两侧丘脑、顶叶和基底神经节的血流灌注增加，该区域处于功能亢进状态，而右颞血流灌注减少，相应功能降低。

（五）正电子发射断层扫描研究

正电子发射断层扫描（PET）可以研究组织细胞的代谢水平，是当前研究人体机能状态非常先进的技术，可以显示组织机能的细微变化。PET 作为一种新技术运用于强迫症的研究还相对较少，且研究结果争议也较大。PET 亦证实了强迫症患者存在前额叶-纹状体的损伤。有研究表明强迫症患者在休息时，尾状核、眶额叶皮层（OFC）、前扣带回皮层（ACC）和下丘脑的葡萄糖代谢水平较高。当然，也有研究报告，强迫症的 PET 结果与对照组并无大的差异。尽管研究结果不一致甚至相反，但利用 PET 来研究强迫症的病理机制却是非常重要的,相关研究报告需要持续关注。

（六）磁共振波谱分析研究

磁共振波谱分析（MRS）通过测定脑等活体组织内的 N-乙酰天冬氨酸（NAA）、谷氨酸-谷氨酰胺复合物（GLx）、胆碱复合物（Cho）、肌醇（Cr）等物质的变化反映脑组织的代谢水平与功能状况,是一种无创性的影像学新技术。

应用该技术对强迫症进行研究表明,强迫症患者脑内 NAA、GLx 等物质的代谢发生了改变,较合理地解释了强迫症发生的分子生物学机理,并可将研究结果尝试用于强迫症的治疗。

二、生物学研究

在过去相当长的一段时间里,强迫症是非常少见的精神疾病,儿童青少年中的发生率更是非常低。但是近几十年来,随着人类生活的自然环境、人文环境的巨大变迁,以及科研手段的更新和新研究技术的应用,强迫症大受重视,儿童青少年强迫症同样受到多学科的关注。

（一）脑电图研究

多数研究显示,强迫症患者的脑电图存在异常,主要是大脑额叶和颞叶区非特异性慢波活动增加,有学者把这种慢波称为"非特异性的波活动"。进一步研究发现,左颞叶区和中央区波的相对功率显著增加,而额叶和颞叶其他区域的功率降低。当然,也有研究认为,强迫症的 EEG 并无异常。至今,有关强迫症的 EEG 结果还是不太一致,可能需要对强迫症进行进一步的分类研究。

（二）生化研究

通过对神经递质、遗传基因等的研究,发现强迫症患者在这些物质上与正常人存在差异。特别是一些物质的存在有可能是某些强迫症患者的病因,这些物质也可能与强迫症之间有一定的关联。

1. 5-羟色胺

5-羟色胺直接或间接参与人心境的调解,可能是强迫症发生的重要生化机制。5-羟色胺通过相应的受体发挥其效能,其合成、代谢、调解及效能发挥的任一环节的异常都可能与强迫症发生有关。当前,5-羟色胺与强迫症关系的研究多集中于该递质的受体基因 HTR2A、HTR2C 等上。结果显示,5-羟色胺 2A 受体基因多态性与无强迫型人格障碍的强迫症存在关联,5-HTT 基因第二内含子多态性与强迫症的发病可能存在遗传上的关联,等位基因 10 和 12/10 基因型可能是强迫症的风险因子。

2. 谷氨酸

有研究发现,强迫症患者的脑脊液中谷氨酸(GLu)水平明显高于正常对照组。谷氨酸通路异常可能与强迫症发病有关,特别是男性强迫症或早发型强迫症。还有研究认为,谷氨酸在大脑纹状体的蓄积是某些强迫症患者(或其亚型)的病因。

3. 儿茶酚氧位甲基移位酶

有研究报告,儿茶酚氧位甲基移位酶(COMT)基因的1个等位基因发生变异,该基因可导致该酶活性降低 3～4 倍,是强迫症发生的易感因素,尤其是男童。

(三)遗传学研究

强迫症的遗传学研究是近年来领域内的热点。家系研究及双生子研究表明遗传因素与强迫症发病有关联,研究者通过分离分析、连锁分析及关联研究,提出了某些遗传方式,一些候选基因也在进一步确认中。

1. 家系研究

家系遗传调查包括家族病史调查、双生子和寄养子等的研究。国外较大规模的家系调查研究显示,强迫症具有家族聚集性,患者家族中强迫症及亚临床强迫症患病率较普通人群高 10%～20%。杨彦春等人对 90 例强迫症患者也进行过类似研究,结果表明强迫症患者一级亲属强迫症或亚临床强迫症发生率均高于对照组。

2. 基因研究

目前,强迫症等精神疾病的基因研究也比较多样化,有的着重发现和筛选与该类疾病相关的基因,有的探索可能的遗传方式,有的更进一步研究基因的多态性等问题。现有研究的总体看法是,强迫症等精神类疾病多是基因与环境相互作用的结果。有的是常染色体基因,有的是性染色体基因,有的是显性遗传,有的是隐性遗传。在众多基因的相互作用中,强迫症可能有少数基因起关键作用。这些基因的相互作用方式是研究的难点,也是后续研究需要重点突破的。

三、中医研究

中医各家对强迫症的病理机制解释众多,都会在总结诊治实践经验的基础上提出相关理论解释,并将其归属于"狂证""癫证""百合病""不寐""脏躁"等范畴。

（一）中医病理

中医认为，强迫症病机责之于肝、心、脾、肾多个脏器的功能失调，较为普遍的看法是：肝郁气滞、气郁化火，或肝郁脾虚、心脾两虚、肝肾阴虚及脾肾阳虚等虚证或虚实夹杂证，如肝盛胆虚，则表现为强迫性多虑而犹豫不决，临床可见强迫性思维和行为，若肝胆肾俱虚，则表现为对正常事物、环境产生不可理解的恐惧感等。该症多于青少年期起病，病程迁延，病情稳定或有加重，治疗难度大。

（二）中医分型

中医根据强迫症患者的不同表现，采用辨证的方法分成不同的症型，据此论治。

其一，肝郁化火型，治疗宜清热泻火，平肝安神。

其二，肝郁脾虚型，治疗宜疏肝解郁，健脾化痰。

其三，心脾两虚型，治疗宜补益心脾，养心安神。

其四，肝肾阴虚型，治疗宜滋阴潜阳，养心安神。

其五，脾肾阳虚型，治疗宜温补脾肾，安神定志。

就具体患者的诊断而言，其病症可能不是典型的某一类型，多以某一类型为主，同时伴有其他类型的部分表现。随着治疗延续，一些患者的病症类也会出现变化，特别是久治无效之症。故强迫症的中医治疗需要医家根据个体差异，辨证施治，因人而异，因时而化，不可单纯分型论治，更不可固守陈方或所谓的秘方应对所有患者的病症。

（三）中医治疗

中医学对心理精神疾病认识很早，将精神活动称之为情志。《素问·上古天真论》曰："恬淡虚无，真气从之，精神内守，病安从来。"中医认为人的情志与气血阴阳关系是有密切联系，情志是基于五脏功能的正常运化。《阴阳应象大论》曰："人有五脏化五气，以生喜怒悲忧恐。"中医认为气血舒畅人才健康，不应该情绪过激。气机失调会进而影响五脏之气并逐步产生痰、火、瘀等邪毒，久之不调可产生更为严重的"狂""癫"等精神类疾病。因此，中医对精神疾病的治疗总体采取顺气、畅血、调理情志等策略。

1. 中药治疗

中药治疗强迫症主要关注肝、胆、肾等脏器的调理，平肝益胆、养肝补肾是基本治疗方向。具体治疗方案则应医家、患者个体及其治疗过程的变化有很大的差异，治疗药方更是不胜枚举。

2. 针灸治疗

医家符文彬从心胆论治进行针灸治疗强迫症，注重调神，重视八脉交会穴、背俞穴的应用,擅用百会、印堂穴进行治疗。实践中,他总结了治疗该类病证遵循的三步阶梯:一针二灸三巩固,"三巩固"是指埋皮内针以巩固疗效。医家张平根等运用电针治疗强迫症 84 例,取穴百会、印堂、前顶、后顶、脑户、太阳穴,总有效率达 64.3%,与氯米帕明对照组比较,差异无统计学意义,而毒副作用和复发率显著降低。针灸治疗强迫症值得进一步总结提升。

近年来,应用电针治疗强迫症的相关报道也较多。有报道电针治疗强迫症与西药氯丙咪嗪疗效相当,且毒副作用小,患者依从性好。而且还发现电针对药物及行为疗法治疗无效的难治性强迫症患者有满意的疗效。

耳针疗法是针灸的重要分支。李铭等以耳针结合中药治疗,总有效率为 77.78%,疗效显著,安全稳定且无明显的药物毒副作用。

此外,中医学还采取"意疗",可谓中医对强迫症进行心理干预,如练习五行掌、诵读经典等,取得一定效果。

【本章思考题】

1. 广泛收集抑郁症、强迫症的临床检查及评估信息,归纳总结评估诊断特点,提出自己的建议。

2. 为了便于识记和理解,设计图或表将本章两节知识分别简化整理。

3. 设计问卷,了解中国抑郁症和强迫症患者(主要是儿童青少年)接受诊断和治疗的状况。

4. 查阅近五年有关抑郁症、强迫症的研究报告,丰富更新本章两节相关知识。

参考文献

基础病理学中文参考文献：

1. 付立杰,闫云,张红恩.畸胎学[M].上海:上海科技教育出版社,1996.

2. 黄希庭.简明心理学辞典[M].合肥:安徽人民出版社,2004.

3. 刘晓鑫,李乐之等.精神分裂症孕产妇不良妊娠结局影响因素的研究[J].护理研究,2014,28(1):11-13.

4. 葛俊丽,曾蔚越,段丽君等.前置胎盘类型与妊娠结局[J].实用妇产科杂志,2011,27(6):448-452.

5. 李云珠,夏振炜.新生儿黄疸及胆红素脑病发病机理的研究进展[J].中国实用儿科杂志,1997,12(2):9-11.

6. 金兰,孙小娅.新生儿黄疸原因分析及护理干预[J].齐齐哈尔医学院学报,2011,32(8):219-220.

7. 商爱民,牛春雨.危重患者急性脑损伤研究进展[J].河北北方学院学报(自然科学版),2011,27(5):103-109.

8. 兰希发,姚文秀,郭阳.脑缺血再灌注后神经细胞凋亡的机制[J].中国临床康复,2003,7(19):2726-2727.

9. 陈广斌,陈华萍等.新生儿缺血缺氧性脑病危险因素的 logistic 回归分析[J].中国优生与遗传杂志,2006,14(5):97-98.

10. 李瑞林.癫痫、高热惊厥与脑损伤[J].国外医学.儿科学分册,1994,21(3):150-153.

11. 马赵峰.儿童热性惊厥的研究进展[J].华夏医学,2013,26(1):208-212.

12. 高宇,沈晓明.甲基汞对儿童神经行为发育影响的研究进展[J].国外医学.儿科学分册,2002,29(3):156-158.

13. 张守文.食品行业要科学规范使用食品添加剂[J].中国食品添加剂,2012(4):65-70.

14. 司原,王明明,肖林林.电离辐射对中枢神经系统发育的影响[J].辐射防护,2009,29(6):390-395.

15. 裴亚萍.手机辐射对男性生殖系统影响的研究进展[J].吉林医药学院学报,2015,36(4):279-281.

16. 薛蕾.电磁辐射致雄性生殖损伤机制的研究进展[J].中华男科学杂志,2012,18(8):738-741.

17. 王铁军.噪声对人体健康的危害及个体防护[J].工业安全与防尘,2000,(4):40-42.

18. 安郁宽,徐艳岩.物理因素与出生缺陷[J].生物学通报,2013,48(12):11-20.

19. 李颖,杨柳,杨文方.出生缺陷的相关因素[J].中国计划生育学杂志,2010,18(12):755 –757.

20. 陈玉芬.不同海拔地区 resistin 在巨大儿患者胎盘组织的表达及意义[J].中国妇幼保健, 2013,28(12):1917 – 1918.

21. 杨青敏.高原地区缺氧及孕妇吸氧对新生儿出生体重影响的研究[J].中华护理杂志,1999, 34(10):585 – 587.

22. 王志远.高原农牧区育龄妇女贫血发生状况及相关因素分析[J].中国妇幼保健,2009,24 (26):3649 – 3651.

23. 陈鲜霞,唐桂波等.高海拔地区足月胎儿生长发育指标的超声研究[J].临床超声医学杂志, 2014,16(4):287 – 288.

24. 袁静,钱芳等.单纯疱疹病毒感染在妇产科疾病的研究现况[J].疾病监测与控制,2013,7 (11):676 – 677.

25. 董彦亮.妊娠期单纯疱疹病毒感染与不良妊娠结局[J].中国实用妇科与产科杂志,2011,27 (8):572 – 576.

26. 兰建平,欧阳晓勇.妊娠梅毒对胎儿的影响及防治措施[J].中国优生与遗传杂志,2007,15 (1):121.

27. 陈锡润.花粉症概述[J].佳木斯医学院学报,1991,14(4):338 – 342.

28. 杨琼梁,欧阳婷,等.花粉过敏的研究进展[J].中国农学通报,2015,31(24):163 – 167.

29. 何鹏,梁争论.硫柳汞防腐剂在人用疫苗中的应用[J].中国生物制品学杂志,2013,26(1): 135 – 138＋143.

30. 高方智,葛素珍,王庆华.孕妇血清中 T3、T4 含量的测定分析[J].上海医学检验杂志,1995, 10(3):172.

31. 杨秀群,程柳云,李敏等.妊娠期碘营养状况的调查研究[J].广西医学,2000,22(3):642 – 644.

32. 聂中华.儿保门诊 634 例儿童微量元素检测结果与分析[J].中国妇幼保健,2010,19(13): 104 – 105.

33. 唐清.微量元素在人体的重要作用[J].中外妇儿保健杂志,2009,18(4):204.

34. 麻海英,闫承生.孕期营养对胎儿发育的影响[J].中国医学工程,2013,21(8):192 – 193.

35. 李基文.饮酒对健康影响的研究进展[J].职业卫生与应急救援,2005,23(3):168 – 169.

36. 李异玲,王炳元.胎儿酒精综合征[J].肝脏,2009,14(3):259 – 260.

37. 徐鹤定,武春艳.胎儿酒精综合征[J].国外医学精神病学分册,2002,29(2):90 – 93.

38. 杨功焕.烟草对健康的危害及控烟策略[J].中国慢性病预防与控制,1999,7(3):97 – 99.

39. 杜军(译).关于胎儿性酒精和烟草综合征诊断标准的建议[J].日本医学介绍,2000,21(9): 421 – 422.

40. 马凤云,仇瑶琴.新生儿戒断综合征的护理现状[J].解放军护理杂志,2010,27(9):673 – 675.

41. 刘畅.妊娠期母体因素对妊娠结局影响的相关性研究[D].山东大学,2014.

42. 郑瑞双.妊娠期妇女睡眠质量与嗜睡、疲劳、焦虑、抑郁的相关性研究[D].中南大学,2011.

43. 潘艳.苯对大鼠的生殖毒性和胚胎发育毒性研究[D].南华大学,2010.

44. 刘宇.磁性标记骨髓间充质干细胞在大鼠脊髓损伤模型中示踪的研究[D].中山大学,2009.

45. 吴越,张雪林.二维质子磁共振波谱分析在评价颅内胶质瘤中的应用[D].第一军医大学,2007.

46. 江帆.青少年睡眠健康及常见的睡眠障碍解析-学会睡眠,享受"大脑营养剂"[N].文汇报,2013－5(12).

病理学进展中文参考文献：

1. 迮文远,计划免疫学(第二版)[M].上海:上海科学技术文献出版社,2001:539－555.

2. 黄金源.自闭症儿童的治疗与教育[M].台北:心理出版社,2008:42.

3. 李雪荣,陈劲梅.自闭症诊疗学[M].长沙:中南大学出版社,2004:25－28.

4. 陈秀洁,李树春.小儿脑性瘫痪的定义、分型和诊断条件[J].中华物理医学与康复,2007,29(5):309.

5. 柳旭,张新生等.CT在脑性瘫痪的临床应用[J].中国医科大学学报,1988,17(1):65－66.

6. 陈桦,彭仁罗.儿童脑性瘫痪的CT形态学研究[J].临床放射学杂志,1996,15(1):53－55.

7. 丁忠祥.儿童脑性瘫痪的磁共振成像研究及进展[J].放射学实践,2008,23(11):1278－1279.

8. 周陶成,童光磊等.脑性瘫痪的临床与MRI表现分析[J].中国儿童保健,2013,21(2):171－172.

9. 翟琼香,乔惠宪等.脑性瘫痪患儿脑细胞葡萄糖代谢改变[J].中国临床康复,2005,9(7):118－119.

10. 张博,郑宏等.34例脑性瘫痪合并癫痫患儿临床发作类型及脑电图分析[J].中国中西医结合儿科学,2012,4(2):158－160.

11. 郭光,阙利双等.视频脑电图监测在脑瘫合并癫痫患儿中的应用[J].海南医学,2010,21(23):99－100.

12. 谭春英,谭玉明等.脑性瘫痪患儿的临床类型与动态脑电图分析[J].实用儿科临床杂志,2004,19(7):582－583.

13. 袁海斌,张国勋等.128例脑性瘫痪血钙,锌,铁,铜,镁元素分析[J].广东微量元素科学,2007,14(5):13－15.

14. 许晶莉.脑瘫患儿血清一氧化氮,血浆内皮素,降钙素基因相关肽的测定与分析[C].中华医学会第八次全国物理医学与康复学学术会议论文汇编.2006:175－180.

15. 杜娇娇,张丽华等.脑瘫患儿血清IGF－1,GLU,GABA含量的研究[J].中国伤残医学,2007,15(2):2－4.

16. 黄金华,吴建贤等.神经递质与脑性瘫痪病理机制研究进展[J].实用儿科临床杂志,2006,21(24):1736－1738.

17. 李晓捷,李艳秋等.脑性瘫痪仔兔脑组织单胺类神经递质的实验研究[J].实用儿科临床杂志,2003,18(10):818-820.

18. 陶维元,文芳,张鸿.脑性瘫痪患儿转化生长因子β1水平的变化及其临床意义[J].中华物理医学与康复杂志,2010,32(1):54-57.

19. 潘惠妮,吴郁丽等.神经元特异性烯醇化酶与新生儿缺氧缺血性脑病及脑性瘫痪的相关性[J].中国临床康复,2006,10(18):97-100.

20. 徐磊,李晓捷.易感基因多态性与脑性瘫痪相关性的研究现状[J].中国中西医结合儿科学,2013,5(2):126-129.

21. 杨立星,唐久来等.脑性瘫痪的易感基因多态性研究进展[J].安徽医学,2011,32(7):1036-1038.

22. 李晓捷,王立苹,孙奇峰.载脂蛋白E基因多态性与脑性瘫痪相关性的初步研究[J].中华物理医学与康复杂志,2011,33(1):43-46.

23. 王博,张新,方秀统.痉挛性脑性瘫痪脊神经后根脱髓鞘病变与免疫调节[J].中国临床康复,2005,9(23):204-206.

24. 刘振寰,钱旭光等.小儿脑性瘫痪脑血流动力学的研究[J].中西医结合心脑血管病杂志,2005,3(8):677-679.

25. 陈国洪,孔峰.脑性瘫痪患儿颅内血流动力学的改变[J].中国实用神经疾病杂志,2009,12(23):41-42.

26. 温恩懿,赵聪敏.儿童脑性瘫痪神经干细胞机制的研究进展[J].中国临床康复,2002,6(23):3537.

27. 王勇.脑瘫中医辨证思路刍议[J].中华中医药杂志,2012,27(1):202-204.

28. 雷延风.综合治疗小儿脑瘫的体会[J].河北中医,2000,22(1):49.

29. 容国安.中医对小儿脑性瘫痪的认识和治疗特征[J].中国临床康复,2006,10(3):146-148.

30. 刘振寰.针灸治疗脑性瘫痪的效果评估:150例随机分组对照[J].中国临床康复,2004,8(6):1091-1093.

31. 袁海斌."靳三针"治疗小儿脑性瘫痪118例疗效观察[J].现代康复,2001,5(9):84.

32. 马丙祥,张建奎等.中医药在小儿脑瘫康复中的应用[J].中医研究,2010,23(4):8-10.

33. 白芝兰,戚威,张晓娜等.孤独症患儿胼胝体磁共振形态及扩散张量成像[J].中国医学影像技术,2010,26(5):825-827.

34. 邓红珠,邹小兵,唐春等.孤独症儿童脑单光子发射型电子计算机断层显像的研究[J].中国行为医学科学,2006,15(10):885-887.

35. 陈清,胡疏,侯海峰等.1196例儿童孤独症单光子发射计算机断层扫描脑灌注显像的护理[J].护理实践与研究,2011,8(6):53-54.

36. 王晨阳.儿童孤独症80例的脑电图分析[J].四川精神卫生,1997,10(3):173-174.

37. 胡琳.113例儿童孤独症的临床与脑电图分析[J].临床脑电学杂志,1998,8(4):225-226.

38. 黄友卫.儿童孤独症患者的电生理分析[J].现代电生理学杂志,2009,16(1):10-12.

39. 孔峰,段立超.儿童孤独症的临床与神经电生理检测的研究[J].临床神经电生理学杂志, 2008,17(5):301-303.

40. 李刚,古田,周云.血微量元素与儿童孤独症及症状严重程度的相关性[J].临床精神医学杂志,2012,22(4):249-251.

41. 梁涛.孤独症谱系障碍儿童的病因学研究[J].中国医学创新.2011,8(11):192-194

42. 康颖,静进.孤独症的病因分子机制与遗传生物学研究进展[J].中华行为医学与脑科学杂志.2010,19(10):953-954.

43. 刘刚,袁立霞.儿童自闭症中医病因病机及辨证分型浅析[J].辽宁中医杂志,2007,34(9):1226-1227.

44. 袁青,吴至凤,汪睿超,等.靳三针治疗儿童自闭症不同中医证型疗效分析[J].广州中医药大学学报,2009,26(3):241-245.

45. 吴晖,吴忠义."三位一体"中医疗法治疗孤独症[J].医药产业资讯,2006,14(3):87-88.

46. 琚玮,封玉.针刺、推拿为主治疗儿童孤独症语言障碍13例[J].中医研究,2009,22(4):54-55.

47. 严愉芬,雷法清.加味温胆汤配合教学训练矫治孤独症儿童异常行为25例[J].中医杂志, 2007,48(3):244.

48. 贾少微,孙涛涛,樊蓉.针刺治疗儿童孤独症单光子发射计算机断层成像术可视化研究[J].中国中西医结合杂志,2008,28(10):886-889.

49. 张学君,吴强.电针督脉不同穴对自闭症模型大鼠学习记忆能力及海马CA1区PSD-95蛋白表达的影响[J].中国针灸,2013,33(7):627-631.

50. 刘丽,周谦,傅师亭.事件相关电位在儿童注意力缺陷多动综合征中的应用研究[J].中国神经精神疾病杂志,1998,24(5):261-263.

51. 杜亚松.注意缺陷多动障碍血清儿茶酚胺类神经递质的测定[J].中华精神科杂志,1998,31(1):30.

52. 杜亚松.注意缺陷多动综合征发病的单胺机制[J].国外医学.儿科学分册,1995,22(3):116.

53. 朱舜丽.儿童多动综合征和弱智儿童单胺类神经递质的比较研究[J].中国实用儿科杂志, 1996,11(2):84.

54. 程道猛,高雪屏,苏林雁.多态性与注.5-HT2A受体基因T102C多态性与注意缺陷多动障碍的关联研究[J].中国行为医学科学,2004,13(3):241-243.

55. 钱秋谨,王玉凤.儿茶酚氧位甲基转移酶基因与注意缺陷多动障碍患儿认知功能的关联研究[J].中华精神科杂志.2008,41(4):200-203.

56. 张亚军.中医药治疗儿童多动症的思路与方法[J].现代中西医结合杂志,2007,16(16):2211

57. 杨玲,王娣,相修平.辨治儿童多动症经验[J].辽宁中医杂志,2007,34(10):1367-1368.

58. 黄玲.穴位循经按压治疗儿童多动症的临床观察[J].四川中医,2009,27(10):120-121,

59. 王文莉,范华.中药滋阴化痰法配合耳穴埋压治疗儿童多动症50例[J].中医杂志,2003,44(8):609.

60. 罗丽茹,梁友芳,姚艺雄.儿童多动症、儿童自闭症与血中单胺类神经递质关系的研究[J].中国临床康复,2002,6(19):2868-2870.

61. 王琦.学习障碍的研究进展[J].现代医院,2009,9(9):80-82.

62. 吴汉荣等.学习障碍儿童心理问题及心理辅导效果评价[J].中国学校卫生,2002,12(6):490.

63. 静进.儿童阅读障碍神经学研究进展[J].中国行为医学科学,1999,8(3):234-236.

64. 周晓林等.发展性阅读障碍的脑功能成像研究[J].中国神经科学杂志,2002,18(2):568-572.

65. 王富彦.儿童学习困难原因和特征及矫治策略研究进展[J].包头医学院报,2008,24(4):435-437.

66. 金花,莫雷.发展性阅读障碍的神经生物学研究进展[J].心理科学,2003,26(5):901-902.

67. 彭聃龄,杨静.小脑与发展性阅读障碍[J].心理与行为科学,2004,2(1):368-372.

68. 周晓林等.发展性阅读障碍的脑功能成像研究[J].中国神经科学杂志,2002,18(2):568-572.

69. 杨炯炯等.近红外光学成像技术及其在神经科学中的应用[J].生理科学发展,2002,33(3):265-268.

70. 宋然然,吴汉荣.阅读障碍儿童汉字认知过程脑血氧变化的研究[J].中国临床心理学杂志,2004,12(4):383-385.

71. 钱伯初.营养与学习记忆功能[J].中国药理学通报,1988,4(3):131-134.

72. 姚英民等.11种营养素与学习障碍儿童智力和行为问题相关性的研究[J].南方医科大学学报,2008,28(11):2094-2095.

73. 王鲜艳等.学习障碍儿童微量元素测定及营养素摄入的分析[J].中国优生与遗传杂志,2006,14(3):122-123.

74. 谢寒芳,颜崇淮.铅影响学习记忆的分子神经生物学机制研究进展[J].国外医学儿科学分册,2005,32(4):240-243.

75. 曾维钦等.广州市天河区5~6岁儿童血铅过高与学习障碍关系的研究[J].中国儿童保健杂志,2001,9(3):207-209.

76. 姚英民等.学习困难儿童与多不饱和脂肪酸的关系[J].南方医科大学学报,2010,30(4):898-899.

77. 蔡伟雄等.血糖水平对STZ鼠探究行为及学习记忆的影响[J].心理学报,2000,32(3):301-305.

78. 徐勇等.学习障碍儿童的骨龄研究[J].安徽医科大学学报,1995,30(6):80.

79. 高兵,杨玉芳.发展性阅读困难的行为遗传学研究[J].心理科学发展,2005,13(5):586-595.

80. 陈英和,王治国.发展性阅读障碍的遗传基础[J].中国临床心理学杂志,2005,13(4):499-502.

81. 杨志伟,李雪荣.阅读障碍儿童神经发育异常与临床评定方法的初步研究[J].中华精神科杂志,1999,32(1):50-52.

82. 徐荣华等.学习困难儿童的心理行为分析与中医辨证[J].中国中医药信息杂志,2004,11(12):1048-1049.

83. 苏保宁等.儿童学习困难的中医理论分析[J].现代中医药,2003,6:7-8.

84. 洪丽妃.针刺治疗脑性瘫痪的临床疗效和调节免疫机制的研究[D].广州中医药大学,2010.

85. 王熙,孙莹等.中国儿童青少年抑郁症状性别差异的流行病学调查[J].中华流行病学杂志,2013,34(9):893-896.

86. 夏从羊,冯晓强,张峰.脑CT灌注成像在首发抑郁症患者诊断及治疗中的应用价值[J].中华行为医学和脑科学杂志,2013,22(7):621-622.

87. 孙凌,周天红.8~15岁儿童少年抑郁症状现况调查[J].中国行为医学科学,2005,14(2):154.

88. 孙宏斌.80例抑郁症患者经颅多普勒(TCD)检测分析[J].中国保健营养,2013,33(5):2783-2784.

89. 牛威,赵汉青等.抑郁症患者儿童期受虐对多巴胺水平及相关因素的影响[J].精神医学杂志,2012,25(3):172-174.

90. 郭秉荣,杨岚等.慢性不可预知应激诱导的抑郁大鼠血清中神经递质含量的动态变化[J].中国药理学与毒理学杂志,2013,27(2):138-144.

91. 胡子成.首发抑郁症患者血浆游离氨基酸的检测分析[D].重庆医科大学硕士学位论文,2010.

92. 凤华.抑郁症的中医药研究进展[J].中国社区医师(医学专业),2013,15(9):9.

93. 李娜.抑郁症的中医药治疗浅述[J].中国中医药现代远程教育,2013,11(9):86-87.

94. 叶沐镕.利用经络检测仪探讨抑郁症与十二经络的相关性[J].中国医药指南,2013,11(17):704-705.

95. 杨彦春,潘明志,刘协和.强迫症的局部脑血流动态显像研究[J].中国神经精神疾病杂志,1997,23(4):203-206,256-257.

96. 林雄标,张英男等.强迫症患者局部脑血流灌注研究[J].中国神经精神疾病杂志,2005,31(2):92-95.

97. 肖泽萍,张明岛,严和骎.强迫症的神经病理学及遗传研究进展[J].上海精神医学,2002,14(3):168-169.

98. 龙江,王国强.强迫症谷氨酸通路的基因研究现状[J].国际精神病学杂志,2013,40(1):43-45.

99. 杨彦春,刘协和.强迫症的家系遗传研究[J].中华医学遗传学杂志,1998,15(5):41-44.

英文参考文献:

1. Lou H C,Henriksen L,Bruhn P. Focal cerebral hypoperfusion in children with dysphasia and/

or attention deficit disorder [J]. Arch Neurol,1984,41(8):825 – 829.

2. Kim B N,Kim J W,Kang H,et al. Regional differences in cerebral perfusion associated with the alpha-2A-adrenergic receptor genotypes in attention deficit hyperactivity disorder [J]. J Psychiatry Neurosci,2010,35(5):330 – 336.

3. Langleben D D,Austin G,Krikorian G,et al. Interhemispheric asymmetry of regional cerebral blood flow in prepubescent boys with attention deficit hyperactivity disorder [J]. Nucl Med Commun,2001,22(12):1333 – 1340.

4. Fougere C,Krause J,Krause K H,et al. Value of 99mTc-TRODAT-1 SPECT to predict clinical response to methylphenidate treatment in adults with attention deficit hyperactivity disorder [J]. Nuc l Med Commun,2006,27(9):733 – 737.

5. Fusar-Poli P,Rubia K,Rossi G,et al. Striatal dopamine transporter alterations in ADHD: pathophysiology or adaptation to psychostimulants A meta-analysis [J]. Am J Psychiatry, 2012,169(3):264 – 272.

6. Da S N J,Szobot C M,Anselmi C E,et al. Attention deficit/hyperactivity disorder:is there a correlation between dopamine transporter density and cerebral blood flow [J]. Clin Nucl Med, 2011,36(8):656 – 660.

7. Spencer T J,Biederman J,Madras B K,et al. Further evidence of dopamine transporter dysregulation in ADHD:a controlled PET imaging study using altropane [J]. Biol Psychiatry, 2007,62(9):1059 – 1061.

8. Lou H C,Henriksen L,Bruhn P. Focal cerebral hypoperfusion in children with dysphasia and/ or attention deficit disorder [J]. Arch Neurol,1984,41(8):825 – 829.

9. Volkow N D,Wang G J,Newcorn J,et al. Depressed dopamine activity in caudate and preliminary evidence of limbic involvement in adults with attention-deficit/hyperactivity disorder [J]. Arch Gen Psychiatry,2007,64(8):932 – 940.

10. Kozielec T,Starobrat-Hermelin B. Assessment of magnesium level in children with attention deficit hyperactivity disorder(ADHD)[J]. Magnes Res, 1997,10(2):143 – 148.

11. Stevens LJ,Zentall SS,Deck JL,et al. Essential fatty acid metabolism in boys with attention-deficit hyperactivity disorder [J]. Am J Clin Nutr,1995,62(4):761 – 768.

12. Chen JR,Hsu SF,Hsu CD,et al. Dietary patterns and blood fatty acid composition in children with attention-deficit hyper-activity disorder in Taiwan [J]. J Nutr Biochem,2004,15(8):467 – 472.

13. Antalis CJ,Stevens LJ,Campbell M,et al. Omega-3 fatty acid status in attention-deficit/ hyperactivity disorder [J]. Prostaglandins Leukot Essent Fatty Acids,2006,75(4 – 5):299 – 308.

14. Chen JR,Hsu SF,Hsu CD,et al. Dietary patterns and blood fatty acid composition in children with attention-deficit hyper-activity disorder in Taiwan [J]. J Nutr Biochem,2004,15(8):467

- 472.

15. Antalis CJ, Stevens LJ, Campbell M, et al. Omega-3 fatty acidstatus in attention-deficit/hyperactivity disorder [J]. Prostaglan dins Leukot Essent Fatty Acids, 2006, 75(4 - 5): 299 - 308.

16. Joshi K, Lad S, Kale M, et al. Supplementation with flax oil and vitamin C improves the outcome of attention deficit hyper-activity disorder (ADHD) [J]. Prostaglandins Leukot Essent Fatty Acids, 2006, 74(1): 17 - 21.

17. shap SA, Mcquillin A, Gurling HM, et al. Genetics of Attention-deficit-hyperactivity disorder (ADHD) [J]. Neuropharmacology, 2009, 57(7 - 8): 590 - 600.

18. Zoroglu SS, Erdal ME, Alasehirli B, et al. Significance of serotonin transporter gene 5-HTTLPR and variable number of tanden repeat polymorphism in attention deficit hyperactivity disorder [J]. Neuro-psychobiology, 2002, 45(4): 176 - 181.

19. Nikolas M, Friderici K, Walkman I, et al. Gene environment interactions for ADHD: synergistic effect of 5-HTTLPR genotype and youth appraisals of inter-parental conflict [J]. Behav and Brain Funct, 2010, 6(23): 5 - 15.

20. Banaschewski T, Becker K, Scherat S, et al. Molecular genetics of attention deficit/hyperactivity disorder: an overview [J]. Eur Child Adolesc Psychiatry, 2010, 19(3): 237 - 257.

21. Yonkers K A, Smith M V, Lin H, et al. Depression screening of perinatal women: an evaluation of the healthy start depression initiative [J]. PsychiatrServ, 2009, 60(3): 322.

22. Alder J, Fink N, Bitzer J, et al. Depression and anxiety during pregnancy: arisk factor for obstetric, fetal and neonatal outcome acritical review of the literature [J]. J Matern Fetal Neonatal Med, 2007, 20(3): 189.

23. Lainhart J E. Advances in autism neuroimaging research for the clinician and geneticist [J]. American Journal of Medical Genetics Part C, 2006, 142C: 33 - 39.

24. Courchesne E. Brain development in autism: early overgrowth followed by premature arrest of growth [J]. Mental Retardation and Developmental Disabilities Research Reviews, 2002, 10(2): 106 - 111.

25. Carper R A, Moses P, Tigue Z D, et al. Cerebral lobes in autism: early hyperplasia and abnormal age effects [J]. Neuroimage, 2002, 16(4): 1038 - 1051.

26. Hendry J, DeVito T, Gelman N, et al. White matter abnormalities in autism detected through transverse relaxation time imaging [J]. Neuroimage, 2006, 29(4): 1049 - 1057.

27. Sparks B F, Friedman S D, Shaw D W, et al. Brain structural abnormalities in young children with autism spectrum disorder [J]. Neurology, 2002, 59(2): 184 - 192.

28. Nacewicz B M, Dalton K M, Johnstone T, et al. Amygdala volume and nonverbal social impairment in adolescent and adult males with autism [J]. Arch Gen Psychiatry, 2006, 63

(12):1417 – 1428.

29. Müller R A, Kleinhans N, Kemmotsu N, et al. Abnormal variability and distribution of functional maps in autism:an fMRI study of visuomotor learning [J]. Am J Psychiatry,2003, 160(10):1847 – 1862.

30. Takeuch I M, Harada M,Matsuzaki K,et al. Difference of signal change by a language task on autistic patients using functional MRI [J]. Med Invest,2004,51(122):59 – 62.

31. Koshino H,Carpenter P A,Minshew N J,et al. Functional connectivity in an fMRI working memory task in high-functioning autism [J]. Neuroimage,2005,24(3):810 – 821.

32. Goldberg M C, Spinelli S, Joel S, et al. Children with High Functioning Autism show increased prefrontal and temporal cortex activity during error monitoring [J]. Dev Cogn Neurosci,2011,1(1):47 – 56.

33. Pierce K,Haist F,Sedaghat F,et al. The brain response to personally familiar faces in autism: findings of fusiform activity and beyond [J]. Brain,2004,127(12):2703 – 2716.

34. Ashwin C,Baron-Cohen S,Wheelwright S,et al. Differential activation of the amygdale and the 'social brain' during fearful face processing in Asperger Syndrome [J]. Neuropsychologia,2006,45(1):2 – 14.

35. Mori K, Hashimoto T, Harada M, et al. Proton magnetic resonance spectroscopy of the autistic brain [J]. Brain and Development,2001,33(4):329 – 335.

36. Hisaoka S,Harada M,Nishitani H,et al. Regional magnetic resonance spectroscopy of the brain in autistic individuals [J]. Euroradiology,2001,43(6):498.

37. Kleinhans N M,Schweinsburg B C,Cohen D N,et al. N-acetylaspartate in autism spectrum disorders:regional effects and relationship to fMRI activation [J]. Brain Res,2007,1162(1): 85 – 97.

38. Zeegers M,van der Grond J,van Daalen E,et al. Proton magnetic resonance spectroscopy in developmentally delayed young boys with or without autism [J]. Neural Transm,2007,114 (2):289 – 295.

39. Goraly A B,Kwon H,Menon V,et al. White matter structure in autism:preliminary evidence from diffusion tensor imaging [J]. Biol Psychiatry,2004,55(3):323 – 332.

40. Sugihara G,Ouchi Y,Nakamura K,et al. Advances in neuroimaging research on Asperger syndrome [J]. Nippon Rinsho,2007,65(3):449 – 452.

41. Fulvia C,Chris F,Francesca H. Autism,Asperger syndrome and brain mechanisms for the attribution of mental states to animated shapes [J]. Brain,2002,125(8):1839-1849.

42. Croonenberghs J,Spaas K,Wauters A,et al. Faulty serotonin-DHEA interactions in autism: Results of the 5-hydroxytryptophan challenge test [J]. Neuro Endocrinol Lett,2008,29(3): 385 – 390.

43. Johnny L. Matson, Perter Sturmey. International handbook of autism and pervasive

developmental disorders [M]. Springer, 2011: 82.

44. Gene J Blatt. The Neurochemical Basis of Autism [M]. Springer, 2010: 2.

45. Vojdani A, Campbell A, Anyanwu A, et al. Antibodies to neuron-specific antigens in children with autism: possible cross-reaction with encephalitogenic proteins from milk [J]. Neuroimmunology, 2002, 129(1 - 2): 168.

46. Ashwood P, Anthony A, Pellicer A, et al. Intestinal lymphocyte populations in children with regressive autism: evidence for extensive mucosal immunopathology [J]. J Cli Immunol, 2003, 3(6): 504.

47. Goldberg M C, Spinelli S, Joel S, et al. Children with High Functioning Autism show increased prefrontal and temporal cortex activity during error monitoring [J]. Dev Cogn Neurosci, 2011, 1(1): 47 - 56.

48. Stewart D E. Perinatal depression [J]. Gen Hosp Psychiatry, 2006, 28(1): 1.

49. Diagnostic Statistical Manual of Mental Disorder: DSM-IV [M]. American Psychiatric Association, Washington, DC, USA, 2000.

50. Franklin M E, Foa E B. Treatment of obsessive compulsive disorder [J]. Annu Rev Clin Psychol, 2011, 7(5): 229 - 243.

51. Evans A, Katzenschlager R, Paviour D, et al. Punding in parkinson's disease: its relation to the dopamine dysregulation syndrome [J]. Movement Disorders, 2004, 19(4): 397 - 405.

52. Nestade G, Lan T, Samuel J, et al. A family study of obsessive-compulsive disorder [J]. Arch Gen Psychiatry, 2000, 57(4): 358 - 363.

北京大学出版社

教育出版中心 精品图书

中历史跨学科主题学习案例集	杜 芳 陆优君	新理念思想政治（品德）教学技能训练（第三版）	
青少年心理发展与教育	林洪新 郑淑杰		胡田庚 赵海山
名著导读12讲——初中语文整本书阅读指导手册		新理念地理教学技能训练（第二版）	李家清
	文贵良	新理念化学教学技能训练（第二版）	王后雄
小学融合教育概论	雷江华 袁 维	新理念数学教学技能训练	王光明

教师资格认定及师范类毕业生上岗考试辅导教材

王后雄教师教育系列教材

教育学	余文森 王 晞	教育考试的理论与方法	王后雄
教育心理学概论	连 榕 罗丽芳	化学教育测量与评价	王后雄
		中学化学实验教学研究	王后雄

21世纪教师教育系列教材·学科教育心理学系列

		新理念化学教学诊断学	王后雄
语文教育心理学	董蓓菲		
生物教育心理学	胡继飞	**西方心理学名著译丛**	

21世纪教师教育系列教材·学科教学论系列

		儿童的人格形成及其培养	［奥地利］阿德勒
新理念化学教学论（第二版）	王后雄	活出生命的意义	［奥地利］阿德勒
新理念科学教学论（第二版）	崔 鸿 张海珠	生活的科学	［奥地利］阿德勒
新理念生物教学论（第二版）	崔 鸿 郑晓慧	理解人生	［奥地利］阿德勒
新理念地理教学论（第三版）	李家清	荣格心理学七讲	［美］卡尔文·霍尔
新理念历史教学论（第二版）	杜 芳	系统心理学：绪论	［美］爱德华·铁钦纳
新理念思想政治（品德）教学论（第三版）	胡田庚	社会心理学导论	［美］威廉·麦独孤
新理念信息技术教学论（第二版）	吴军其	思维与语言	［俄］列夫·维果茨基
新理念数学教学论	冯 虹	人类的学习	［美］爱德华·桑代克
新理念小学音乐教学论（第二版）	吴跃跃	基础与应用心理学	［德］雨果·闵斯特伯格
		记忆	［德］赫尔曼·艾宾浩斯
		实验心理学（上下册）	［美］伍德沃斯 施洛斯贝格

21世纪教师教育系列教材·语文教育系列

		格式塔心理学原理	［美］库尔特·考夫卡
语文文本解读实用教程	荣维东		
语文课程教师专业技能训练	张学凯 刘丽丽	**21世纪教师教育系列教材·专业养成系列**（赵国栋主编）	
语文课程与教学发展简史	武玉鹏 王从华 黄修志		
语文课程学与教的心理学基础	韩雪屏 王朝霞	微课与慕课设计初级教程	
语文课程名师名课案例分析	武玉鹏 郭治锋等	微课与慕课设计高级教程	
语用性质的语文课程与教学论	王元华	微课、翻转课堂和慕课设计实操教程	
语文课堂教学技能训练教程（第二版）	周小蓬	网络调查研究方法概论（第二版）	
中外母语教学策略	周小蓬	PPT云课堂教学法	
中学各类作文评价指引	周小蓬	快课教学法	
中学语文名篇新讲	杨朴 杨旸	**其他**	
语文教师职业技能训练教程	韩世姣		
		三笔字楷书书法教程（第二版）	刘慧龙

21世纪教师教育系列教材·学科教学技能训练系列

		植物科学绘画——从入门到精通	孙英宝
		艺术批评原理与写作（第二版）	王洪义
新理念生物教学技能训练（第二版）	崔 鸿	学习科学导论	尚俊杰
		艺术素养通识课	王洪义